U0195778

现代心血管常见病
——诊断与治疗——

主编　于向志　张田生　赵君君　付广涛

李世莹　崔　磊　苏田甜　刘少华

上海科学技术文献出版社

Shanghai Scientific and Technological Literature Press

图书在版编目（CIP）数据

现代心血管常见病诊断与治疗／于向志等主编 .--

上海：上海科学技术文献出版社,2023

ISBN 978-7-5439-8957-3

Ⅰ.①现… Ⅱ.①于… Ⅲ.①心脏血管疾病－诊疗

Ⅳ.①R54

中国国家版本馆CIP数据核字（2023）第199168号

组稿编辑：张　树
责任编辑：王　珺
封面设计：宗　宁

现代心血管常见病诊断与治疗

XIANDAI XINXUEGUAN CHANGJIANBING ZHENDUAN YU ZHILIAO

主　　编：于向志　张田生　赵君君　付广涛　李世莹　崔　磊　苏田甜　刘少华

出版发行：上海科学技术文献出版社

地　　址：上海市长乐路746号

邮政编码：200040

经　　销：全国新华书店

印　　刷：山东麦德森文化传媒有限公司

开　　本：787mm×1092mm　1/16

印　　张：17.25

字　　数：442千字

版　　次：2023年9月第1版　2023年9月第1次印刷

书　　号：ISBN 978-7-5439-8957-3

定　　价：198.00元

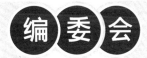

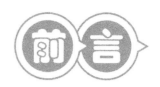

　　当今,自然科学、社会科学和工程技术科学中的许多高新理论、技术及方法已经广泛渗透、应用到了医学领域,使医学在从微观深入的基础上向宏观不断拓展,出现了全方位、多学科融汇和高度综合的态势,医学模式也已转化为社会-心理-生物医学模式,这标志着社会、人文因素对疾病的发生与发展已产生深刻的影响。与此同时,随着人民生活水平的不断提高,心血管疾病的发病率也有逐年升高的趋势,已成为危害人类健康和导致死亡的主要原因。为了降低心血管疾病的患病率,成千上万的医学工作者致力于心血管疾病的研究,从基础到临床,从诊断到防治,心血管疾病已成为医学科学中的热门课题。这些研究促进了心血管专科本身的发展,使之从范围广泛的临床医学学科中分出,成为独立的学科。由此可见,学习和应用好心血管疾病治疗的知识对保障人类健康具有重大的现实意义,所以我们编写了《现代心血管常见病诊断与治疗》一书。

　　本书从多角度入手,首先简要叙述了心血管系统的基础理论知识,帮助读者能够更好地理解下文对临床实际问题的剖析;然后,将近年临床心血管领域的新技术巧妙地渗透到对临床各类常见心血管疾病的诊疗方案阐述上,体现了理论与实际相结合的特点,且指出了治疗过程中需要注意的关键点。内容讲解上,我们在疾病的诊断和治疗方面引用了大量循证医学的结果,力求完善医师们的诊疗思维框架,提高他们对新知识的应用能力和临床决策能力。本书内容丰富,易学易懂,可供各级医院的临床医师参考阅读。

　　鉴于编写水平有限,加之时间仓促,本书的不足乃至错误之处在所难免,诚请广大读者不吝赐教,以便修正。

《现代心血管常见病诊断与治疗》编委会

2023 年 5 月

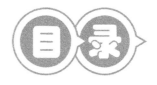

第一章

心血管系统的解剖与生理

第一节　心脏的位置与毗邻

心脏位于胸腔的中纵隔内,外裹以心包,整体向左下方倾斜,其后面与第5~8胸椎体相对,直立时位置较低,可与第6~9胸椎体相邻;其前面与胸骨体及第3~6肋软骨相对。整个心脏的1/3位于身体正中线的右侧,2/3位于正中线的左侧。

心的位置可因体型、呼吸和体位的不同而有所改变。在吸气状态下心为垂直位,呼气状态下即为横位;矮胖体型、仰卧姿势或腹腔胀满(如妊娠)时,心呈横位,相反,高瘦体型或直立姿势时,心多呈垂直位。

心的上方有升主动脉、肺动脉干和上腔静脉,下面与膈的中心腱相接,在中心腱下面与腹腔的肝和胃相邻。心的两侧隔着心包膈神经和心包膈血管与左、右纵隔胸膜及左、右肺的纵隔面毗邻。

心的前面隔着心包与胸横肌、胸骨体及第2~6肋软骨相接。此外,心包前面还遮以胸膜壁层和肺的前缘(左肺心切迹处例外)。心的后面隔着心包与主支气管、胸主动脉、食管、胸导管、奇静脉和半奇静脉及迷走神经等结构相接。临床上为了不伤及肺和胸膜,心内注射常在胸骨左缘第4肋间进针,将药物注射到右心室内(图1-1)。

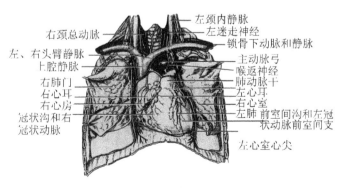

图 1-1　心脏的位置

（王　勇）

1

第二节　心脏的泵血功能

心脏在血液循环过程中起着泵的作用。心脏的泵血依靠心脏收缩和舒张的不断交替活动而得以完成。心脏舒张时容纳从静脉返回的血液,收缩时将血液射入动脉,为血液流动提供能量。心房和心室的有序节律性收缩和舒张引起各自心腔内压力、容积发生周期性变化,各心瓣膜随压力差开启、关闭,使血液按单一方向循环流动。心脏对血液的驱动作用称为泵血功能或泵功能,是心脏的主要功能。

一、心肌细胞收缩的特点

心肌细胞中,产生收缩力的最小单元为肌节,Z线是肌节的分界线。心肌细胞具有收缩能力的结构基础是细胞内的肌原纤维。收缩结构由大约400根肌原纤维纵向排列组成,每根肌原纤维包含大约1 500根粗肌丝与3 000根细肌丝。在纵向上,肌原纤维以大约2 μm的间距划分为肌节,因此平均长为120 μm的心肌细胞大约有60个肌节。在电镜下,肌原纤维呈明暗交替的条索状,分为I和A带,M线和Z线,两Z线之间即为最小的收缩单位肌节。这些有序的肌原纤维构成了心肌兴奋-收缩耦联的最终效应器。心肌细胞兴奋时,通过兴奋-收缩耦联机制触发其收缩。心肌细胞与骨骼肌细胞同属于横纹肌,它们的收缩机制相似,在细胞质内Ca^{2+}浓度升高时,Ca^{2+}和肌钙蛋白结合,触发粗肌丝上的横桥和细肌丝结合并发生摆动,使肌细胞收缩。但心肌细胞的结构和电生理特性并不完全和骨骼肌相同,所以心肌细胞的收缩有其特点。

(一)"全或无"式的收缩或同步收缩

心房或心室是功能性合胞体,兴奋一经引起,一个细胞的兴奋可以迅速传导到整个心房或整个心室,引起心房或心室肌细胞近乎同步收缩,称为"全或无"收缩,即心房和心室的收缩分别是全心房或全心室的收缩。同步收缩力量大,泵血效果好。

(二)不发生强直收缩

心肌细胞的有效不应期特别长,在收缩期和舒张早期,任何刺激都不能使心肌细胞兴奋,只有等有效不应期过后,即舒张早期结束后,接受刺激才能产生兴奋和收缩,因此,心肌不会产生强直收缩。这一特点保证了心肌细胞在收缩后发生舒张,使收缩与舒张交替进行,有利于血液充盈和射血。

(三)心肌细胞收缩依赖外源性Ca^{2+}

心肌细胞的收缩有赖于细胞外Ca^{2+}的内流。流入胞质的Ca^{2+}能触发肌浆网终池释放大量Ca^{2+},使胞质内Ca^{2+}浓度升高约100倍,进而引起收缩。这种由少量Ca^{2+}的内流引起细胞内肌浆网释放大量Ca^{2+}的过程或机制称为钙诱导钙释放(calcium induced calcium release,CICR)。

二、心脏的泵血机制

(一)心动周期

心脏的一次收缩和舒张,构成一个机械活动周期,称为心动周期。在一次心动周期中,心房和心室的机械活动包括收缩期和舒张期。由于心室在心脏泵血活动中起主导作用,所以所谓心动周期通常是指心室的活动周期。

心动周期的持续时间与心率成反比关系,如成人心率为每分钟 75 次,则每个心动周期历时 0.8 秒。如图 1-2 所示,心动周期从心室收缩开始计算,心室收缩历时约 0.3 秒,之后舒张持续 0.5 秒;在心室舒张的最后 0.1 秒心房处于收缩状态,即心房收缩 0.1 秒,心房舒张 0.7 秒。因此,心室舒张期的前 0.4 秒期间,心房也处于舒张状态,这一时期称为全心舒张期。由于血液的离心与回心主要靠心室的舒缩活动实现,故以心室的舒缩活动作为心脏活动的标志,将心室的收缩期和舒张期分别称为心缩期和心舒期。

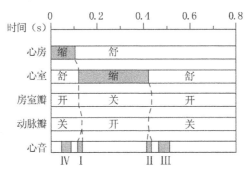

图 1-2　心动周期中心房和心室活动的顺序和时间关系示意图

心脏舒缩过程是个耗能的过程,其中心收缩期耗能较多,舒张期耗能较少。虽然舒张早期也是一个主动过程,胞质中 Ca^{2+} 回收入肌浆网及排出到细胞外也需要三磷酸腺苷(adenosine triphosphate,ATP)提供能量,但毕竟比收缩期耗能少,所以心舒张期可以被视为心脏的相对"休息期"。当心率加快时,心动周期缩短,收缩期和舒张期都相应缩短,由于心舒张期比心收缩期长,舒张期缩短的程度更明显,使心肌的休息时间缩短,工作时间相对延长,这对心脏的持久活动是不利的。因此,当心率加快时,耗能会增多,而在安静时心率相对较慢,有利于节约能量。

(二)心脏的泵血过程

心脏之所以能使静脉血回心,又使回心血液射入动脉,主要由两个因素所决定,一是由于心肌的节律性收缩和舒张,建立了心室与心房、动脉之间的压力梯度,这个压力梯度使得血液总是从压力高处向压力低处流动;二是心脏内具有单向开放的瓣膜,从而控制了血流方向。左右心室的泵血过程相似,而且几乎同时进行。以左心室为例,说明一个心动周期中心室射血和充盈的过程,以了解心脏的泵血机制,如图 1-3 所示。

1.心室收缩期

心室收缩期可分为等容收缩期和射血期,而射血期又可分为快速射血期和减慢射血期。

(1)等容收缩期:心室开始收缩后,心室内压迅速上升,心室内压很快超过心房内压,当室内压超过房内压时,心室内血液向心房方向反流,推动房室瓣关闭,阻止血液反流入心房,此时心室内压仍低于主动脉压,主动脉瓣尚未开启,心室暂时成为一个封闭的腔,从房室瓣关闭到动脉瓣开启前的这段时间,持续约 0.05 秒,心室的收缩不能改变心室的容积,因而称此期为等容收缩期。此期心肌细胞的缩短不明显,故又称为等长收缩期。由于此时心室继续收缩,因而室内压急剧升高,此期是室内压上升速度最高的时期。当主动脉压升高或心肌收缩力减弱时,等容收缩期将延长。

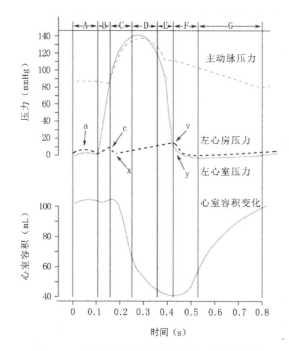

图 1-3　犬心动周期中左心压力、容积的变化

A.心房收缩期；B.等容收缩期；C.快速射血期；D.减慢射血期；E.等容舒张期；
F.快速充盈期；G.减慢充盈期。在每一个心动周期中，左心房压力曲线中依
次呈现 3 个小的正向波，a 波、c 波和 v 波，以及两个下降波，x 波和 y 波

（2）快速射血期：当心室收缩使室内压升高至超过主动脉压时，主动脉瓣开放，这标志着等容收缩期的结束，进入射血期。在射血早期，由于心室内的血液快速、大量射入动脉，射血量约占总射血量的 2/3，持续约 0.1 秒，故称这段时期为快速射血期。室内压最高点就处于快速射血期末。

（3）减慢射血期：在射血期的后期，由于心室肌收缩强度减弱，心室容积的缩小也相应变得缓慢，射血速度逐渐减慢，这段时期称为减慢射血期，持续约 0.15 秒。在减慢射血期后期，室内压已低于主动脉压，但是心室内血液由于受到心室肌收缩的挤压作用而具有较高的动能，依靠其惯性作用，仍然逆着压力梯度继续流入主动脉。

2.心室舒张期

心室舒张期可分为等容舒张期和充盈期，而充盈期又可分为快速充盈期和减慢充盈期。

（1）等容舒张期：心室收缩完毕后开始舒张，室内压急速下降，当室内压低于主动脉压时，主动脉内血液反流，冲击主动脉瓣并使其关闭。这时室内压仍明显高于心房压，房室瓣依然处于关闭状态，心室又成为封闭的腔。此时，虽然心室肌舒张，室内压快速下降，但容积并不改变。当室内压下降到低于心房压时，房室瓣便开启。从主动脉瓣关闭到房室瓣开启这段时间称为等容舒张期，持续 0.06～0.08 秒。等容舒张期的特点是室内压下降速度快、幅度大，而容积不变。

（2）快速充盈期：随着心室肌的舒张，室内压进一步下降，当心室内压低于心房内压时，房室瓣开放，血液由心房流入心室。由于心房、心室同时处于舒张状态，房、室内压接近于零，此时静脉压高于心房和心室压，故血液顺房室压力梯度由静脉流经心房流入心室，使心室逐渐充盈。开始时因心室主动舒张，室内压很快降低，产生"抽吸"作用，血液快速流入心室，使心室容积迅速增大，故称这一时期为快速充盈期，持续约 0.11 秒。此期充盈血量约占总充盈血量的 2/3。

（3）减慢充盈期：快速充盈期后，房室压力梯度减小，充盈速度渐慢，故称为减慢充盈期，持续约 0.22 秒。

3.心房收缩期

在心室舒张期的最后 0.1 秒，心房开始收缩。由于心房的收缩，房内压升高，心房内血液挤入到尚处于舒张状态的心室，心室进一步充盈，可使心室的充盈量再增加 10%～30%。心房在心动周期的大部分时间里都处于舒张状态，其主要作用是发挥临时接纳和储存从静脉回流的血液。在心室收缩射血期间，这一作用尤为重要。在心室舒张期的大部分时间里，心房也处于舒张状态（全心舒张期），这时心房只是血液从静脉返回心室的一个通道。只有在心室舒张期的后期，心房才收缩，可以使心室再增加一部分充盈血液，对心室充盈起辅助作用，有利于心室射血。因此心房收缩可起到初级泵或启动泵的作用。

综上所述，推动血液在心房和心室之间，以及心室和动脉之间流动的主要动力是压力梯度。心室肌的收缩和舒张是造成室内压力变化并导致心房和心室之间，以及心室和动脉之间产生压力梯度的根本原因。心瓣膜的结构特点和开启、关闭活动保证了血液的单方向流动和室内压的急剧变化，有利于心室射血和充盈。

（三）心动周期中心房压力的变化

在每一个心动周期中，左心房压力曲线中依次呈现 3 个小的正向波，a 波、c 波和 v 波，以及 2 个下降波，x 波和 y 波。心房收缩引起心房压力的升高形成 a 波，随后心房舒张，压力回降。心房收缩后，心室的收缩引起室内压急剧升高，血液向心房方向冲击，使房室瓣关闭并凸向心房，造成心房内压的第 2 次升高，形成 c 波。随着心室射血，心室容积缩小，房室瓣向下牵拉，心房容积扩大，房内压下降，形成 x 降波。此后，肺静脉内的血液不断流入心房，使心房内压随回心血量的增多而缓慢升高，形成第三次向上的正波，即 v 波。最后，房室瓣开放，血液由心房迅速进入心室，房内压下降，形成 y 降波。心房内压变化的幅度比心室内压变动的幅度小得多，其压力变化范围在 0.3～1.6 kPa（2～12 mmHg）。

（四）心音和心音图

在心动周期中，心肌收缩、瓣膜启闭和血液流速改变等对心血管壁的作用及血液流动中形成的涡流等因素引起的机械振动，可通过周围组织传到胸壁，用听诊器可在胸壁的一定部位听到由上述的机械振动所产生的声音，称为心音。如果用传感器把这些机械振动转变成电信号，经放大后记录下来，便可得到心音图（图 1-4）。

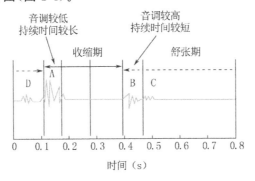

图 1-4　心音图示意图

A.第一心音；B.第二心音；C.第三心音；D.第四心音

心音发生在心动周期的一些特定时期,其音调和持续时间也有一定的特征。每个心动周期中可产生 4 个心音,分别称为第一、第二、第三和第四心音。多数情况下只能听到第一和第二心音,在某些健康儿童和青年,也可听到第三心音,40 岁以上的健康人可能出现第四心音。

1.第一心音(S1)

第一心音发生在心缩期,标志着心室收缩的开始,在心尖冲动处(左第 5 肋间锁骨中线上)听诊音最清楚。其特点是音调较低,持续时间较长。第一心音的产生包括以下因素:①心室开始收缩时血液快速推动瓣膜,使房室瓣及心室肌发生振动而产生声音;②心室肌收缩力逐渐加强,房室瓣关闭,乳头肌收缩将腱索拉紧,紧牵房室瓣的尖部而引起振荡音;③血液由心室射入动脉,撞击动脉根部而产生声音。总之,第一心音是房室瓣关闭及心室收缩相伴随的事件而形成。心室肌收缩力越强,第一心音也越响。

2.第二心音(S2)

第二心音发生在心室舒张早期,标志着心室舒张期的开始,在胸骨旁第 2 肋间(即主动脉瓣和肺动脉瓣听诊区)听诊音最清楚。第二心音特点是频率较高,持续时间较短。总之,第二心音是半月瓣关闭及心室舒张相伴随的事件而形成。其强弱可反映主动脉压和肺动脉压的高低。

3.第三心音(S3)

第三心音出现在心室舒张期的快速充盈期,紧随第二心音之后,其特点是低频、低振幅。第三心音是由于血液由心房流入心室时引起心室壁和乳头肌的振动所致。在一些健康青年人和儿童,偶尔可听到第三心音。

4.第四心音(S4)

第四心音出现在心室舒张晚期,为一低频短音,在部分正常老年人和心室舒张末期压力升高的患者可以出现。第四心音是由于心房收缩引起心室主动充盈时,血液在心房和心室间来回振动所引起,故亦称为心房音。

心音和心音图在诊察心瓣膜功能方面有重要意义,例如,听取第一心音和第二心音可检查房室瓣和半月瓣的功能状态,瓣膜关闭不全或狭窄时均可引起湍流而发生杂音。

三、心脏泵血功能的评定

心脏的主要功能是泵血,在临床医学实践和科学研究中,经常需要对心脏的泵血功能进行评定。心脏不断地泵出血液,并通过泵血量的不断调整,适应机体新陈代谢变化的需要。对心脏泵血功能的评定,通常用单位时间内心脏的射血量和心脏的做功量作为评价指标。

(一)心脏的输出血量

1.每搏输出量与射血分数

一侧心室每次搏动所射出的血液量称为每搏输出量(stroke volume,SV),也称为搏出量或每搏量。SV 为舒张末期容积与收缩末期容积之差。正常人的左心室舒张末期容积为 120～140 mL,而搏出量为 60～80 mL。可见,每一次心跳并未泵出心室内的全部血液。搏出量占心室舒张末期血液容积的百分比称为射血分数(ejection fraction,EF),即射血分数＝搏出量(mL)/心室舒张末期容积(mL)×100%,健康成年人安静状态下为 55%～65%。

正常情况下,搏出量始终与心室舒张末期容积相适应,即当心室舒张末期容积增加时,搏出量也相应增加,射血分数基本不变。射血分数反映心室的泵血效率,当心室异常扩大、心室功能减退时,尽管搏出量可能与正常人没有明显区别,但与增大的心室舒张末期容积不相适应,射血分数明显下降。因此,与搏出量相比,射血分数更能客观地反映心泵血功能,对早期发现心脏泵血功能异常具有重要意义。

2.心排血量与心指数

一侧心室每分钟射出的血量称为心排血量(cardiac output,CO)。

心排血量(CO)=搏出量(SV)×心率(HR)

左右两侧心室的心排血量基本相等。如以搏出量为 70 mL、心率为 75 次/分计算,则心排血量为5.25 L/min。一般健康成年男性在安静状态下,心排血量为 5~6 L/min,女性的心排血量比同体重男性约低 10%;心排血量随着机体代谢和活动情况而变化,在情绪激动、肌肉运动、怀孕等代谢活动增加时,心排血量均会增加,甚至可以增大 2~3 倍。另外,心排血量与年龄有关,青年人的心排血量高于老年人。

心排血量与机体的体表面积有关。单位体表面积(m^2)的心排血量称为心指数(cardiac index,CI),即心指数=心排血量/体表面积(CI=CO/体表面积)。在安静和空腹情况下测定的心指数称为静息心指数,可作为比较不同个体心功能的评价指标。如以成年人体表面积为 1.6~1.7 m^2 为例,安静时心排血量为5~6 L/min,则心指数为 3.0~3.5 L/(min·m^2)。对应的每搏量与体表面积的比值称为心每搏指数,约为 45.5 mL/m^2。应该指出,在心指数的测定过程中,并没有考虑心室舒张容积的变化,因此,在评估病理状态下心脏的泵血功能时,其价值不如射血分数。

在同一个体的不同年龄段或不同生理情况下,心指数也可发生变化。静息心指数随年龄增长而逐渐下降,如 10 岁左右的少年静息心指数最高,达 4 L/(min·m^2),到 80 岁时降到约2 L/(min·m^2)。另外,情绪激动、运动和妊娠时,心指数均有不用程度的增高。

(二)心做功量

虽然心排血量可以作为反映心脏泵血功能的指标,但心排血量相同并不一定意味着心做功量相同或耗能量相同。例如,左、右心室尽管输出量相等,但它们的做功量和耗能量截然不同。因此,心做功量比心排血量更能全面反映心的泵血功能。

1.每搏功

心室每收缩一次所做的功称为每搏功,简称搏功。每搏功主要用于维持在一定的压强下(射血期室内压的净增值)射出一定量的血液(每搏量);少量用于增加血液流动的动能,但动能所占比例很小,且血流速度变化不大,故可忽略不计。以左心室为例计算如下。

每搏功=搏出量×(射血期左心室内压-左心室舒张末期压)

上式中,左心室射血期的内压是不断变化的,测量计算较困难。由于它与动脉压很接近,所以在实际应用时,用平均动脉压代替射血期左心室内压。左心室舒张末期压用平均心房压[约0.8 kPa(6 mmHg)]代替。于是,每搏功可以用下式表示。

每搏功(J)=搏出量(L)×13.6 kg/L×9.807×(平均动脉压-平均心房压)×1/1 000

上式中,搏出量单位为 L;力的单位换算为牛顿(N)故乘以 9.807;压力的单位为 mmHg,但需将毫米(mm)转换成米(m),故乘以 1/1 000;13.6 为水银的密度值。如左心室搏出量为 70 mL,平均动脉压为 12.3 kPa(92 mmHg),平均心房压为 0.8 kPa(6 mmHg),则每搏功为0.803 J。

2.每分功

心室每分钟收缩射血所做的功称为每分功,即心室完成心排血量所做的机械外功。每分功

＝每搏功×心率,如心率为 75 次/分,则每分功＝0.803 J×75＝66.29 J。

当动脉血压升高时,为了克服增大的射血阻力,心肌必须增加其收缩强度才能使搏出量保持不变,因此心的做功量将会增加。与心排血量相比,用每分功来评定心脏泵血功能将更为全面,尤其在动脉血压水平不同的个体之间,或在同一个体动脉血压发生改变前后,用每分功来比较心脏泵血功能更为合理。

另外,在正常情况下,左、右心室的输出量基本相等,但平均肺动脉压仅约为平均主动脉压的 1/6,所以右心室的做功量也只有左心室的 1/6 左右。

3.心脏的效率

在心泵血活动中,心肌消耗的能量不仅用于对外射出血液,完成机械功(外功),主要是指心室收缩而产生和维持一定室内压并推动血液流动也称压力-容积功;还用于离子跨膜主动转运、产生兴奋和启动收缩、产生和维持室壁张力、克服心肌组织内部的黏滞阻力等所消耗的能量(内功)。内功所消耗的能量远大于外功,最后转化为热量释放。心脏所做外功消耗的能量占心脏活动消耗的总能量的百分比称为心脏的效率。心肌能量的来源主要是物质的有氧氧化,故心肌耗氧量可作为心脏能量消耗的指标。心脏的效率可用下列公式计算。

心脏的效率＝心脏完成的外功/心脏耗氧量

正常心的最大效率为 20%～25%。不同生理情况下,心脏的效率并不相同。研究表明,假如动脉压降低至原先的一半,而搏出量增加 1 倍;或动脉压升高 1 倍,而搏出量降低至原先的一半,虽然这两种情况下的每搏功都和原来的基本相同,但前者的心肌耗氧量明显小于后者,说明动脉血压升高可使心脏的效率降低。

四、影响心排血量的因素

心排血量等于搏出量与心率的乘积。因此,凡影响搏出量和心率的因素都能影响心排血量。

(一)搏出量

在心率恒定的情况下,当搏出量增加时,心排血量增加;反之则心排血量减少。搏出量的多少主要取决于前负荷、后负荷和心肌收缩能力等。

1.前负荷的影响

心脏舒张末期充盈的血量或压力为心室开始收缩之前所承受的负荷,称为前负荷。前负荷可使骨骼肌在收缩前处于一定的初长度。对心脏来说,心肌的初长度决定于心室舒张末期容积,即心室舒张末期容积相当于心室的前负荷。在一定范围内,心室舒张末期充盈血量越多,心肌纤维初长度则越长,因而搏出量就越多。为观察前负荷对搏出量的影响,在实验中,维持动脉压不变,逐步改变心室舒张末期的压力或容积,观察心室在不同舒张末期压力(或容积)情况下的搏出量或搏功,便可得到心室功能曲线。图 1-5 为犬左心室功能曲线。心功能曲线可分为 3 段。①充盈压 1.6～2.0 kPa(12～15 mmHg)是人体心室最适前负荷,位于其左侧的一段为心功能曲线的升支,每搏功随初长度的增加而增加。通常左心室充盈压为 0.7～0.8 kPa(5～6 mmHg),因此正常情况下,心室是在心功能曲线的升支段工作,前负荷和初长度尚远低于其最适水平。这表明心室具有较大程度的初长度储备。而骨骼肌的自然长度已接近最适初长度,说明其初长度储备很小。②充盈压在 2.0～2.7 kPa(15～20 mmHg)范围内,曲线逐渐平坦,说明前负荷在上限范围内变动时,调节收缩力的作用较小,对每搏功的影响不大。③充盈压再升高,随后的曲线更加趋于平坦,或轻度下倾,但不出现明显的降支。只有在发生严重病理改变的心室,心功能曲线才出现降支。

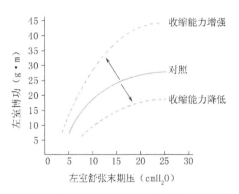

图 1-5　犬左心室功能曲线

(1 cmH$_2$O=0.737 mmHg=0.098 kPa)

前负荷通过改变初长度来调节每搏输出量的作用称为异长自身调节。异长自身调节的机制在于肌小节长度的改变。肌小节长度为 2.0～2.2 μm 时,正是心室肌的最适初长度,此时粗、细肌丝处于最佳重叠状态,收缩力最大。在达到最适初长度之前,随着心室肌的初长度增加即前负荷增大时,粗、细肌丝有效重叠程度增加,参与收缩的横桥数量也相应地增加,因而心肌收缩力增强,搏出量或每搏功增加。因此异长自身调节的主要作用是对搏出量进行精细的调节。

正常情况下,引起心肌初长度改变的主要因素是静脉回心血量和心室收缩末期容积(即收缩末期剩余血量)。在一定范围内,静脉血回流量增多,则心室充盈较多,搏出量也就增加。静脉回心血量受心室舒张持续时间和静脉回流速度的影响。其中,心室舒张时间受心率的影响,当心率增加时,心室舒张时间缩短,心室充盈时间缩短,也就是静脉回心血量减少,反之,心室充盈时间延长,则静脉回流增多;而静脉回流速度取决于外周静脉压与中心静脉压之差。当吸气和四肢的骨骼肌收缩时,压力差增大,促进静脉血回流。在生理范围内,通过异长自身调节作用,心脏能将增加的回心血量泵出,不让过多的血液滞留在心腔中,从而维持回心血量和搏出量之间的动态平衡。这种心肌内在调节能力适应于回心血量的变化,防止心室舒张末期压力和容积发生过久和过度的改变。

1914 年,Starling 利用犬的离体心肺标本观察到左心室舒张末期容积或压力(前负荷)增加时,搏出量增加,表明心室肌收缩力的大小取决于左心室舒张末期容积,即心室肌纤维被拉长的程度。此研究是异长自身调节最早的实验依据。因此,异长自身调节也称为 Starling 机制,心功能曲线也被称为 Starling 曲线。

2.心肌收缩能力的影响

搏出量除受心肌初长度即前负荷的影响外,还受心肌收缩能力的调节。心肌收缩能力是决定心肌细胞功能状态的内在因素。心肌收缩能力与搏出量或每搏功成正比。当心肌收缩能力增强时,搏出量和每搏功增加。搏出量的这种调节与心肌的初长度无关,因这种通过改变心肌收缩能力的心脏泵血功能调节可以在初长度不变的情况下发生,故称为等长自身调节。比如人在运动或体力活动时,每搏功或每搏量成倍增加,而此时心室舒张末期容积可能仅有少量增加;相反,心力衰竭患者心室容积扩大但其做功能力反而降低,说明前负荷或初长度不是调节心脏泵血的唯一方式,心脏泵血功能还受等长自身调节方式的调节。

凡能影响心肌收缩能力的因素,都能通过等长自身调节来改变搏出量。其作用机制涉及兴奋-收缩耦联过程中的各个环节。心肌收缩能力受自主神经和多种体液因素的影响,支配心肌的交感神经及血液中的儿茶酚胺是控制心肌收缩能力的最重要生理因素,它们能促进 Ca^{2+} 内流,后者可进一步诱发肌浆网内 Ca^{2+} 的释放,使肌钙蛋白对胞质钙的利用率增加,活化的横桥数目增加,横桥 ATP 酶的活性也增高,因此,当交感神经兴奋或在儿茶酚胺作用下,心肌收缩能力增强,一方面使心肌细胞缩短程度增加,心室收缩末期容积更小,搏出量增加;另一方面心肌细胞缩短速度增加,室内压力上升速度和射血速度加快,收缩峰压增高,搏出量和每搏功增加,心室功能曲线向左上方移位。而当副交感神经兴奋或在乙酰胆碱和低氧等因素作用下,心肌收缩能力降低,搏出量和每搏功减少,心室功能曲线向右下方移位。

3.后负荷的影响

心肌开始收缩时所遇到的负荷或阻力称为后负荷。在心室射血过程中,必须克服大动脉的阻力,才能使心室血液冲开动脉瓣而进入主动脉,因此,主动脉血压起着后负荷的作用,其变化将影响心肌的收缩过程,从而影响搏出量。在心肌初长度、收缩能力和心率都不变的情况下,当动脉压升高即后负荷增加时,射血阻力增加,致使心室等容收缩期延长,射血期缩短,心室肌缩短的速度及幅度降低,射血速度减慢,搏出量减少。继而,心室舒张末期容积将增加,如果静脉回流量不变,则心室舒张末期容积增加,心肌初长度增加,使心肌收缩力增强,直到足以克服增大的后负荷,使搏出量恢复到原有水平,从而使得机体在动脉压升高的情况下,能够维持适当的心排血量。反之,动脉血压降低,则有利于心室射血。

(二)心率

心率的变化是影响搏出量或心排血量的重要因素。在一定范围内,心率加快,心排血量增加。但心率过快(如超过 180 次/分)时,心脏舒张期明显缩短,心室充盈量不足,搏出量将减少,心排血量降低。如果心率过慢(如<40 次/分)时,心排血量也会减少,这是因为心脏舒张期过长,心室的充盈量已达最大限度,再增加充盈时间,也不能相应地提高充盈量和搏出量。可见,心率过快或过慢,均会使心排血量减少。

经常锻炼的人因心肌发育较好,心脏泵血功能较强,射血分数较大,射血期可略微缩短,心脏舒张期相对延长;再加上他们的心肌细胞发达,舒张时心室的抽吸力也较强,因此心室充盈增加。此外,运动员的交感神经-肾上腺系统的活动也随着训练时间延长而增强。因此,运动员的心率在超过 180 次/分时,搏出量和心排血量还能增加,当心率超过 200 次/分时才出现下降。

五、心脏泵血功能的储备

健康人安静时心率约 75 次/分,搏出量 60~70 mL;强体力劳动时心率可达 180~200 次/分,搏出量可提高到 150~170 mL,故心排血量可增大到 30 L/min 左右,达到最大心排血量。这说明心脏的泵血功能有一定的储备。心排血量随机体代谢需要而增加的能力称为心泵功能储备或心力储备。

心力储备是通过心率储备和搏出量储备来实现的,即搏出量和心率能够提高的程度决定了心力储备的大小。一般情况下,动用心率储备是提高心排血量的重要途径。通过增加心率可使心排血量增加2~2.5 倍。搏出量是心室舒张末期容积和心室收缩末期容积之差,故搏出量储备包括收缩期储备和舒张期储备。收缩期储备指心室进一步增强射血的能力,即静息状态下心室收缩末期容积与作最大程度射血时心室收缩末期容积的差值。如静息时心室收缩末期容积约75 mL,当最大程度射血时,心室收缩末期容积可减少到 20 mL 以下,故收缩期储备约为 55 mL。舒张期储备指心室舒张时能够进一步扩大的程度,即最大程度舒张所能增加的充盈血量。静息状态下,心室舒张末期容积约为 125 mL,由于心室扩大程度有限,最大限度舒张时心舒末期容积约为 140 mL,即舒张期储备只有 15 mL,远比收缩期储备小。因此运动或强体力劳动时,主要通过动用心率储备和收缩期储备来增加心排血量。

(李世莹)

第三节 心血管活动的调节

正常情况下,在内外环境发生变化时,机体通过心血管活动的调节,包括神经调节、体液调节和自身调节等方式使心排血量、动脉血压和器官血流量等发生相应变化,从而适应机体和各器官组织在不同情况下的代谢水平和对血流量的需要。

一、心血管活动的神经调节

心脏和各部分血管的活动主要受自主神经和体液等因素的调节,通过调节心排血量和外周阻力以维持血压的相对稳定,并满足机体组织器官在不同功能和代谢状态下的血供需要。同时,心血管活动在一定程度还可受到自身的调节。

(一)心脏和血管的传出神经支配

心肌和血管平滑肌都受自主神经的支配。

1.心的传出神经支配

心脏受到心交感神经和心迷走神经双重支配。前者兴奋可加强心脏活动,后者兴奋则对心脏活动具有抑制作用,二者既对立又统一地调节心脏的活动。此外,心肌还受肽能神经元支配。

(1)心交感神经及其作用:心交感神经的节前纤维来自第 1～5 胸椎段脊髓中间外侧柱的神经元,其轴突末梢释放的递质为乙酰胆碱(acetylcholine,ACh),后者激活节后神经元膜上的烟碱型乙酰胆碱受体(nicotinic acetylcholine receptor,nAChR)。心交感神经节后神经元位于星状神经节或颈交感神经节内,其节后纤维支配心脏的各个部分,包括窦房结、房室交界、房室束、心房肌和心室肌。

心交感神经节后纤维末梢释放的递质为去甲肾上腺素(norepinephrine,NE),后者与心肌细胞膜上的 β_1 肾上腺素能受体(β_1-adrenergic receptor,β_1 受体)结合后,激活细胞膜上的兴奋型 G 蛋白(stimulatory G protein,Gs),进而激活胞质侧的腺苷酸环化酶(adenylate cyclase,AC),后者使细胞内的 ATP 转变为环磷酸腺苷(cyclic adenosine monophosphate,cAMP),激活蛋白激酶 A(protein kinase A,PKA),使细胞膜上的蛋白磷酸化,进而通过影响细胞膜的离子转运功能引起一系列生理效应,包括自律性增高,心率加快,即正性变时作用;心肌收缩力加强,即正性变力作用;传导速度加快,即正性变传导作用。PKA 还可引起膜内的蛋白磷酸化,糖原分解酶活性增强,促进糖原分解,使细胞内葡萄糖浓度升高,有氧代谢增强,生成 ATP 增多,以提供心肌活动所需的能量。

在心交感神经的作用下,窦房结细胞膜上 L 型 Ca^{2+} 通道开放,Ca^{2+} 内流增多;起搏电流 If 增强,使窦房结细胞 4 期自动去极化速度加快,从而引起正性变时作用。窦房结发出的冲动由特殊传导系统迅速传导至左、右心室,使两心室同时进入兴奋和收缩状态。心交感神经可使房室交

界区慢反应细胞 Ca^{2+} 内流增加,动作电位 0 期去极速度加快,动作电位幅度增高,从而引起正性变传导作用。心交感神经可使心房和心室肌细胞动作电位 2 期 Ca^{2+} 内流增加,激动肌浆网上的 ryanodine 受体和 Ca^{2+} 泵,分别促进肌浆网释放 Ca^{2+} 和对 Ca^{2+} 的回收,从而引起正性变力作用。心交感神经兴奋时,肌浆内 Ca^{2+} 浓度升高,兴奋-收缩耦联过程加强,心肌收缩能力增强;在舒张期,肌钙蛋白与 Ca^{2+} 的亲和力降低,使 Ca^{2+} 与肌钙蛋白的解离加速,肌浆网上的 Ca^{2+} 泵活动增强,加速肌浆内 Ca^{2+} 回收入 Ca^{2+} 库,同时 Na^+-Ca^{2+} 交换活动增强,使细胞排出 Ca^{2+} 增加,从而使肌浆内 Ca^{2+} 浓度迅速下降,导致心肌舒张过程加强。心室肌收缩能力增强可使搏出量增多,而舒张过程加强有利于心室的血液充盈。

两侧心交感神经对心不同部位的支配存在差异,右侧交感神经以支配窦房结为主,兴奋时主要引起心率加快;左侧交感神经对房室交界和心室肌的作用为主,兴奋时主要引起房室传导加快和心室收缩能力增强。

心交感神经对心脏多方面的作用是互相协调的。在心交感神经兴奋引起心率加快、收缩期和舒张期都缩短的情况下,心室舒张加速和心房收缩能力增强可减小因心室舒张期缩短对心室血液充盈造成的影响。心室收缩能力增强和收缩的同步性增强使射血量不致因心脏收缩期缩短而减少。所以,在心交感神经兴奋时,心率加快、搏出量不变或有所增加,心排血量明显增加。

在生理学中,将神经或肌肉等组织一定程度的持续性活动称为紧张。机体在安静状态下,心交感神经都有一定频率的动作电位传出,维持心脏处于一定程度的活动状态,这种作用称为心交感紧张。意思是心交感神经对心脏具有经常性的紧张性支配作用。

(2)心迷走神经及其作用:心迷走神经节前纤维起源于延髓迷走神经背核和疑核,行走于迷走神经干中,进入心脏后与心内神经节发生突触联系,末梢释放的递质也是乙酰胆碱,其受体也是节后神经元膜上的 nAChR;节后纤维支配窦房结、心房肌、房室交界、房室束及其分支,也有少量纤维支配心室肌,其末梢释放的递质也是 ACh。

1920 年,美籍德裔学者 O.Loewi 将两蛙心离体后,刺激 A 蛙心的迷走神经可使其活动减弱,A 蛙心的灌流液也可使 B 蛙心活动减弱,说明迷走神经兴奋时通过释放某种化学物质使两心活动减弱,该研究首次发现了化学信息传递物质(递质),后经证实该物质为 ACh。O.Loewi 为此获得 1936 年诺贝尔生理学或医学奖。

ACh 与心肌细胞膜上的毒蕈碱型乙酰胆碱受体(M 受体)结合,通过抑制腺苷酸环化酶,使 cAMP 生成减少,PKA 的活性降低,Ca^{2+} 通道开放减少;同时,还通过 G 蛋白直接激活 ACh 依赖型 K^+ 通道,导致细胞膜对 K^+ 的通透性增大,K^+ 外流增多,由此对心肌细胞产生负性变时作用、负性变力作用和负性变传导作用。心迷走神经兴奋时,心率减慢,搏出量和心排血量减少。

由于 K^+ 外流增加,使窦房结细胞发生超极化,最大复极电位增大,Ik 衰减过程减弱,4 期自动去极化速率降低,从而引起负性变时作用。ACh 在增高心肌细胞膜对 K^+ 通透性的同时,还抑制其对 Ca^{2+} 的通透性。Ca^{2+} 内流减少,房室交界区心肌细胞动作电位 0 期去极化速率减慢,引起负性变传导作用。心肌细胞因 K^+ 通透性增加,复极化时 K^+ 外流加快而致动作电位时程缩短,同时因 cAMP 浓度降低而抑制 Ca^{2+} 通道,因此动作电位 2 期进入细胞的 Ca^{2+} 量减少,触发肌浆网释放 Ca^{2+} 减少,肌浆内 Ca^{2+} 浓度降低,从而引起负性变力作用。

两侧心迷走神经对心不同部位的支配也存在差异,右侧以支配窦房结为主,兴奋时主要引起心率减慢;左侧以支配房室交界区为主,兴奋时主要引起房室传导减慢。

心迷走神经也具有紧张性活动,持续性抑制心脏的活动,称为心迷走紧张。

心交感紧张和心迷走紧张此消彼长,共同调节心脏的活动。人体窦房结的自律性约为100次/分,但机体在安静状态下,心迷走紧张占优势,因此心率仅约70次/分。经常进行体育锻炼的个体,安静时心迷走神经的紧张性较高,心率可以慢于60次/分。如果用M受体阻断剂阿托品阻断迷走神经的紧张性作用,则心率可加快到150~180次/分;如果用美托洛尔等β_1受体阻滞剂阻断心交感紧张,则心率可减慢到大约50次/分。在运动状态下,心交感紧张增强,心迷走紧张减弱,共同引起心率加快,心肌收缩力增强,心排血量增多,以满足机体活动增强的需要。

(3)肽能神经元及其作用:在心内还存在着一些肽能神经元,它们可释放血管活性肠肽、降钙素基因相关肽、神经肽Y、阿片肽等肽类物质。这些物质与上述的神经递质共存。目前,对于肽能神经元的功能了解不多,已知血管活性肠肽对心肌有正性变力作用和舒张冠状血管的作用,降钙素基因相关肽有正性变时、正性变力和血管舒张作用,并被认为是体内最强的舒血管物质。

2.血管的传出神经支配

除真毛细血管以外,所有血管都有平滑肌。而绝大部分血管平滑肌的活动都受自主神经系统的调节;毛细血管前括约肌的神经分布很少,其舒缩活动主要受局部代谢产物的影响。引起血管平滑肌收缩的神经称为缩血管神经,引起血管平滑肌舒张的神经称为舒血管神经,二者统称为血管运动神经。

(1)缩血管神经及其作用:缩血管神经都属于交感神经,故一般称为交感缩血管神经。交感缩血管神经节前神经元位于第1胸椎至第3腰椎节段脊髓灰质的中间外侧柱,其末梢释放ACh,其受体亦为nAChR;节后神经元位于椎旁神经节和椎前神经节,其末梢释放去甲肾上腺素,可分别作用于血管平滑肌细胞膜α肾上腺素能受体(α-adrenergic receptor,α受体)和β_2肾上腺素能受体(β_2-adrenergic receptor,β_2受体),作用于α受体导致血管平滑肌收缩,而作用于β_2受体则引起血管平滑肌舒张。

去甲肾上腺素与α受体结合的能力比与β_2受体结合的能力强,故缩血管神经兴奋时主要引起缩血管效应。

除毛细血管前括约肌外,全身所有血管平滑肌都受交感缩血管神经支配,但对于不同部位的血管,其密度有所不同。皮肤血管的交感缩血管神经分布密度最大;其分布密度在骨骼肌和内脏血管次之;而在冠状血管和脑血管中的分布最少。在同一器官的血管,交感缩血管神经分布的密度也有差异。动脉的交感缩血管神经分布密度高于静脉;在微动脉的分布密度最大;毛细血管前括约肌不受交感缩血管神经支配。

在安静状态下,交感缩血管神经持续发放约1~3次/秒的低频冲动,称为交感缩血管紧张。这种紧张性活动使血管平滑肌保持一定程度的收缩状态。当交感缩血管紧张增强时,血管平滑肌进一步收缩;交感缩血管紧张减弱时,血管平滑肌收缩程度降低,血管舒张。在不同的生理情况下,交感缩血管神经的放电频率在1次/秒至8~10次/秒的范围内变动,可引起血管口径在很大范围内发生变化,从而调节不同器官的血流阻力和血流量。

(2)舒血管神经及其作用:体内有少部分血管平滑肌同时接受舒血管神经支配。①交感舒血管神经及其作用:在动物实验中发现,支配骨骼肌微动脉的交感神经中除有缩血管纤维外,还有舒血管纤维。交感舒血管神经节后纤维释放ACh,引起骨骼肌血管平滑肌舒张,阿托品可阻断该效应。交感舒血管神经在平时并无紧张性活动,只有在机体情绪激动和运动等情况下才发放冲动,使骨骼肌血管舒张,血流量增多。在这种情况下,体内其他器官的血管则因交感缩血管神经的活动增强而发生收缩,体内血液重新分配,从而使骨骼肌得到充足的血液供应。②副交感舒血管神经及其作用:脑膜、唾液腺、胃肠道外分泌腺和外生殖器等少数部位的血管除接受交感缩血管神经支配外,还接受副交感舒血管神经的支配。例如,面神经中有支配软脑膜血管的副交感纤维,迷走神经中有支配肝血管的副交感纤维,盆神经中有支配盆腔器官血管的副交感纤维等。这些神经纤维末梢释放 ACh,与血管平滑肌细胞膜上的 M 受体结合,引起血管舒张。副交感舒血管神经平时没有紧张性活动,而且只对局部组织血流起调节作用,故对循环系统总的外周阻力影响很小。③脊髓背根舒血管神经及其作用:皮肤伤害性感觉传入纤维在外周末梢处可发出分支到邻近的微动脉。当皮肤受到伤害性刺激时,感觉冲动在沿脊神经背根传入纤维向中枢传导的同时,也可沿着其末梢分支传至受刺激部位邻近的微动脉,引起微动脉舒张,使局部皮肤出现红晕。这是仅通过轴突外周部位即可完成的反应,称为轴突反射。这类神经称为背根舒血管神经,其末梢释放的递质还不清楚,免疫细胞化学方法证明脊神经节感觉神经元中有降钙素基因相关肽与 P 物质共存。④血管活性肠肽神经元及其作用:有些自主神经元内有血管活性肠肽和 ACh 共存。这些神经元兴奋时,其末梢一方面释放 ACh,引起腺细胞分泌,另一方面释放血管活性肠肽,引起舒血管效应,使局部组织血流量增加。

综上所述,在安静状态下,交感缩血管神经的紧张性活动即可维持机体适宜的外周阻力和动脉血压的稳定;在运动状态下,支配骨骼肌的交感舒血管神经和分布在内脏器官的交感缩血管神经均兴奋,既保证了运动着的骨骼肌得到足够血液供应,又维持了适宜的外周阻力;在某些特殊情况下,副交感舒血管神经兴奋,使局部组织血流量增加。

(二)心血管中枢

心血管中枢是指与心血管活动调节有关的神经细胞集中的部位。调节心血管活动的神经细胞群分布在从脊髓到大脑皮质的各级水平,它们各具不同的功能但又密切联系,使心血管系统的活动与整体功能协调一致。

1.延髓心血管中枢

早在 19 世纪 70 年代,即有学者提出,最基本的心血管中枢位于延髓。动物试验依据:①在延髓上缘横断脑干后,动物的血压并无明显变化,而且刺激坐骨神经引起的升压效应仍然存在。②横断水平逐步移向延髓尾端时,动物的血压逐渐降低,刺激坐骨神经引起的升压效应也逐渐减弱。③横断水平后移至延髓闩部时,血压降低至大约 5.3 kPa(40 mmHg)。以上结果表明,心血管的正常紧张性活动不是起源于脊髓或支配心血管的传出神经,而是起源于延髓头端。只要保留延髓及其以下中枢部分的完整,就能维持心血管的正常紧张性活动,并完成基本的心血管反射。

进一步研究表明,延髓心血管中枢包括四个功能部位。①缩血管区:缩血管区位于延髓头端腹外侧部,包括心交感中枢和交感缩血管中枢,是心交感紧张和交感缩血管紧张的起源部位。该区神经元的轴突下行,支配脊髓中间外侧柱心交感神经节前神经元和交感缩血管神经节前神经元,维持心交感紧张和交感缩血管紧张。②心抑制区:心抑制区位于延髓迷走神经背核和疑核,亦称为心迷走中枢,产生和维持心迷走紧张。③舒血管区:舒血管区位于延髓尾端腹外侧部,该区的神经元在兴奋时可抑制缩血管区神经元的活动,导致交感缩血管紧张降低,血管舒张。④传入神经接替站,即延髓孤束核。该区一方面接受来自颈动脉窦和主动脉弓压力感受器、颈动脉体和主动脉体化学感受器、心肺感受器和肾等内脏感受器的传入信息,以及来自端脑、下丘脑、小脑、脑干其他区域和脊髓等处与心血管调节有关的核团的纤维投射,另一方面又发出纤维投射到心迷走中枢、心交感中枢、交感缩血管中枢、脑桥臂旁核和下丘脑室旁核等区域,继而影响心血管活动。

2.延髓以上的心血管中枢

在延髓以上的脑干部分及大脑和小脑中,都存在影响延髓心血管中枢活动的神经元。它们在心血管活动调节中所起的作用更加高级,表现为对心血管活动与机体其他功能活动之间的复杂整合作用。例如下丘脑在机体的体温调节、摄食、水平衡和情绪反应等功能活动的整合中起着重要作用。在动物实验中可以观察到,电刺激下丘脑的一些区域,可引起躯体肌肉及心血管、呼吸和其他内脏活动的变化,这些变化往往是通过精细整合,在功能上相互协调的。电刺激下丘脑的"防御反应区",可引起动物的防御反应,表现为骨骼肌肌紧张加强和防御姿势等行为反应。机体处于紧张和恐惧等状态时,出现心率加快,心肌收缩能力增强,血压升高,以及呼吸活动加强和其他内脏功能活动的相应变化。边缘系统参与机体心血管活动与情绪活动的整合。大脑皮质运动区除引起骨骼肌收缩外,还通过交感舒血管神经引起骨骼肌血管的舒张。大脑皮质还参与心血管活动条件反射的建立。

3.脊髓心血管神经元

在脊髓胸、腰段灰质中间外侧柱有支配心血管的交感节前神经元,在脊髓骶部有支配血管的副交感节前神经元。这些神经元的活动受高位中枢的调节,在完成各种心血管反射中起传出通路的作用。

(三)心血管反射

机体在不同功能状态下,可通过多种心血管反射来调节心血管的活动,使心排血量与机体代谢水平相适应。

1.颈动脉窦和主动脉弓压力感受性反射

颈动脉窦和主动脉弓压力感受性反射,是指机体动脉血压升高时,通过增强对颈动脉窦和主动脉弓压力感受器的刺激作用,反射性地引起心排血量减少和外周阻力减小,使动脉血压迅速回降过程,又称为降压反射。反之,当机体动脉血压降低时,对压力感受器的刺激作用减弱,该反射活动减弱,引起心排血量增加和外周阻力增大,使动脉血压迅速回升。可见,该反射是一种负反馈调节机制。需要指出的是颈动脉窦和主动脉弓压力感受性反射必须是在血压快速变化时才能表现出来,对于血压变化缓慢的个体则不能发生该反射。这就是为什么高血压患者不能通过自身的颈动脉窦和主动脉弓压力感受性反射达到降压目的的原因。

(1)压力感受器的特性:颈动脉窦和主动脉弓压力感受器是分布在颈动脉窦和主动脉弓血管壁外膜下的感觉神经末梢,通常称其为动脉压力感受器。颈动脉窦压力感受器的传入神经为颈动脉窦神经,它并入舌咽神经;主动脉弓压力感受器的传入神经为迷走神经。家兔主动脉弓压力感受器的传入神经自成一束,与迷走神经伴行,称为主动脉神经或减压神经。颈动脉窦和主动脉弓压力感受器的适宜刺激是血管壁的机械性牵张。当动脉血压升高时,管壁被牵张的程度增大,压力感受器传入的神经冲动随之增多,因此压力感受器在本质上属于牵张感受器。实验条件下,快速牵拉已阻断血流的颈动脉窦区,尽管此时颈动脉窦内压力很低,但牵拉仍可成为有效刺激而致窦神经传入冲动增加,导致血压急剧下降。由此证明,这种感受器的适宜刺激为任何原因对血管壁的机械牵张。

在同一血压水平,压力感受器对脉动性压力变化更为敏感。而且,脉动性压力变化速率愈快,感受器受到的刺激作用愈强,传入冲动频率就愈高。因此,压力感受性反射对急剧血压变化具有强而迅速的调节作用。研究表明,颈动脉窦压力感受器对牵张刺激比主动脉弓更敏感,故在心血管活动的压力感受性反射调节中更为重要。

体液中的某些物质,如心房钠尿肽和血管升压素等,可与压力感受器细胞膜上的相应受体结合,具有提高压力感受性反射敏感性的作用。

(2)压力感受器:传入神经与中枢的联系颈动脉窦和主动脉弓压力感受器的传入神经纤维将传入冲动传递到延髓孤束核,后者再通过延髓内的神经通路,兴奋心迷走中枢,使心迷走紧张增强;抑制心交感中枢和交感缩血管中枢,使心交感紧张和交感缩血管紧张减弱;此外,还可通过延髓内其他神经核团,以及脑干和下丘脑等部位的一些神经核团使交感紧张减弱。

(3)反射效应:动脉血压升高时,对压力感受器的刺激增强,窦神经和迷走神经传入孤束核的冲动增多,通过延髓心血管中枢的整合作用,使心交感中枢和交感缩血管中枢的紧张性活动减弱,心迷走中枢的紧张性活动加强,进而引起心交感神经传出冲动减少和心迷走神经传出冲动增多,使心率减慢,心肌收缩力减弱,心排血量减少;同时交感缩血管神经传出冲动减少,外周血管平滑肌紧张性减弱,血管舒张,血流阻力减小,导致动脉血压迅速回降。

相反,当动脉血压降低时,对颈动脉窦和主动脉弓压力感受器的刺激减弱,传入孤束核的冲动减少,经延髓心血管中枢整合后,心交感中枢紧张性加强,心迷走中枢的紧张性减弱,引起心交感神经传出冲动增多而心迷走神经传出冲动减少,使心率加快,心肌收缩力增强,心排血量增多;同时,交感缩血管中枢紧张性增强,全身血管广泛收缩,外周阻力增大,导致动脉血压迅速回升。

这里需要提及的是,长期卧床的患者,整体功能状态差,压力感受器对动脉血压变化的敏感性降低,因此在临床工作中,要注意避免这类患者发生直立性低血压。另外,在做颈部手术时,应避免对颈动脉窦区的牵拉刺激,因为对颈动脉窦压力感受性反射敏感的患者,牵拉刺激可能导致心率过慢甚至心搏骤停。

(4)压力感受性反射的意义:由于压力感受器传入神经的传入冲动引起的反射具有缓冲血压的作用,故称为缓冲神经。在对正常犬的实验中观察到,在 24 小时内,动脉血压仅在偏离平均动脉压 1.3~2.0 kPa (10~15 mmHg)的范围内变化;在切除两侧缓冲神经的犬,24 小时内平均动脉压虽然并未明显高于正常水平,但动脉血压的波动范围可高达平均动脉压上下各 6.7 kPa (50 mmHg)。可见压力感受器反射的生理意义在于经常监视动脉血压的变化。在动脉血压升高或降低时,通过压力感受器传入冲动频率的增多或减少,经心血管中枢的整合,调整心排血量和外周阻力,使机体动脉血压维持相对稳定。压力感受性反射对动脉血压快速变化的调节作用显著,故该反射主要参与机体短时性血压变化的调节。

在动物实验中,将颈动脉窦区与其他部分分离,仅通过窦神经保留与中枢的联系,在这种情况下,人为地改变颈动脉窦区的灌注压,就可以引起体循环动脉血压的变化。据此可做出反映颈动脉窦内压与主动脉血压之间的关系曲线,即压力感受性反射功能曲线。由该曲线可见,其中部较陡,两端渐趋平坦,表明当窦内压在正常平均动脉血压水平范围内变化时,压力感受性反射最为敏感,调节作用最强;动脉血压偏离正常水平越远,压力感受性反射的调节作用越弱。在慢性高血压病患者,由于压力感受器对牵张刺激的敏感性降低而产生适应现象,压力感受性反射功能曲线向右移位,提示压力感受性反射在高于正常的血压水平发挥作用,这种现象称为压力感受性反射的重调定。压力感受性反射重调定的机制比较复杂,可发生在感受器水平,也可发生在反射的中枢部分。

2.颈动脉体和主动脉体化学感受性反射

化学感受性反射的感受器位于颈总动脉分叉处和主动脉弓区域,分别为颈动脉体和主动脉体,其传入神经同样分别为窦神经和迷走神经。化学感受器的血液供应非常丰富,其适宜刺激是血中CO_2分压、H^+浓度升高及O_2分压降低。化学感受器受到刺激后,经窦神经和迷走神经传入孤束核,引起延髓呼吸中枢和心血管中枢的活动发生变化。一般认为,在生理情况下,化学感受性反射主要参与对呼吸运动的调节,只有在低氧、窒息、酸中毒、失血、动脉血压过低等情况下,才参与对心血管活动的调节。例如,当机体失血导致血压降低到8.0 kPa(60 mmHg)或更低时,可通过化学感受性反射引起心率加快,心排血量增加;腹腔内脏和骨骼肌血管收缩,外周阻力增大,动脉血压升高。因此,有时将化学感受性反射称为加压反射。

3.心肺感受器引起的心血管反射

在心房、心室和肺循环大血管壁存在许多调节心血管活动的感受器,总称为心肺感受器。心肺感受器可接受机械牵张刺激或化学刺激。在生理情况下,心房壁的牵张主要是由血容量增多引起的,故心房壁的牵张感受器又称为容量感受器。心肺感受器的传入神经纤维行于迷走神经干内。大多数心肺感受器受刺激时引起的效应是心交感紧张和交感缩血管紧张减弱,心迷走紧张增强,导致心率减慢、心排血量减少、外周阻力降低,动脉血压下降。在动物实验中证实,心肺感受器受刺激时,对肾交感神经活动的抑制特别明显,使肾血流量增加,肾排水和排Na^+量增多。表明心肺感受器引起的反射在血量及体液成分的调节中具有重要的生理意义。心肺感受器受到压力或化学刺激时,引起肾交感神经活动抑制,肾血流量增多,尿量和尿Na^+排出增多的过程称为心-肾反射,该反射使心肾两个器官的功能活动紧密地联系起来。

4.躯体感受器引起的心血管反射

刺激躯体传入神经可引起多种心血管反射。反射的效应取决于感受器的性质、刺激强度和频率等因素。用弱至中等强度的低频电脉冲刺激骨骼肌传入神经,常引起降血压效应;用高强度和高频率的电脉冲刺激皮肤传入神经,则常引起升血压效应;扩张肺、胃、肠和膀胱等空腔器官及挤压睾丸或眼球等,均可引起心率减慢和外周血管舒张等效应;脑缺血可以引起交感缩血管中枢的紧张性增强,外周血管强烈收缩,动脉血压升高,称为脑缺血反应。

二、心血管活动的体液调节

血液和组织液中的一些化学物质对心血管活动的调节,称为心血管活动的体液调节。前者通过血液运到全身而广泛作用于心血管系统,属于全身性体液调节;后者在组织中生成,主要对局部的血管和组织起调节作用,属于局部性体液调节。

(一)肾上腺素和去甲肾上腺素

肾上腺素(epinephrine,EPI)和去甲肾上腺素(norepinephrine,NE)在化学结构上都属于儿茶酚胺类。血液中的肾上腺素和去甲肾上腺素主要由肾上腺髓质分泌,其中肾上腺素约占80%,去甲肾上腺素约占20%。不同生理状态下,两者的比例可能发生变化。由肾上腺髓质分泌的肾上腺素和去甲肾上腺素,进入血液循环,作用范围广且持续时间长。而由交感神经节后神经纤维释放的去甲肾上腺素一般只在局部发挥作用,极少量可进入血液循环,所以它的作用快且时间短暂。

血液中的肾上腺素和去甲肾上腺素对心血管的作用既有共性又有各自的特点,它们都是通过与心肌和血管平滑肌上的 α 受体和 β 肾上腺素能受体(β-adrenergic receptor,β 受体)起作用的,但两者与不同肾上腺素受体的亲和力存在差异。另外,肾上腺素受体在心肌和各部位血管平滑肌的分布也存在差异。心肌细胞膜上以 β_1 受体为主,冠状动脉、脑血管、骨骼肌血管和肝的血管平滑肌细胞膜上以 β_2 受体占优势，而皮肤、肾和胃肠道的血管平滑肌细胞膜上以 α 受体为主。肾上腺素与 β 受体的亲和力强，与 α 受体的亲和力较弱。去甲肾上腺素与 α 受体的亲和力强，与 β_1 受体次之，与 β_2 受体的亲和力最弱。因此，肾上腺素主要作用于心肌细胞 β_1 受体，使心肌的活动增强；也作用于皮肤、肾和胃肠道的血管平滑肌细胞 α 受体，引起血管收缩；小剂量肾上腺素可作用于心、脑、骨骼肌和肝的血管平滑肌细胞 β_2 受体，引起血管舒张，但大剂量时则作用于 α 受体引起缩血管效应。去甲肾上腺素广泛作用于血管平滑肌 α 受体，引起血管收缩；作用于心肌 β_1 受体，使心的活动增强，但去甲肾上腺素缩血管作用引起的动脉血压升高可通过压力感受性反射使心率减慢，而且该作用大于其通过心肌细胞 β_1 受体引起的直接兴奋作用，故表现为减慢心率。临床上如果给患者静脉注射去甲肾上腺素可使体内大多数器官的血管广泛收缩，外周阻力增加，动脉血压升高，使压力感受性反射增强，反射性地引起心率降低。从上述可见，肾上腺素主要通过增加心排血量使动脉血压升高，同时对循环血液具有重新分配的作用。该作用保证机体处于运动状态下脑和心肌及运动着的骨骼肌可以得到充足的血液供应。而去甲肾上腺素主要通过收缩血管而增大外周阻力，使血压升高。因此，在临床上，常把肾上腺素用作强心药，而把去甲肾上腺素用作缩血管的升压药。

（二）肾素-血管紧张素-醛固酮系统

肾素主要来自肾脏，是由近球细胞合成和分泌的一种酸性蛋白水解酶，可以将血浆中由肝生成的血管紧张素原水解为血管紧张素 I（angiotensin I，Ang I）。Ang I 在血浆和组织（主要是肺血管内皮表面）的血管紧张素 I 转换酶（angiotensin I converting enzyme，ACE）的作用下，生成血管紧张素 II（angiotensin II，Ang II）；Ang II 在血浆和组织中的血管紧张素酶 A 的作用下水解成血管紧张素 III（angiotensin III，Ang III）；Ang III 在氨基肽酶的作用下生成血管紧张素 IV（angiotensin IV，Ang IV）。Ang II 和 Ang III 为强缩血管物质和醛固酮分泌的刺激物，参与调节血压和体液平衡、调节红细胞的生成及肾脏的发育等。

血管紧张素原经肾素途径生成血管紧张素 I（Ang I），后者又经一系列不同酶的水解，生成许多不同肽段，构成血管紧张素家族，其成员包括 Ang I（1-10）、Ang II（1-8）、Ang III（2-8）、Ang IV（3-8）、Ang 1-9、Ang 1-7、Ang 2-7、Ang 3-7 等。这些物质可通过作用于血管紧张素受体而起作用。

血管紧张素受体简称 AT 受体，目前已发现有四种亚型，分别为 AT_1、AT_2、AT_3 和 AT_4 受体。AT_1 受体分布于人体的血管、心、肝、脑、肺、肾和肾上腺皮质等部位。AT_2 受体主要分布在人胚胎组织和未发育成熟的脑组织中，在成年人心肌部分脑组织中有少量分布。AT_3 受体尚未被克隆，该受体分布和信号通路等都不清楚。AT_4 受体广泛分布于哺乳动物的心血管、脑、肾、肺等处。

Ang I 一般不具有生理活性。Ang II 的主要作用：①作用于血管平滑肌细胞膜上的血管紧张素 II 受体 1（angiotensin II receptor 1，AT_1 受体），使全身微动脉收缩，外周阻力增大；使静脉收缩，回心血量增加，心排血量增多，导致动脉血压升高。②作用于脑的某些部位，使交感缩血管中枢的紧张性活动增强。③作用于交感神经末梢，促进去甲肾上腺素释放。④刺激肾上腺皮质球状带细胞合成和释放醛固酮。醛固酮促进肾远曲小管和集合管重吸收 Na^+ 和水，使血容量增多。⑤引起或增强渴觉，导致饮水行为，使血量增多。Ang III 可作用于 AT_1 受体，产生与血管紧张素 II 相似的生物效应，但其缩血管效应仅为 Ang II 的 $10\% \sim 20\%$，而刺激肾上腺皮质球状带合成和释放醛固酮的作用较强。Ang IV 作用于 AT_4 受体，产生与经典 Ang II 不同的甚或相反的生理作用,能抑制左心室收缩并加强其舒张;促进血管收缩的同时,刺激一氧化氮的生成和释放,以调节它的血管收缩作用;还可参与对肾血流量和水盐平衡的调节。

正常状态下,血液中仅含有微量血管紧张素。在机体大量失血和腹泻等原因造成体内细胞外液量减少和血压降低时,肾血流量减少,可刺激肾球旁细胞分泌大量的肾素,引起血液中血管紧张素增多,从而促使血容量增加和血压回升。由于肾素、血管紧张素和醛固酮三者关系密切,故将其称为肾素-血管紧张素-醛固酮系统(renin-angiotensin-aldosterone system,RAAS)。该系统主要在调节血容量和血管收缩等方面发挥作用,因此,在机体动脉血压的长期调节中具有重要意义。如临床上患慢性肾性高血压的患者,由于其肾血管周围发生炎症或血管壁硬化,引起肾血液供应不足时,肾素分泌增加,AngⅡ的浓度增高,从而促进血压升高。

(三)血管升压素

血管升压素(vasopressin,VP)由下丘脑室旁核和视上核神经内分泌大细胞合成的九肽激素,经下丘脑-垂体束运送至神经垂体贮存和释放。神经垂体的分泌颗粒中含有神经垂体素运载蛋白。当室旁核和视上核神经元兴奋时,神经冲动到达位于神经垂体的神经末梢,引起钙离子内流,激素与运载蛋白释放进入血液循环。

VP受体有V_{1a}、V_{1b}和V_2三种亚型,前两者主要分布于血管平滑肌和腺垂体,V_2主要分布于肾集合管细胞膜上。VP作用于V_{1a}受体,引起体内血管广泛收缩(脑血管不受影响),导致外周阻力增大。在生理情况下,VP主要作用于V_2受体,促进肾集合管对水的重吸收而起抗利尿效应,故又称为抗利尿激素(antidiuretic hormone,ADH)。在机体失血或失液等病理情况下,血液中的VP浓度明显升高并作用于V_{1a}受体,通过第二信使三磷酸肌醇(inositol trisphosphate,IP_3)/二酯酰甘油(diacylglycerol,DAG)介导的缩血管作用,发挥升压效应,这一效应不属于VP的生理性作用。所以VP主要作用为抗利尿作用。另外,下丘脑室旁核有一些合成VP的神经内分泌小细胞,它们合成的VP通过垂体门脉系统到达垂体前叶,通过V_{1b}受体促进垂体前叶促肾上腺皮质激素的释放。

近年研究表明,VP还可通过提高压力感受性反射的敏感性、兴奋心血管交感中枢、抑制肾交感神经等,使肾素释放量减少。

(四)心房钠尿肽

心房钠尿肽(atrial natriuretic peptide,ANP)是由心房肌细胞合成和释放的一类多肽。心房充盈和离体的心房壁受牵拉均可引起ANP的释放。当血容量增加时,心房肌细胞释放ANP增加,产生利尿利钠作用,从而使血容量恢复至正常。生理状态下,ANP和VP共同调节机体的水盐平衡。

1.对肾脏的作用

心房钠尿肽使肾小球入球动脉舒张,肾小球出球动脉收缩,肾毛细血管血流量增多,血压升高,有效滤过压增大,原尿生成增多;抑制肾集合管对Na^+和水的重吸收;对抗血管升压素和醛固酮对水和Na^+重吸收的促进作用,因而具有很强的利尿和利钠的作用。

2.对心血管的作用

心房钠尿肽可刺激心感受器,经迷走神经传入中枢,使心交感紧张降低,心脏的活动减弱;可与血管平滑肌细胞上的相应受体结合,激活鸟苷酸环化酶(guanylate cyclase,GC),使细胞内环鸟苷酸(cyclic guanosine monophosphate,cGMP)升高,进而激活蛋白激酶G,通过阻断Ca^{2+}通道和增强Ca^{2+}泵活动使血管舒张;使AngⅡ的生成和醛固酮的分泌减少,还可抑制VP的合成和分泌,产生降压作用。

(五)血管内皮细胞生成的血管活性物质

血管内皮细胞可以合成、释放多种血管活性物质,引起血管平滑肌的收缩或舒张。

1.缩血管物质

血管内皮细胞可生成内皮素、Ang Ⅱ、血栓素 A_2 等多种缩血管物质,统称为内皮缩血管因子。其中内皮素(endothelin,ET)是已知最强烈的缩血管物质,比血管紧张素Ⅱ强 10 倍以上。在生理情况下,血流对血管壁的切应力可促进内皮素的合成和释放。ET 具有强大的正性肌力作用,但其强心作用常被其强烈的收缩冠脉、刺激血管紧张素Ⅱ和去甲肾上腺素释放等作用所掩盖。ET 的缩血管效应持久,可能参与血压的长期调节。

2.舒血管物质

血管内皮细胞合成的舒血管物质主要有前列环素和内皮舒张因子。内皮细胞内的前列环素合成酶可以合成前列环素(prostacyclin,PGI_2),后者可降低平滑肌细胞内 Ca^{2+} 浓度,使血管舒张。目前认为,内皮舒张因子就是一氧化氮(nitric oxide,NO)。L-精氨酸在一氧化氮合酶(nitric oxide synthase,NOS)的作用下产生 NO。血流对血管内皮细胞的切应力、低氧、一些缩血管物质如去甲肾上腺素、血管升压素、血管紧张素等可促进内皮细胞释放 NO;此外,ATP、二磷酸腺苷(adenosine diphosphate,ADP)、P 物质、组胺、ACh 等也可促进内皮细胞释放 NO。NO 可使血管平滑肌内的鸟苷酸环化酶激活,使 cGMP 浓度升高,Ca^{2+} 浓度降低,血管舒张。此外,NO 还通过以下几个途径实现对心血管活动和交感神经的调节。①介导某些舒血管效应,如在冠状动脉,阻断 NO 合成后,由激动肾上腺素受体所引起的舒血管效应明显降低。②抑制交感神经末梢释放去甲肾上腺素。③作用于延髓的心血管中枢,降低交感缩血管紧张。

(六)激肽

激肽是一类具有舒血管活性的多肽类物质,最常见的有缓激肽和血管舒张素。血浆激肽释放酶可使高分子量激肽原水解成为九肽的缓激肽;组织激肽释放酶可使低分子量激肽原水解成为十肽的血管舒张素,后者还可在氨基肽酶作用下脱去一个氨基酸而成为缓激肽。激肽受体分为 B_1 和 B_2 两种亚型。激肽与血管内皮细胞上的 B_2 受体结合,可促进内皮细胞释放 NO 和前列环素等舒血管物质使血管平滑肌舒张,抑制血小板聚集,并增加毛细血管通透性;但激肽对体内其他平滑肌如内脏平滑肌的作用则是引起收缩。

(七)其他生物活性物质

1.前列腺素

前列腺素(prostaglandin,PG)是血管内皮细胞膜上磷脂中的花生四烯酸的代谢产物,由其前体 PGH_2 在前列腺素酶的作用下产生,是一族活性强、种类多的二十碳不饱和脂肪酸。全身各部的组织细胞几乎都含有合成前列腺素的前体及酶,因此都能产生 PG。PG 按其分子结构的差别可分为多种类型,包括 PGE_1、PGE_2、$PGF_{2\alpha}$、PGI_2 和 PGD_2 等。PGE_2 和 PGI_2 具有强烈的舒血管作用,而 $PGF_{2\alpha}$ 则使静脉收缩。

2.阿片肽

内源性阿片肽(endogenous opioid peptide,EOP)及其受体在心血管系统大量存在。EOP 包括 β-内啡肽、脑啡肽和强啡肽等三大家族。阿片受体分为六种亚型:$\mu(\mu_1,\mu_2)$、δ、$\kappa(\kappa_1,\kappa_2)$、$\sigma$、$\varepsilon$ 和 λ。其中与心血管功能调节有关的是 μ、δ 和 κ。在心脏上占主导地位的是 κ 受体。心脏自身可合成 EOP,提示 EOP 对心血管系统具有直接的内分泌调节作用,主要表现为负性肌力作用和舒血管作用。垂体释放的β-内啡肽和促肾上腺皮质激素一起被释放入血液。β-内啡肽进入脑内,作用于与心血管活动有关的神经核团,使交感紧张减弱,心迷走紧张增强,血压降低。内毒素、失血等可引起β-内啡肽释放,并可能成为引起休克的原因之一。脑啡肽也可作用于外周血管壁的阿片受体,引起血管舒张。此外,EOP还可作用于交感缩血管神经纤维末梢的接头前阿片受体,使去甲肾上腺素释放减少。

3.组胺

组胺是由组氨酸脱羧基而生成的。许多组织,特别是皮肤、肺、肠黏膜和神经系统等,含有大量的组胺。组织中的组胺是以无活性的结合型存在于肥大细胞和嗜碱性粒细胞的颗粒中,当组织受到损伤或发生炎症和变态反应时,可引起这些细胞脱颗粒,导致组胺释放。组胺与其受体结合发挥强烈的舒血管作用,并能使毛细血管和微静脉的管壁通透性增加,组织液生成增多,导致局部组织水肿。

4.血管活性肠肽

血管活性肠肽是从小肠黏膜提取的肽,由28个氨基酸组成。血管活性肠肽可使体内大多数血管扩张从而降低血压的作用,对冠状动脉和脑血管的舒张作用尤为明显,使局部器官血流阻力降低,血流量明显增多。

5.降钙素基因相关肽

降钙素基因相关肽(calcitonin gene related peptide,CGRP)是一种神经多肽,由37种氨基酸组成。广泛地存在于人体各系统中,具有较强的生理活性,研究表明该物质具有强烈的扩张血管作用。具有降低血压、降低外周阻力、舒张肾动脉和增加肾血流量等作用。另外,CGRP结合于特异性的CGRP受体对冠状动脉亦有强大的舒张作用,对粥样硬化的冠状动脉亦有效,其舒张作用比硝酸甘油、硝普钠约强240倍。CGRP对所有的血管均有明显的舒张作用,其作用较ACh等物质强。

6.肾上腺髓质素

肾上腺髓质素因最初是从人的肾上腺髓质嗜铬细胞瘤组织中提取的,同时也存在于人的正常肾上腺髓质,故名为肾上腺髓质素。研究表明血浆中的肾上腺髓质素主要来源于血管组织,由血管内皮细胞和血管平滑肌细胞合成与分泌。肾上腺髓质素可强烈舒张外周血管、刺激NO的生成和释放、抑制内皮素和血管紧张素Ⅱ的缩血管作用,使外周阻力减小,血压降低。

最后需要提及的是,由心血管系统自身合成和释放的心房钠尿肽、肾上腺髓质素和NO等,除具有强烈的舒血管作用外,还具有对抗血管紧张素Ⅱ、内皮素和血管升压素等的作用;血管紧张素和血管升压素等又可促使NO的释放,表明这些体液因子是彼此联系和相互作用的,这对于维持适度的血管紧张性和保证组织器官的血液供应均具有重要意义。

三、心血管活动的自身调节

在没有外来神经和体液因素的作用下,在一定的血压变动范围内,器官和组织的血流量通过局部血管依赖自身舒缩活动而实现对局部血流量的调节,称为血管的自身调节。一般认为血管的自身调节主要有以下两类。

(一)代谢性自身调节

组织细胞在代谢活动中,不断地消耗 O_2,以氧化糖和脂肪获得能量,同时不断地产生 CO_2 和 H^+ 等代谢产物。在机体作剧烈运动致 O_2 供给不足时,乳酸和腺苷等生成增多,肌细胞内 K^+ 外

流增多使局部 K^+ 浓度升高,乳酸使局部 pH 降低。腺苷、H^+、CO_2、乳酸、K^+ 在局部组织液中浓度升高和 O_2 浓度降低,都具有使微动脉和毛细血管前括约肌舒张的作用。整体情况下,这些代谢产物总是相互协调,共同发挥强大的舒血管效应。当血管舒张时,血流量增多,对组织的 O_2 和营养物质供应增加,同时将代谢产物运送到相应的排泄器官排出,继而局部的微动脉和毛细血管前括约肌收缩,组织的血流量减少。

(二)肌源性自身调节

血管平滑肌本身常保持一定程度的紧张性收缩,称为肌源性活动。血管平滑肌被牵张时其肌源性活动加强。因此,当供应某一器官的血液灌注压突然升高时,由于血管跨壁压增大,血管平滑肌受到牵张刺激而使其收缩活动增强。这种现象在毛细血管前阻力血管特别明显,平滑肌受到牵张刺激而收缩,从而引起血流阻力增大,使器官或组织的血流量不致因灌注压升高而增多。相反,当灌注压降低时,血管平滑肌将舒张,使器官或组织血流量增加。肌源性自身调节在肾血管表现得最为明显,在脑、心、肝、肠系膜和骨骼肌的血管也能观察到。当使用抑制平滑肌收缩的药物如罂粟碱或水合氯醛后,肌源性自身调节的现象就不存在了。

总之,心血管系统活动的调节是由多种机制参与的复杂过程。神经调节一般是快速的、短期的调节,主要通过对心脏活动的阻力血管口径的调节来实现;体液调节多数较慢,但作用时间较长。另外,心血管系统还可以通过自身调节及机体其他器官的相互协调来维持内环境的相对恒定。

四、心血管活动的短期调节和长期调节

动脉血压的长期稳定有赖于体内神经、体液和自身调节,使心血管功能能够适应机体活动的改变。根据各种神经、体液因素对动脉血压调节的进程,可将动脉血压调节分为短期调节和长期调节。

(一)动脉血压的短期调节

动脉血压的短期调节是指通过反射性活动对动脉血压变化进行的即刻(数秒至数分钟)调节,如对机体直立性低血压的反射性调节。当正常机体从平卧位突然转为直立位时,静脉回心血量突然减少,心排血量减少,血压降低。这种变化立即通过压力感受性反射使心血管交感神经紧张性活动加强,引起心率加快,外周血管收缩,血压迅速回升到正常范围。而长期卧床的患者,从平卧位突然转为直立位时,发生严重的直立性低血压,且血压恢复到正常范围的时间延长,则是由于整体功能状态降低,压力感受性反射对血压变化的敏感性减弱所致。除压力感受性反射外,化学感受性反射也是一种短期的血压调节机制。在血压的短期调节中,有一些机制属于前馈调节,例如,肌肉运动开始时及防御反应时的心率加快和骨骼肌血管舒张就是这样。这些变化发生在肌肉代谢增强之前,所以属于前馈调节。这种调节需延髓以上的有关心血管中枢同时参与才能完成。此外,在短期调节中也有可能对压力感受性反射进行重调定的情况。例如,在防御反应时出现血压升高和心率加快,就是由于压力感受性反射发生重调定,心率不会因血压升高而减慢。

(二)动脉血压的长期调节

动脉血压的长期调节是指动脉血压在较长时间内(数小时,数天,数月或更长)发生变化时,单纯的神经调节不足以将血压调节到正常水平,需要通过体液因素的作用才能实现的调节。对心脏活动的调节主要是通过改变心肌收缩力和心率,从而增加或减少心排血量,改变血压。对血

管活动的调节则主要通过改变血管平滑肌的舒缩状态,从而改变阻力血管和容量血管的口径,进而调节外周阻力,改变血压。

通过肾脏的调节,体内细胞外液量可维持稳定,通常将这一调节途径称为肾-体液控制系统。肾-体液控制系统的活动主要受血管升压素、RAAS 和心房钠尿肽的影响。当体内细胞外液量增多,循环血量增多时,血量和循环系统容量之间的相对关系发生改变,使动脉血压升高,进而通过以下机制使之恢复到正常水平:①血管升压素释放减少,肾集合管对水的重吸收减少,肾脏排水量增多,有利于血量的恢复。②血管紧张素 Ⅱ 生成减少,引起血管收缩的作用减弱;醛固酮分泌减少,使肾小管对 Na^+ 和水的重吸收减少。③心房钠尿肽分泌增多,使肾集合管对 Na^+ 和水的重吸收减少,肾排 Na^+ 和排水增多。主要通过上述体液因素的作用,使血量和血压下降到正常范围。反之,在循环血量减少时,肾-体液控制系统的活动则发生相反的变化,使血量和血压增加到正常范围。

（付广涛）

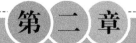

心电图检查

第一节　心电图基础知识

对每帧心电图应仔细、系统地阅读,认真分析以下特征:①心率;②P波;③PR间期及PR段;④QRS波群;⑤J点、J波、Epsilon波(ε波)、Brugada波及Lambda波(λ波);⑥ST段;⑦T波;⑧QT间期及Q-Tc;⑨U波。

心电图的诊断一定要结合病史,根据上述波形特征,提出如下问题:①是否为窦性心律;②是否存在心律失常和/或传导障碍;③是否存在心脏扩大和/或肥大;④是否存在缺血、损伤和/或梗死;⑤是否与某些临床病症相关。

一、心率

心率的判断方法,标准走纸速度25 mm/s,定标电压10 mm/mV。

(一)节律规则

1.方法1

心率=60/相邻P-P间期(或R-R间期)=60/0.72=83次/分。

2.方法2

心率=300/相邻R-R中格数=300/(3~4)=100~75次/分。

3.方法3

心率=1 500/相邻R-R小格数=1 500/18=83次/分。

4.方法4

R-R间期18小格=0.04秒×18=0.72秒,对照附表1、附表2,心率为83次/分。

方法1费时,方法2适用临床快速估算心率,方法3相对省时且精确,方法4方便、准确。

注:正常窦性心律,P-P间期或R-R间期相等,可用其中一个代表心率,但三度房室传导阻滞时心房与心室各自按照自己的频率跳动,应分开计算心房率和心室率。

(二)节律不规则

(1)粗略估计数出6大格(即6秒)内QRS波个数×10。

(2)心率＝60/数个 R-R 间期的平均值。

(3)房扑时心房率＝60/F-F 间期。

(4)房颤时心房率＝60/几个 F-F 间期的平均值。

二、P 波

P 波代表心房肌除极时产生的电位变化,其前半部分对应右心房除极,后半部分对应左心房除极。

(一)正常窦性 P 波的特点

1.形态

aVR 导联倒置,Ⅰ、Ⅱ、aVF、V₄～V₆ 导联直立,其余导联呈双向、倒置或低平均可,可有小切迹。

2.时限

各导联 P 波时限＜0.11 秒,若有切迹,两峰间距＜0.04 秒。

3.振幅

肢体导联＜0.25 mV,胸导联＜0.2 mV,V₁ 导联的正向波＜0.15 mV,负向波＜0.1 mV。

4.电轴

0°～＋75°。

(二)无 P 波

1.P 波存在但隐藏

(1)异位心房节律或房性期前收缩(P 波隐藏于前一 T 波之中)。

(2)交界性心律或室上性心动过速(P 波隐藏于 QRS 波之中)。

(3)室上性心律伴显著的一度房室传导阻滞(P 波隐藏于前一 T 波之中)。

2.P 波不存在

(1)心房颤动或心房扑动。

(2)高钾血症引起的窦室传导。

(3)窦房传导阻滞伴交界性或室性心律。

(4)窦性停搏或静止。

(三)P 波倒置

(1)右位心或左右手电极反接。

(2)交界性逸搏、加速性交界性自主心律。

(四)P 波形态多变

1.窦房结内游走性心律

窦性起搏点在窦房结头、体、尾等部位"游走"。心电图表现为:同一导联中窦性 P 波的大小、形态略有差异,但 P 波的方向不变,PR 间期＞0.12 秒,可有轻微差异。

2.紊乱性房性心动过速

又称多源性房性心动过速。同一导联上有三种以上不同形态的 P 波,心率150～180 次/分。

(五)二尖瓣型 P 波

因该 P 波常见于风湿性心脏病二尖瓣狭窄患者,故称之为"二尖瓣型 P 波"。

1.时限

增宽,≥0.12 秒。

2.形态

呈双峰切迹,两峰距≥0.04 秒,第 2 峰≥第 1 峰,多出现在Ⅰ、Ⅱ、aVL、$V_4 \sim V_6$ 等导联;PtfV$_1$ 值≥$|-0.04|$mm・s。

3.振幅

正常。

4.临床意义

(1)常见于左心房负荷过重:如早期风湿性心脏病二尖瓣狭窄、左心房黏液瘤、急性左心衰竭等。

(2)左心房肥大:主要见于风湿性心脏病二尖瓣狭窄,也见于扩张型心肌病、高血压性心脏病等。

(3)完全性左心房内传导阻滞或房间束(Bachmann 束)传导阻滞。

(六)肺型 P 波

因该 P 波常见于慢性肺源性心脏病患者,故称之为"肺型 P 波"。

1.时限

多正常。

2.形态与振幅

P 波形态高尖,Ⅱ、Ⅲ、aVF 导联振幅≥0.25 mV,V_1、V_2 导联振幅≥0.15 mV。或低电压时,P 波振幅≥同导联 R 波振幅的 1/2。

3.临床意义

右心房负荷过重见于急性右心衰竭、早期肺动脉高压、甲状腺功能亢进、急性支气管炎、肺部炎症及长期吸烟者等。右心房肥大主要见于肺心病、先天性心脏病(如法洛四联症、房间隔缺损)等。不完全性右心房内传导阻滞主要见于冠心病、心肌梗死、心肌炎等。

三、PR 间期及 PR 段

(一)PR 间期

代表心房开始除极至心室开始除极的时间,从 P 波起点至 QRS 波起点。

1.正常 PR 间期

0.12~0.20 秒。

2.PR 间期延长

>0.20 秒。

3.PR 间期缩短

<0.12 秒。

PR 间期时限与年龄、心率有关。

(二)PR 段

代表心房除极结束至心室开始除极的时间,从 P 波终点至 QRS 波起点。

1.正常 PR 段

以 TP 段的延长线作为基线,通常呈等电位,亦可轻度偏移,抬高通常<0.05 mV,压低通常<0.08 mV。

2.PR 段抬高

通常≥0.05 mV。

3.PR 段压低

通常≥0.08 mV。

四、QRS 波群

QRS 波代表心室肌除极时产生的电位变化。

(一)正常 QRS 波的特点

1.命名

第一个向下的波称为 Q(q)波,最初一个向上的波称为 R(r)波,R(r)波之后向下的波称为 S(s)波,有时 S 波之后又出现一向上的波,则称之为 R'(r')波,之后再出现向下的波,称 S'(s') 波;若只有向下的波,而没有向上的波,称为 QS 波。当波幅≥0.5 mV 时,用 R、S 表示,当波幅 <0.5 mV 时,用 r、s 表示。

正向波:先 R(r),后 R'(r');负向波:先 Q(q),后 S(s),单一 QS;波形大(>0.5 mV),大写; 波形小(<0.5 mV),小写。

2.时限

正常成年人 QRS 波时限<0.12 秒,多数在 0.06~0.10 秒。QRS 波时限≥0.12 秒,则 QRS 时限延长。

3.形态和振幅

(1)Q(q)波:时限<0.04 秒,振幅<R/4。除 aVR 导联外,若时限≥0.04 秒和/或振幅 ≥R/4,则称异常 Q 波。

(2)QRS 波。①肢体导联:所有肢体导联 R+S>0.5 mV;aVR 导联的主波向下,可呈 QS、 rS、rSr' 或 Qr 型,Q/R>1,R<0.5 mV;Ⅰ、Ⅱ 导联的主波向上,$R_I + S_{III} < 2.5$ mV, $R_I < 1.5$ mV,$R_{aVL} < 1.2$ mV。②胸前导联:R 波递增,S 波递减,各导联 R+S>1 mV;V_1、V_2 多 呈 rS 型,$R_{V1} < 1.0$ mV;V_5、V_6 可呈 qR、qRs、Rs 或 R 型,$R_{V5} < 2.5$ mV,且 $R_{V5} + S_{V1} < 3.5$(女) 或 4.0 mV(男)。

(二)室壁激动时间(ventricular activation time,VAT)

VAT 指从 QRS 波群起点到 R 波顶峰垂线之间的时距,代表从心室开始除极至激动到该电极下心室外壁所需的时间。一般只测量 V_1(或 V_2)及 V_5(或 V_6),两者分别反映右心室壁激动时间(RVAT,正常值:0.01~0.03 秒)和左心室壁激动时间(LVAT,正常值:0.02~0.05 秒)。

(三)心电轴

心室除极的主向量。

1.测定方法

(1)目测法:目测法简单实用,但是误差较大,只能大概估计出电轴偏移的度数,或者说只能看出电轴左偏、右偏或者不偏。

(2)测量法。

2.电轴左偏

常见于左前分支阻滞、左心室肥大、下壁心肌梗死、预激综合征、横位心等。

3.电轴右偏

常见于左后分支阻滞、右心室肥大、急性或慢性肺性疾病、正常年轻人或瘦长体型者等。

(四)电压

1.低电压

R+S 在所有肢体导联<0.5 mV 和/或所有胸前导联<1 mV。

2.高电压

左心室高电压:①R_I+S_{III}>2.5 mV,R_{aVL}>1.2 mV。②R_{II}>2.5 mV,R_{III}、aVF>2.0 mV。③男性 R_{V_5}+S_{V_1}>4.0 mV、女性 R_{V_5}+S_{V_1}>3.5 mV。④男性 R_{V_5}、V_6>2.8 mV、女性 R_{V_5,V_6}>2.5 mV。⑤男性R_aVL+S_{V_3}>2.8 mV、女性 R_{aVL}+S_{V_3}>2.0 mV(Cornell 诊断标准)。

右心室高电压:①R_{V_1}>1.0 mV,V_1 导联 R/S≥1。②R_{V_1}+S_{V_5}>1.2 mV。③aVR 导联 R/S 或 R/q≥1,R_{aVR}>0.5 mV。

(五)胸导联 R 波递增

1.正常 R 波递增

R 波振幅由 V_1~V_4 或 V_5 逐渐增高,移行导联(呈 RS 型)常位于 V_3 或 V_4 导联。

2.R 波递增不良

胸前导联 R 波振幅逐渐增高的趋势不明显。

3.R 波逆递增

胸前导联 R 波振幅逐渐降低。

五、J 点、J 波、Epsilon 波、Brugada 波及 Lambda 波

(一)J 点

QRS 波群终点与 ST 段起点的结合点。

1.正常 J 点

J 点一般多在等电位线上,上下偏移<0.1 mV,可随 ST 段偏移而移位。

2.J 点抬高

早期复极综合征时,以 R 波为主导联 J 点抬高 0.1~0.4 mV,与迷走神经张力过高有关。

(二)J 波

当心电图 J 点从基线抬高≥0.2 mV、时程≥20 毫秒的圆顶状或驼峰状波称之为 J 波,为心室提前发生的复极波,又称 Osborn 波。

J 波可见于迷走神经张力增高,亦可见于低温(≤34 ℃)、高钙血症、颅脑疾病、心肺复苏过程中,易诱发恶性室性心律失常。

(三)Epsilon 波(ε 波)

位于 QRS 波之后、ST 段起始处,呈高频、低振幅的小棘波或震荡波,持续几十毫秒不等,多见于 V_1~V_3 导联。

Epsilon 波是致心律失常性右心室心肌病较为特异的一个指标,但并非其特有,临床上引起右心室心肌除极延迟的病理过程都可出现 Epsilon 波。

(四)Brugada 波

V_1~V_3 导联出现类似右束支传导阻滞、J 波振幅≥2 mV、ST 段呈穹隆(下斜)型抬高伴 T 波倒置,称为 1 型 Brugada 波。

根据 Brugada 波的 J 波幅度、ST 段抬高形态及幅度、T 波的形态临床分为三型,只有 1 型 Brugada 波具有诊断意义,是 Brugada 综合征诊断标准之一。

(五)Lambda 波(λ 波)

下壁(Ⅱ、Ⅲ、aVF)导联出现 ST 段下斜型抬高、伴缓慢下降与倒置 T 波组成,近似希腊字母 λ,称之为 Lambda(λ)波。

Lambda(λ)波是最近提出的一个心室除极与复极均有异常的心电图波。

J 波、Epsilon 波、Brugada 波、Lambda(λ)波,均可引起室速和室颤等恶性心律失常,与心源性猝死密切相关。

六、ST 段

ST 段是指 QRS 波终点至 T 波开始的间期,多呈等电位线。代表心室除极结束(QRS 波)至心室复极开始(T 波)之间无电位变化时段。ST 段时间为 0.05～0.15 秒。

(一)ST 段偏移正常值

测量 ST 段应从 J 点后 0.04～0.08 秒处做一水平线,再根据 T-P 段(T 波终点至 P 波起点)的延长线或相邻心搏 QRS 波群起点的连线作为基线,水平线与基线的净差值即为 ST 段偏移振幅。大部分正常者 ST 段呈等电位线,少部分 ST 段可轻度偏移,表现为以 R 波为主导联 ST 段压低应≤0.05 mV,抬高应≤0.1 mV,V_1～V_3 导联抬高可达 0.3 mV。

(二)ST 段偏移的形态及临床意义

1.ST 段呈上斜型(斜直型)抬高

见于正常人、迷走神经张力过高者、变异型心绞痛及心肌梗死超急性期等。

2.ST 段呈凹面向上型抬高

多伴有 T 波直立,见于急性心肌梗死早期、急性心包炎、早期复极综合征、电击复律后、颅内出血、高钾血症及左心室舒张期负荷过重等。

3.ST 段呈弓背向上型、单向曲线型、水平型、墓碑型抬高

多见于急性心肌梗死的急性期、变异型心绞痛、室壁瘤形成及重症心肌炎等。

4.ST 段呈"穹隆型"或"马鞍型"抬高

多见于 Brugada 综合征患者。

5.ST 段呈"巨 R 型"抬高

多见于心肌梗死超急性期,急性而严重的心肌缺血,急性心肌损伤。

6.ST 段呈上斜型压低

多无临床价值。

7.ST 段呈近水平型压低

需结合 ST 段压低程度,若＞0.1 mV 者,可能是异常表现。

8.ST 段呈水平型、下斜型压低

多见于心肌缺血、心肌劳损、低钾血症等。若 ST 段显著压低(≥0.3 mV),且伴 T 波倒置时,应警惕急性心内膜下心肌梗死的可能。若伴 R 波振幅明显增高(RV_3～V_5),多提示心尖部肥厚型心肌病可能。

9.ST 段鱼钩样压低

多见于洋地黄类药物影响。

七、T 波

T 波代表心室复极时产生的电位变化。

(一)正常 T 波的特点

1.形态

前肢上升缓慢,后肢下降较快,波峰呈圆钝状。

2.方向与振幅

多与 QRS 波主波方向一致,振幅≥1/10R;V_1~V_4 导联 T 波振幅逐渐增高,而倒置者应逐渐变浅。

3.时限

一般<0.25 秒。

(二)T-P 段

指心电图上前一 T 波结束到下一个心动周期 P 波开始间的一段,代表心室完全复极完毕。心电图上的等电位线通常以 T-P 段为准。

(三)T 波峰-末(Tp-e)间期

指 T 波顶峰至终末的间期,是反映心室跨壁复极离散度的量化指标。QT 间期或 Tp-e 间期延长,对室性心律失常的发生有预测意义。

(四)T 波异常改变的类型及临床意义

1.T 波高耸

若常规心电图中有 3 个以上导联出现 T 波振幅≥1.0 mV 或以 R 波为主导联 T 波振幅大于同导联R 波的振幅,均称为高耸 T 波。常见于超急性期心肌梗死、变异型心绞痛、早期复极综合征、左心室舒张期负荷过重、部分脑血管意外等。

2.T 波高尖

T 波高耸呈箭头状,两肢对称,基底部狭窄,以胸前导联最为显著,常伴 QT 间期缩短。T 波高、尖、窄、对称呈帐篷样,是高钾血症心电图征象。

3.T 波低平

振幅<1/10R,称 T 波低平。

4.T 波双向

呈正负或负正双向时的形态。

5.T 波双峰

T 波呈双峰改变。

6.T 波倒置

一般 T 波倒置的深度多在 0.25~0.6 mV。若常规心电图中有 3 个以上导联倒置 T 波的深度≥1.0 mV,则称为巨大倒置 T 波,见于冠心病、肥厚型心肌病、脑血管意外及嗜铬细胞瘤等疾病。

(1)冠状 T 波:又称缺血性 T 波倒置。其倒置的 T 波双肢对称、基底部狭窄、波谷尖锐。可见于透壁性心肌缺血、慢性或亚急性期心肌梗死、慢性冠状动脉供血不足、肥厚型心肌病等。若心电图无左心室肥大表现,持续性冠状 T 波对冠心病尤其是冠心病合并心肌病变有独特的预测价值。

（2）Niagara（尼加拉）瀑布样 T 波：亦称为交感神经介导性巨倒 T 波。脑血管意外、阿-斯综合征发作后及有交感神经兴奋性异常增高的急腹症等患者出现的一种特殊形态的巨倒 T 波,酷似美国与加拿大交界的 Niagara 瀑布,故被命名为 Niagara 瀑布样 T 波。

（3）劳损型 T 波倒置：以 R 波为主导联 T 波倒置,两肢不对称,前肢下降较缓慢、后肢上升较快,基底部较窄,多伴 ST 段下垂型、水平型、弓背向上型压低及 R 波电压明显增高,为左心室肥大伴劳损或心尖肥厚型心肌病的特征性心电图改变。见于左心室收缩期负荷过重的疾病,如高血压性心脏病、梗阻性肥厚型心肌病及心尖肥厚型心肌病等。

（4）功能性 T 波倒置：分为孤立性负向 T 波综合征（心尖现象）和持续性童稚型 T 波（幼年型 T 波）,前者倒置的 T 波多发生在 V_4 导联,偶见于 V_4、V_5 导联；右侧卧位时,可使倒置的 T 波恢复直立。多见于瘦长型的健康青年,属正常变异,但易误诊为心肌炎、心尖肥厚型心肌病。后者常见于婴幼儿,其心电图特点：①倒置的 T 波仅见于 $V_1 \sim V_4$ 导联,且以 V_2、V_3 导致倒置最深。②倒置的深度多<0.5 mV,肢体导联及 V_5、V_6 导联 T 波正常。少数人 $V_1 \sim V_4$ 导联 T 波倒置可一直持续到成人,故称为持续性童稚型 T 波,可能与无肺组织覆盖"心切迹"区有关,属正常变异。年轻者易误诊为心肌炎、心尖肥厚型心肌病；年长者易误诊为前间壁心肌梗死。

7.T 波电交替

T 波形态、振幅甚至极性发生交替性改变,通常每隔 1 次心搏出现 1 次,应排除呼吸、体位、胸腔或心包积液等心外因素。多与电解质紊乱（低钙、低镁、低钾血症）、心肌缺血缺氧、支配心脏的自主神经失衡等因素有关。显著的 T 波、QT 间期电交替,是心室复极不一致、心电活动不稳定的表现,易发生严重的室性心律失常而猝死。多见于长 QT 间期综合征、心肌缺血、心功能不全及电解质紊乱等患者。目前认为 T 波电交替是预测恶性室性心律失常的独立指标之一。

八、U 波

U 波是浦肯野纤维或心室壁中层 M 细胞延迟复极波,还是机械电偶联引起的后电位,目前其发生的电生理机制尚存争议。

（一）正常 U 波的特点

1.形态

U 波是紧随 T 波之后（0.02～0.04 秒）出现的圆钝状的低平波。心率增快时,部分 U 波可重叠于 T 波上。

2.时限

0.16～0.25 秒。

3.方向与振幅

与 T 波方向一致,在 $V_2 \sim V_4$ 导联最为明显。振幅一般$\leqslant 0.15$ mV,不超过同导联 1/2 T 波。

（二）U 波异常改变的类型及临床意义

1.U 波增高

当 U 波振幅大于同导联 T 波或$\geqslant 0.2$ mV 时,称 U 波增高。多见于低钾血症、抗心律失常药物影响（如胺碘酮等）、迷走神经张力过高、脑血管意外及三度房室传导阻滞等。若服用可引起 QT 间期延长的药物后,U 波增高的病理意义超过 QT 间期延长,是出现室性期前收缩,甚至是尖端扭转型室性心动过速的先兆。

2.U 波倒置

在以 R 波为主导联,U 波不应该倒置。若出现 U 波倒置,则提示心肌梗死、左心室劳损及心肌缺血等,尤其是左前降支动脉病变所引起的心肌缺血。若运动试验后出现 U 波倒置,则是心肌缺血的佐证,为运动试验阳性标准之一。

九、QT 间期

QT 间期是指从 QRS 波起点至 T 波终点之间的时限,代表从心室肌除极到复极所需的时间。

(一)QT 间期

正常 QT 间期与心率成反比关系,且女性略长于男性,随着年龄增加而延长,通常采用心率校正的 QT 间期。

(二)Q-Tc

心率校正后 QT 间期称为 Q-Tc(Bazett 公式),Q-Tc＝QT/RR,正常值为男性 0.40 秒±0.04 秒,女性0.42 秒±0.04 秒。

估算方法:以 0.40 秒±0.04 秒作为心率 70 次/分的正常 QT 间期范围。在 70 次/分的基础上心率每增加(或减少)10 次/分,则 QT 间期减去(或加上)0.02。例如,心率 100 次/分,算得的正常 QT 间期范围应是＝0.40 秒－(3×0.02 秒)±0.04 秒＝0.34±0.04 秒。

在心率 60～100 次/分情况下,QT 间期小于其前 R-R 间期的 1/2。

(三)QT 间期异常

(1)QT 间期延长:QT 间期超过正常测量值范围或 Q-Tc≥0.47 秒(男性)/0.48 秒(女性),多伴T 波改变(T 波宽大、双峰切迹或低平)或 ST-T 改变(ST 段平直或斜型延长伴 T 波高尖)。QT 间期延长易导致恶性室性心律失常,尤其是尖端扭转型室性心动过速。

(2)QT 间期缩短:QT 间期≤0.29 秒或≤Q-Tp 的 88％[Q-Tp,即 QT 间期预测值,计算公式:Q-Tp(ms)＝656/(1＋心率/100)],Q-Tc≤0.30 秒。多伴 ST 段缩短甚至消失,胸前导联多见高尖的、对称或不对称的 T 波。常并发阵发性心房颤动、室性心动过速甚至心室颤动。

(赵君君)

第二节　动态心电图

一、概述

动态心电图(AECG)又称 Holter 系统,是指连续记录 24 小时或更长时间的心电图。该项检查首先由美国学者 Holter 于20 世纪 60 年代初期应用于临床,故又称之为 Holter 监测。动态心电图是用随身携带的记录器连续记录人体 24 小时、48 小时或更长时间的心电变化,经计算机处理分析及回放打印的心电图。它可以显示监测时间内的心搏总数、最快与最慢心率、平均心率。并能自动测出室上性或室性期前收缩及室上性或室性心动过速。可记录心搏停跳情况及PR 间期、QRS 波群、ST 段及 T 波的变化,可检出房室传导阻滞、心房颤动、窦房传导阻滞、预激综合征等。动态心电图不仅用于定性、定量心律失常,而且广泛用以检测心肌缺血,筛选高危患者心肌梗死后可能发生的心脏事件,评定药物疗效和随诊起搏器功能等。近年来动态心电图仪增加了心率变异性测定及晚电位分析等功能,使其功能更加完善,已成为临床不可缺少的重要的非创伤性检查。随着电子学和计算机科学的进展,迄今不仅可以记录动态心电图,还可记录动态血压、动态呼吸、动态脑电图等,且记录时间可按需相应延长,由于长时间监测,能发现常规心电图不易发现的心律失常和一过性心肌缺血,弥补了体表心电图的局限性,从而进一步提高了心电图诊断的准确率。

与常规心电图相比,记录的信息量大且可记录患者不同状况下的心电图。为临床提供许多有价值的资料。现已成为临床上广泛使用的无创性心血管病诊断手段之一。但因导联体系不同,以及容易受体位、活动等因素影响,在分析结果时要慎重。

二、组成及应用

(一)动态心电图仪主要由记录系统和回放分析系统组成

1.记录系统

记录系统包括导联线和记录器。导联线一端与固定在受检者身上的电极相连,另一端与记录器连接。记录器有磁带式和固态式两种类型。记录器佩戴在受检者身上,并能精确地连续记录和储存24小时或更长时间的3通道或12通道心电信号。

2.回放分析系统

主要由计算机系统和心电分析软件组成。回放系统能自动对磁带或固态记录器记录到的24小时心电信号进行分析。分析人员通过人机对话对计算机分析的心电图资料进行检查、判定、修改和编辑,打印出异常心电图图例以及有关的数据和图表,做出诊断报告。

(二)导联选择

目前多采用双极导联,电极一般均固定在躯体胸部。导联的选择应根据不同的检测目的而定,常用导联及电极放置部位如下。

1.CM5导联

正极置于左腋前线、平第5肋间处(即 V_5 位置),负极置于右锁骨下窝中1/3处。该导联对检出缺血性 ST 段下移最为敏感,且记录到的 QRS 波振幅最高,是常规使用的导联。

2.CM1导联

正极置于胸骨右缘第4肋间(即 V_1 位置)或胸骨上,负极置于左锁骨下窝中1/3处。该导联可清楚地显示 P 波,分析心律失常时常用此导联。

3.M_{aVF}导联

正极置于左腋前线肋缘,负极置于左锁骨下窝内1/3处。该导联主要用于检测左心室下壁的心肌缺血改变。

4.CM_2 或 CM_3 导联

正极置于 V_2 或 V_3 的位置,负极置于右锁骨下窝中1/3处。怀疑患者有变异性心绞痛(冠状动脉痉挛)时,宜联合选用 CM_3 和 M_{aVF} 导联。无关电极可置胸部的任何部位,一般置于右胸第5肋间腋前线或胸骨下段中部。

5.12 导联同步

Holter 是近年来发展起来的无创性心电新技术,共10个电极,可连续不间断地记录24小时

12 导联同步动态心电图,12 导联同步 Holter 比 3 导联 Holter 在心肌缺血、心肌梗死、心律失常(室性期前收缩、室性心动过速、预激综合征等)定位诊断方面具有明显优势,有取代 3 导联 Holter 的趋势。

(三)临床应用

动态心电图可以获得受检者日常生活状态下连续 24 小时甚至更长时间的心电图资料,因此常可检测到常规心电图检查不易发现的一过性异常心电图改变。还可以结合分析受检者的生活日志,了解患者的症状,活动状态及服用药物等与心电图变化之间的关系。其临床应用范围如下。

(1)心悸、气促、头晕、晕厥、胸痛等症状性质的判断。

(2)对心律失常进行定性和定量诊断。

(3)12 导联同步 Holter 对判定心肌缺血有一定的意义,尤其是发现无症状心肌缺血的重要手段,且能够进行定位诊断,参考标准是"三个一";ST 段呈水平型或下斜型下降≥1 mm;持续 1 分钟或以上;2 次发作间隔时间至少 1 分钟。

(4)心肌缺血及心律失常药物的疗效评价。

(5)心脏病患者预后的评价,通过观察复杂心律失常等指标,判断心肌梗死后患者及其他心脏病患者的预后。

(6)选择安装起搏器的适应证,评定起搏器的功能,检测与起搏器有关的心律失常。

(7)医学科学研究和流行病学调查,如正常人心率的生理变动范围,宇航员、潜水员、驾驶员心脏功能的研究等。

(四)动态心电图分析注意事项

应要求患者在佩戴记录器检测过程中做好日志,按时间记录其活动状态和有关症状。患者不能填写者,应由医务人员或家属代写。不论有无症状都应认真填写记录。一份完整的生活日志对于正确分析动态心电图资料具有重要参考价值。动态心电图常受监测过程中患者体位、活动、情绪、睡眠等因素的影响,有时在生理与病理之间难以划出明确的分界线。因此,对动态心电图检测到的某些结果,尤其是ST-T 改变,还应结合病史、症状及其他临床资料综合分析以做出正确的诊断。需要指出:动态心电图属于回顾性分析,并不能了解患者即刻的心电变化。由于导联的限制,尚不能反映某些异常心电改变的全貌。对于心脏房室大小的判断、束支传导阻滞、预激综合征的识别,以及心肌梗死的诊断和定位等,仍需要依靠常规 12 导联心电图检查。

(赵君君)

第三节　心电图运动负荷试验

一、概述

运动负荷心电图是心电图负荷试验的重要组成部分,通过程序化不断增加患者的运动水平,同时连续心电监测,从而发现心肌缺血和心律失常。临床应用广泛,是目前对已知或可疑心血管病,尤其冠状动脉粥样硬化性心脏病(简称冠心病)进行临床评估的最重要和最有价值的无创性诊断试验。虽然和其他高端检查方法,包括影像学检查方法相比,它诊断冠心病的特异性和敏感性都不高(分别是 55% 和 75%),但仍然是广泛应用、相对价廉并且可以提供预后信息的检查方法。通常,平板运动试验是冠心病可能性比较小的患者的一项排查方法,但它也常用于确诊冠心病的患者以评估当前治疗的有效性,确定心脏储备功能并提供一般预后判断。对于先天性心脏病儿童,平板运动试验也可用于心功能的定量检查。

二、运动试验基本要求

(1)仔细询问病史,查阅常规心电图和各种临床检查资料,核对适应证及禁忌证。

(2)患者至少要禁食 4 小时。

(3)诊断冠心病的敏感性取决于运动中心率能达到的水平。试验前通常要停用影响心率的药物(如 β 受体阻滞剂、钙通道阻滞剂、硝酸酯类药物至少停用 48 小时,洋地黄类药物至少停用 1 周)。

三、运动方案

运动在平板或阻力蹬车上进行,特殊情况下也可以用手臂或手阻力器进行。有几种不同的运动方案。所有方案都有一个起始的速度和倾斜度,然后不断同时增加或只增加其中之一以达到目标心率或患者能耐受的程度。通常运动要持续到患者达到最大预计心率的 85%[220 — 年龄±(10～12)]。多数证明心电图变化和冠心病相关的试验都达到了这样的目标心率。患者达到目标心率后,通常还要持续运动到疲劳或有症状体征出现。有时候也把心率乘以收缩压达到 25 000 作为一个目标值。如果患者没有达到至少 5 个代谢当量,试验的强度可能不够。血流动力学不稳定、显著心电图改变或者患者出现明显症状,也是终止试验的指征。

试验结束时,患者应逐渐减少运动强度。高强度运动导致四肢的血流量增多,"渐停"(低水平运动)可以让患者在停止运动之前达到再平衡。运动停止后,患者应平卧并继续进行心电监测直到其心率低于 100 次/分。更重要的是,对于那些运动过程中出现心电图变化或症状的患者,必须监护到这些问题得到解决,即使心率和血压已经恢复到可以接受的水平。运动后监护也可能发现提示缺血性心脏病的心律失常或 ST 段变化。

四、运动试验阳性标准

心电图的解释必须加上某些警示说明语。虽然标准 12 导联心电图是可用的,但很多情况下都用模拟 12 导联心电图代替。这包括肢体导联更靠近心脏(比如放置在肩膀上而不是在手臂上)。这种变化导致 ST 段变化更明显,更易于被检出来。这也可能导致运动心电图的基准和仰卧位的标准导联心电图不同。

如果连续 3 个导联原先正常的 ST 段水平或下斜行压低超过 1 mm,提示心肌缺血。心电图的变化也可以由运动引起的呼吸加快引起。因此运动前后都应做过度通气心电图,以和呼吸加快引起的心电图变化进行鉴别。

平板运动试验提供的预后信息通常十分重要。对于一个特定的患者,这些预后信息对下一步的诊断和治疗也很有用。有好几种运动方案可用,但最常用的还是杜克平板运动。运动时间的长短、ST 段的变化和症状的出现都是影响预后的因素。

踏车运动试验是和平板运动试验相关性很好的方法,可以提供相似的信息。患者以恒定的或逐渐增强的踏车频率不断增加运动强度进行试验。在达到相同心率的情况下,踏车运动比平板运动需要消耗更多的体力。然而,比较这两种运动试验的数据非常有限。必须谨慎评估这两种运动试验提供的不同信息。

五、禁忌证

运动试验的禁忌证包括不稳定的冠状动脉综合征、失代偿的心力衰竭、严重的瓣膜狭窄、肥厚型心肌病、未控制的致命性心律失常和高度的房室传导阻滞(某种情况下,在严格控制下,运动试验也用于主动脉狭窄的患者以评估主动脉置换的适用性)。禁忌证还包括严重高血压[>29.3/160.0 kPa(220/120 mmHg)]、大的动脉瘤、其他系统性疾病如急性肺栓塞和主动脉夹层。对于植入了心脏除颤器的患者,特别是当心电图提示 QRS 波增宽时,也要特别谨慎,因为在这种情况下,除颤器可能会把宽 QRS 波的心动过速当成是室性心动过速。基线心电图就有 ST 段异常的患者应该做负荷影像学检查,因为这种心电图变化对诊断冠心病没有特异性。有显著左心室肥厚或正在服用地高辛的患者有同样的 ST 段异常问题。有些心律失常,比如未控制的心房颤动的运动心电图解释也面临困难甚至不能解释,这样的患者也应该考虑做负荷影像学检查。

(赵君君)

第四节　心　房　颤　动

一、定义

心房颤动(房颤)是一种以心房不协调活动而导致心房机械功能恶化为特征的快速心律失常。房颤常发生于有器质性心脏病的患者,也见于其他疾病及未发现有心脏病变的正常人。房颤可以孤立发生,或合并其他心律失常,最常见合并的心律失常为房扑或房性心动过速。房颤对患者可造成以下危害。

(1)无论是持续性还是阵发性房颤,由于心室搏动极不匀齐,都给患者带来极大的不适,表现为心慌、乏力,不同程度影响患者的生活质量。

(2)房颤时心房丧失泵血作用,降低心排血量,可使器质性心脏病患者的心功能恶化而出现心力衰竭。

(3)潜在的血栓栓塞,血栓脱落引起的并发症比无房颤者高 5~15 倍,可引起全身各器官的栓塞,而体循环的栓塞以脑栓塞为主,造成较高的致残率。在缺血性脑卒中的病例中,房颤是最常见的病因之一。

(4)心室反应快速的房颤,长时间会导致心动过速性心肌病,偶尔蜕变为心室颤动。

二、流行病学与病因

心房颤动是临床上最常见的心律失常,大约占因心律失常住院患者的 1/3。多数有关房颤的流行病学、预后及生活质量的资料都是在北美和西欧获得的。据统计,有 220 万美国人和

450万欧盟人患有阵发性或持续性房颤。过去的20年中,由于综合因素(包括人口老龄化、慢性心脏疾病发病率增加和应用动态监测设备后房颤的诊断率增加)的影响,因房颤而住院的患者增加了66%。

(一)流行病学

据2006年美国心脏病学会(ACC)和美国心脏协会(AHA)发表的《心房颤动治疗指南》上资料显示,房颤发生率占总体人群的0.4%～1%,并且随着年龄增长而增加。交叉分层研究发现,大于60岁的人群房颤发生率<1%,大于80岁发生率>6%。年龄校正后发现男性发生率较高,从1970年到1990年,男性房颤发生率增加了一倍,而女性发生率没有变化。房颤患者的平均年龄大约为75岁,大约70%的患者年龄介于65～85岁之间。男性和女性房颤患者的人数基本相当,但是大于76岁的患者中,60%是女性。人群研究显示,无心肺疾病史的房颤(孤立性房颤)的发生率占所有房颤的比例不到12%。但是在有些人群中,发生率却>30%,这种差异可能是由于在临床治疗中和在人群研究中入选病例不同所致。Euro Heart Survey on AF研究显示特发性房颤发生率为10%,其中阵发性房颤发生率最高,达15%;而14%的初发性房颤中,阵发性房颤为10%,持续性房颤仅为4%。

国内在13个省、14个自然人群、29079人中进行的大规模流行病学研究显示,中国房颤患病率为0.77%,男性(0.9%)高于女性(0.7%)。患病率有随年龄显著增加的趋势,80岁以上人群房颤患病率达7.5%。

(二)病因

1.急性病因

房颤可能与急性、一过性病因有关。包括饮酒(假日心脏综合征)、外科手术、电击、心肌梗死、心包炎、心肌炎、肺栓塞或其他肺部疾病和甲状腺功能亢进或其他代谢紊乱。房颤还可以与房扑、WPW综合征、房室或房室结折返性心动过速有关。

2.心血管疾病

与房颤发生有关的特殊心血管疾病包括心脏瓣膜病(主要是二尖瓣疾病)、心力衰竭(充血性)、冠状动脉疾病和高血压,特别是左心室肥厚时。另外,房颤可以与肥厚性心肌病、扩张性心肌病、先天性心脏病,特别是成人房间隔缺损有关。病因还包括限制性心肌病(例如,淀粉样变、血色素沉着症和心内膜心肌纤维化)、心脏肿瘤、缩窄性心包炎和老年性心房纤维化等。其他心脏疾病,如二尖瓣脱垂、二尖瓣瓣环钙化、肺源性心脏病和右心房特发性扩张等也与房颤的高发有关。房颤还常发生于睡眠呼吸暂停综合征的患者。

3.其他病因

肥胖是发生房颤的一个重要危险因素。房颤的病因还包括自主神经功能紊乱(交感或副交感神经功能亢进)、内分泌失调(嗜铬细胞瘤)、药物(酒精或咖啡因)或化学制剂中毒、手术(心脏、肺或食管手术后)和遗传因素(家族性房颤)。房颤的发生率随年龄而增加,不仅是由于疾病,还可能随着年龄增长,心脏发生老年性改变,窦房结细胞和结间心肌代以纤维和脂肪组织,心室顺应性降低导致心房不同程度的扩大,这些都是产生房颤的诱因。

三、电生理与解剖学基础

关于房颤的机制研究始于1914年,但至今也没有完全阐明。除了其机制固有的复杂性之外,还有以下影响因素,首先,缺乏理想的动物模型。文献报道的房颤动物模型有多种,包括乙酰胆碱房颤模型、无菌性心包炎房颤模型、持续快速心房/心室起搏模型等。但是,这些模型的制作手段均与临床上房颤的形成过程有一定程度的差异,难以充分全面反映临床房颤的病理生理过程。而且,迄今绝大多数模型均难以保证在停止干预手段后房颤会自发出现并维持,而多是需要进行心房的程序期前刺激或短阵快速刺激方能出现房颤。第二,缺乏理想的标测手段。由于心房具有复杂的解剖结构,因而不论是心外膜标测还是心内膜标测,迄今尚没有一种能够对全心房及其重要毗邻结构(肺静脉、上腔静脉及冠状静脉窦等)进行同步密集标测与分析的理想手段和分析软件,而仅仅通过对某一部位的心房组织进行密集标测或对左、右心房进行粗略标测难以反映房颤时心房电传导的规律性。第三,缺乏一种理想的房颤干预手段。自快速心律失常经导管射频消融治疗问世以来,不仅使这类心律失常的治疗发生了巨大的变化,与此同时也阐明了一部分快速心律失常的机制,特别是在阵发性房颤的机制方面,通过射频消融进行干预取得了很大进展。但在持续性和永久性房颤研究领域,仍缺少理想的干预手段来验证房颤的维持机制。

快速心律失常的发生与维持,需要诱发因素和解剖基础。对于房颤而言,其发生与维持基质通常更为复杂,2006年美国ACC和AHA发表的《心房颤动治疗指南》上认为现有资料支持房颤的机制是局灶自律性增高和多子波折返。

(一)自律性局灶机制

1947年,Scheff应用乌头碱和起搏在兔心房诱发房颤,提出完整的房颤"局灶机制"的假说,即起源于心房的局灶发放高频电激动即可导致房颤。近十年来,随着更为精细的标测和导管消融技术的进步,使得当在人类心脏发现局灶起源点并且消融该点后房颤会得到根治。这之后该理论才引起重视。尽管肺静脉是快速心律失常最常见的局灶起源点,但局灶起源点也可以位于上腔静脉、界嵴、Marshall韧带、左心房左后游离壁和冠状静脉窦等。

Jais和Haissaguerre等报道肺静脉内快速触发灶能够持续地诱发阵发性房颤、射频消融去除这些触发灶能够消除大多数房颤。此后,人们开始认识到来自肺静脉的局部触发灶在房颤发生中的重要作用。促使人们对肺静脉的解剖和电生理特点进行了大量的研究。组织学研究显示,具有电生理特性的心房肌可以延伸到肺静脉,即心肌袖细胞。与对照组患者或心房其他部位相比,房颤患者的肺静脉心肌组织(心肌袖细胞)的不应期较短,且肺静脉远端心肌组织的不应期较肺静脉-左心房连接部更短。与对照组比较,房颤患者肺静脉的递减性传导更常见,并且起搏肺静脉较起搏左心房更易诱发房颤。肺静脉与心房的交界部位(肺静脉前庭)的心肌纤维排列具有高度的非均一性,是心房各向异性传导最为显著的部位,而各向异性传导有利于形成折返,为持续性房颤的发作提供了基础。心房局灶起源点的自律性增高,可能与肺静脉电活动有关,而且肺静脉内存在形成折返的解剖基质。

无论房颤的发生机制为局灶机制还是微折返机制,左心房局部快速的激动并不能通过固定路径传导到右心房。Langendoff灌注乙酰胆碱诱发的房颤山羊模型证实,激动由左心房向右心房传导的过程中,房颤的频率会逐渐降低,这种现象同样存在于人类阵发性房颤中。这种频率的变化导致不规则的心房激动频率,可以解释心电图表现为紊乱的心房节律。房颤的局灶触发机制并不是对心房基质调节作用的否定。在某些持续性房颤患者,隔离肺静脉和左心房之间的肌连接可以终止发作。另外一些房颤患者隔离局灶起源点房颤仍然持续,但是复律后房颤不再复发。因此,在一些存在异位起源点的房颤患者,持续性房颤的维持有赖于适当的解剖基质。

(二)多子波假说

1959年,Moe等人根据对犬迷走神经介导的房颤模型研究的结果,首先提出"多子波假说"

作为折返性房颤的机制,认为前向波通过心房时形成自身延长的子波,房颤的维持有赖于心房内一定数量(至少3个)的折返子波同时存在。这些折返子波在空间上随机运行和分布,其折返环路并不是由心房解剖结构所决定,而是由心房局部的有效不应期和可兴奋性决定。正是由于这个缘故,这些折返子波之间可以发生碰撞、湮灭、分裂、融合等多种作用方式,从而导致折返子波的数量、折返环的大小、速度等随时发生改变。该模型显示,任何时间波群的数量依赖于心房不同部位的不应期、体积及传导速度。心房体积大而不应期短和延迟传导可以增加波群数目,导致持续性房颤。多导电极同步记录支持人类房颤的多子波假说。

多年来,多子波假说是阐述房颤机制的主要理论。但是局灶机制的提出以及实验和临床标测研究均对该假说提出了挑战。即使如此,大量的研究支持心房基质异常在维持房颤中的重要作用。经过长时间的研究,人类电生理检查显示心房易感性在房颤发生中起着作用。房颤患者心房内传导时间延长,折返激动波长缩短,这些导致心房内子波密度增加,促进了房颤的发生和维持。研究发现,在接受复律治疗后恢复窦性心律的持续性房颤患者,心房内传导显著延长,特别是复律后房颤复发的患者延长更明显。有阵发性房颤病史的患者,其心房内不同部位不应期离散度较大,且房内传导缓慢,传导时间明显延长,心电图表现为P波增宽,V_1 导联P波终末负向电势(Ptf-V_1)增加。心房不应期会随年龄增大而增加,年龄相关的心肌纤维化加重心房内阻滞。心房不应期和传导时间的不均一变化,有利于房颤的维持,但是,何种程度的心房结构变化能够触发和维持房颤目前尚不清楚。

(三)心房电重构

如果房颤持续时间<24小时,药物治疗或电转复具有较高的成功率,房颤持续时间越长,转复并维持窦性心律的可能性越小。这些观察产生了"房颤导致房颤"的说法。在山羊模型试验中,通过电刺激诱发房颤时发现:开始,电刺激引发的房颤可自动终止,但是重复诱发时,房颤发作时间进行性延长,直到维持在更高心房率水平上。房颤逐渐增加的倾向与发作持续时间延长后心房肌的有效不应期进行性缩短有关,这种现象称为"电生理重构"。心脏转复后,房颤患者的单相动作电位缩短,有效不应期缩短。快速心房率(包括房室折返性心动过速、房室结折返性心动过速、房性心动过速、房扑)持续一段时间后,电重构使细胞内钙超载,导致钙离子流失活。而钙离子流降低可以缩短动作电位的时限和心房不应期,有利于诱发持续性房颤。因此,心房电重构在房颤的维持机制中起着重要作用。研究发现持续性快速心房起搏也可以导致肺静脉心肌细胞发生电重构,导致动作电位时限缩短和早期或延迟后去极化。胺碘酮可以逆转心房电重构,甚至在房颤发作时也有逆转作用,这可以解释胺碘酮为何能把持续性房颤转复为窦性心律。

(四)其他

其他涉及房颤诱发与维持的因素包括炎症、自主神经系统活动、心房缺血、心房过度牵张、各向异性传导和老化的心房结构改变。据推测炎症可能与房颤的发生有关,研究显示,房性心律失常患者的血清C反应蛋白水平高于无心律失常患者,且持续性房颤患者的水平高于阵发性房颤患者。

四、分类

2006年美国ACC和AHA发表的《心房颤动治疗指南》提出的分类中,为了临床实用性和能显示出不同类型房颤的不同治疗特点,将房颤分为阵发性房颤、持续性房颤和永久性房颤。

首次发作的房颤为初发性房颤,持续时间不定。患者发作大于等于 2 次即为复发性房颤。如果房颤能自行终止,复发性房颤则称之为阵发性房颤(paroxysmal AF),该类房颤通常小于等于 7 天,大多数小于 24 小时。如果房颤连续发作大于 7 天,则称之为持续性房颤(persistent AF),持续性房颤可用药物或电复律方法使其恢复并保持窦性心律。房颤如不能用药物或电复律方法恢复或不能维持窦性心律则称之为永久性房颤(permanent AF)。初发性房颤或持续性房颤均可首次出现,持续性房颤也包括时间较长而未被转复的房颤(如大于 1 年),通常会成为永久性房颤。根据临床特征,房颤还可分为孤立性房颤、家族性房颤和非瓣膜病性房颤等。

孤立性房颤一般指除单纯的房颤外,无其他心肺疾病的患者(年龄<60 岁)。就血栓栓塞和死亡率而言,这些患者预后较好。

家族性房颤是指家族中发生的孤立性心房颤动。父母患房颤的患者发生房颤的可能性较大,说明房颤的家族易感性,但是是否存在遗传性分子缺陷,目前尚不清楚。国内多个有关家族性房颤的研究显示,多个基因突变即可以导致心房不应期缩短。

非瓣膜病性房颤指那些无风湿性二尖瓣疾病或瓣膜置换术史患者发生的房颤。

五、临床表现及心电图特征

房颤临床表现有多种形式,大多数患者主诉心悸、胸闷、呼吸困难、疲劳、头晕或晕厥。房颤临床症状的轻重,取决于心律不规整的程度和心室率快慢、基础心功能状态、房颤的持续时间和患者自身因素。某些患者仅在阵发性房颤发作或在持续性房颤出现长间歇时有症状。永久性房颤患者常会感觉心悸症状越来越弱直至最后无临床症状,这种情况在老年患者尤为多见。

房颤在心电图上最显著的特征:①P 波消失。②心室搏动(QRS 波)频率完全不规则。③在各导联中基线为不规则低振幅的快速摆动和颤动波,系大小不同、形态各异、间隔不均匀的 AF 波,其频率为 350～600 次/分;AF 波形态在 V_1 或 Ⅱ 导联(右侧导联)中较容易辨识。按 AF 波形态和大小,有时临床上将房颤波分为"粗"颤(图 2-1)和"细"颤(图 2-2)。

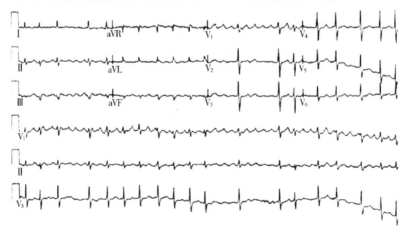

图 2-1 心房颤动"粗颤"1 例

患者,女性,48 岁。因发作性心悸、胸闷 3 年,加重 1 周入院,诊断为阵发性心房颤动,心电图上示各导联 P 波消失,代之以频率不一、振幅不一、形态各异的房颤波(AF 波),各导联上 AF 波较粗大,临床上称之为"粗颤"

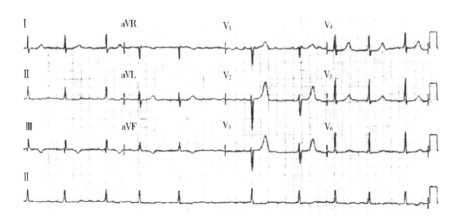

图 2-2 心房颤动"细颤"1 例

患者,女性,50 岁,因反复胸闷、心悸、头晕 12 年,加重 5 天入院。诊断为病态窦房结综合征,心房颤动。心电图示各导联 P 波消失,仅在 Ⅱ、Ⅲ、aVF 和 V₁ 导联可见极小的颤动波,心室率极不规律,心率平均约 60 次/分,其他导联上几乎呈等电位线,未见明显房颤波,临床上一般称此种房颤为"细颤"

一般说来,AF 波愈粗大者频率愈低;愈纤细者频率愈高,也愈不容易用药物或直流电转复为窦性心律。有时由于 AF 波过于纤细或基线不稳定难以辨认,因此房颤的心电图特征以前两点更为重要,其中以找不到 P 波为房颤的显著特征。个别情况下,有些粗 AF 波及显著的 U 波若不加以仔细观察也可误认为 P 波,因此心室搏动间隔不匀齐是最重要的诊断依据。但应注意,在房颤兼有完全性房室传导阻滞时(图 2-3)其心室频率是完全匀齐的。此外,当房颤的心室率极快时(图 2-4),大致看上去也似乎很齐,但是用分规测量便很容易辨识出 R-R 间期实际上是参差不齐的。

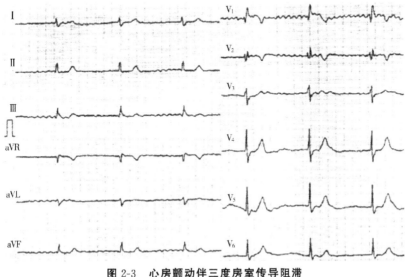

图 2-3 心房颤动伴三度房室传导阻滞

患者,男性,55 岁,因间歇性心悸、胸闷 11 年,加重 1 个月入院。临床诊断为扩张性心肌病,心房颤动伴三度房室传导阻滞。心电图示各导联上 P 波消失,代之以细小的颤动波,但 QRS 波规整,呈右束支传导阻滞图形,QRS 间期 0.11 秒,频率为 40 次/分,为心房颤动伴三度房室传导阻滞,室性逸搏心律

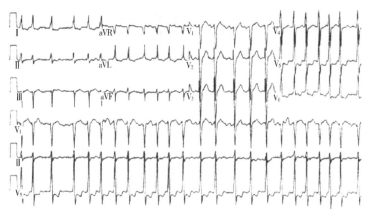

图 2-4　心房颤动伴快速心室反应 1 例

患者,女性,84 岁。因发作性心悸 1 年,晕厥 3 周入院,临床诊断为心律失常、阵发性心房颤动伴长 R-R 间歇、高血压、类风湿性关节炎。心电图示各导联上 P 波消失,Ⅱ、Ⅲ、aVF 及 V₁ 导联上可见不规则的 AF 波,QRS 波呈室上性,频率快,平均 140 次/分,QRS 波的间期不规整,提示心房颤动伴快速心室反应

（一）房室传导

没有旁路或希氏-浦肯野纤维传导系统功能障碍时,房室结有限制房颤波向心室传导的作用。其他影响房室传导的因素包括房室结不应期、隐匿性传导和自主神经张力。心房传入的激动部分通过房室结,但未传入心室时就意味着发生了隐匿性传导,隐匿性传导在决定房颤时心室的反应中起重要作用。这些传入激动可改变房室结不应期,减慢或阻断随后的心房传入激动,因此可以解释房颤时不规则心室率。由于隐匿性传导的作用,房颤的心房率较慢时,心室率则趋于加快;相反,心房率加快则导致心室率减慢。

自主神经张力的变化可以导致房颤患者的不同心室反应。增加副交感神经张力和降低交感神经张力,对房室结传导产生负性效应。相反降低副交感神经张力和增加交感神经张力则产生相反效果。迷走神经张力可以增加房室结隐匿性传导,使房室传导减弱。患者可以表现为睡眠时心室率较慢,而运动时心室率加快。洋地黄通过增加迷走神经张力而减慢心室率,静息时可以很好控制心室率,运动时则效果较差。

房颤时的 QRS 波一般较窄,除非有固定或频率依赖性束支传导阻滞或旁路存在。差异性传导常见,并且心室反应的不规则性促使其发生。长 R-R 间歇后出现相对短的"配对间期"时,使"短配对间期"结束的 QRS 波通常呈差异性传导(图 2-5)。

房颤时经旁路传导,可以造成致命性的快心室率。提高交感神经张力,可以增加预激的心室率,但是改变迷走神经张力,似乎对旁路传导无效。WPW 综合征患者中,房室折返引发的房颤可以产生较快的心室率,并且容易恶化为心室颤动,导致心脏性猝死(图 2-6)。房颤时静脉应用洋地黄、维拉帕米或地尔硫䓬可以减慢房室传导,但是并不能阻断经旁路传导,甚至加快传导,因此预激综合征合并房颤时禁忌用上述药物,而 β 受体阻滞剂应慎用。

（二）心室反应

房颤的心室反应依赖于房室结的电生理特性、迷走神经和交感神经的张力、是否存在房室旁路和药物作用。存在房室传导阻滞伴室性或交界区心动过速时,心动周期(R-R 间期)可以非常规整。

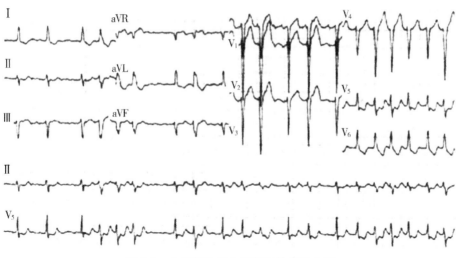

图 2-5　心房颤动伴心室差异性传导 1 例

患者,女,48 岁,因活动后胸闷气短 5 年余,再发并加重半年入院,临床诊断为风湿性心脏病二尖瓣狭窄、主动脉瓣狭窄、三尖瓣狭窄并关闭不全、肺动脉高压心功能 II 级。心电图示 II、V_5 导联上第 4、5、6、8、10、11、13、15、16、17、18、19、20 个心搏的 QRS 波比其前的 QRS 的宽大畸形,而且第 4、8、10、13 和 15 个心搏前的 R-R 间期较长,符合房颤伴差异性传导多发生在"长间歇、短配对"的规律。而且第 4 和第 15 个心搏之后因蝉联现象出现连续的差异性传导

房颤的心室率极为不匀齐的机制是房室交界区的隐匿性传导。快速而不匀齐的 AF 波,其中有若干仅激动了心房,根本未达到房室结;达到房室结的激动又有很多在房室结内受到干扰,不能通过或只能部分通过下传至心室,因此心室率呈现高度不匀齐。同时由于心房波不同程度的通过房室结,AF 波与 R 波间的时距也非常不规则。

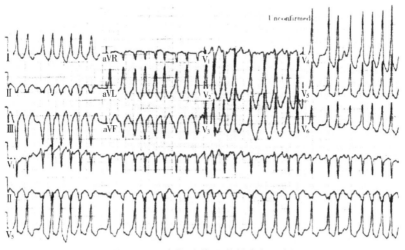

图 2-6　心房颤动伴预激综合征 1 例

患者,男性,30 岁,因阵发性心悸 10 余年,加重一天入院,入院诊断为心房颤动、心室预激。心电图 V_1 导联上可见较明显的 AF 波,QRS 波间隔不规整,频率平均约 220 次/分,QRS 波宽窄不等,I、aVL 和 $V_2 \sim V_6$ 导联上可见明显的预激波,V_1 导联 QRS 波呈 RS 形,而 V_2 导联呈 R 波形,且 I、aVL 导联呈 R 波形,预激波正向,提示左后间隔旁路。房颤时经旁路前传时的最短 R-R 间期为 200 毫秒,提示这样的患者有引发室颤、猝死的危险

房颤时出现快速不规则持续的宽 QRS 波心动过速,强烈提示房颤通过旁路传导或合并束支差异性传导。过快的心室率(>200 次/分),提示有旁路存在或室性心动过速。房颤时宽 QRS波出现时需要鉴别是室性期前收缩或是室内差异性传导(图 2-7)。如出现较多的室性期前收缩,特别是服用洋地黄的患者出现室性期前收缩二联律及洋地黄型"鱼钩样"ST-T 改变时,应注意是否由于洋地黄过量所致,必要时停用洋地黄药物,以免引起更为严重的室性心律失常。但是,如果洋地黄用量不足,由于房颤波下传心室过快,激动到来时传导系统尚未脱离相对不应期,此时往往伴有室内差异性传导,这种情况下则需要增加洋地黄用量以减缓心室率。因此在持续性房颤中鉴别宽 QRS 波的性质有重要的临床意义。一般鉴别要点如下:由于室内差异性传导与传导系统的相对不应期有关,QRS 波多为典型的束支传导阻滞形。房颤的 R-R 间期长短很不规则,传导系统的相对不应期随之变化。较长的 R-R 间期后,相对不应期略有延长,若是接踵而来的 R-R 间期较短,则QRS 波便会落在相对不应期,极易发生室内差异性传导。因此,长间期后较早出现的 QRS 波考虑是室内差异性传导所致的宽 QRS 波,而且 QRS 波前半部分的形态与室上性搏动的 QRS 波相同。室性期前收缩前没有上述 R-R 间期的"长-短"规律,形状与室上性搏动的 QRS 波形状也完全不同。

六、治疗

房颤的治疗主要有 3 个目标:①心率控制。②预防血栓栓塞。③纠正心律失常。开始的治疗策略包括心率控制和节律控制。心率控制策略是指控制心室率,而心律并未转复和维持窦性心律。节律控制策略指试图转复并维持窦性心律。理论上,节律控制应当优于心率控制,但是 AFFIRM 研究显示,两种治疗策略在死亡率和卒中发生率方面、对患者生活质量的影响以及对于心力衰竭的发生和恶化方面并无显著性差异。RACE 试验发现,心率控制组在预防死亡和降低发病率方面的疗效并不逊于节律控制组。对于症状较轻的老年房颤患者,心率控制治疗是合理的治疗手段。但无论哪一种策略都需要抗凝治疗,预防血栓栓塞并发症。

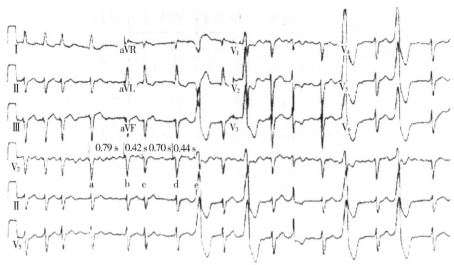

图 2-7　心房颤动伴室性期前收缩 1 例

图中 V_1 导联上,ab 间期>cd 间期,bc 间期<de 间期,从房颤发生室内差异性传导的规律来看,心搏 c 理应比心搏 e 更容易发生室内差异性传导。但心搏 e 的 QRS 波宽大畸形,符合室性期前收缩的特征

房颤的直接血流动力学危害是房颤时失去了心房的"泵血"作用,使心排血量降低10%以上。除此之外,过快和不规则的心室率进一步加重血流动力学损害,长期过快的心室率及心室激动的极不规则会损害心室功能和结构。快而不规则的心室率形成血栓的可能性较缓慢而均匀的心室率明显增大。

(一)控制心率

房颤时,药物控制心室率的有效率为80%。持续性或永久性房颤患者常口服β受体阻滞剂或钙通道阻滞剂(维拉帕米、地尔硫䓬)将心室率控制在生理范围。在需要快速控制心室率或不适合口服药物时,可以静脉应用药物,如果伴低血压或合并心力衰竭时要小心应用,因为此时钙通道阻滞剂可以导致血流动力学进一步恶化。心力衰竭患者应静脉给予洋地黄或胺碘酮。有房室旁路的患者,如果血流动力学状态稳定,可以静脉应用普鲁卡因胺和伊布利特。胺碘酮同时具有抗交感神经和钙通道的拮抗活性,抑制房室传导,可以有效控制心房颤动时心室率。在其他药物无效或禁忌使用时,静脉注射胺碘酮有助于控制房颤的心室率。

(二)复律治疗

对于可转复为窦性心律的持续性房颤患者,若房颤是造成急性心力衰竭、低血压或冠状动脉疾病患者心绞痛恶化的主要原因,则需要立即复律。实现复律一般靠药物或直流电复律的方法。

1.药物复律

房颤发生7天内应用药物复律的效果最好。指南推荐的复律药物包括氟卡尼、多非特利、普罗帕酮、伊布利特和胺碘酮。药物复律的主要危险是抗心律失常药物的毒性,如胺碘酮的不良反应包括心动过缓、低血压、视力障碍、甲状腺功能异常、恶心、便秘、静脉炎等,而奎尼丁由于疗效欠佳而不良反应发生率较高,已不作为一线推荐药物。

2.直流电复律

房颤伴心肌缺血、症状性低血压、心绞痛、心力衰竭、预激综合征,快速心室率药物治疗无效时,或患者血流动力学状态不稳定,或症状难以耐受时应施行电复律。房扑直流电复律起始功率可以较低,但是房颤复律则需要高能量。一般大于等于200 J。为避免损伤心肌,两次电击时间间隔不应小于1分钟。直流电复律的主要危险是栓塞和各种心律失常。

(三)抗凝治疗

所有房颤患者,特别是伴有糖尿病、高血压、肥胖和高龄等高危因素时,除有禁忌证者外,均应进行抗凝治疗,预防血栓栓塞。服用华法林时,监测INR的目标值国际上通常为2.0~3.0,国人一般维持在1.8~2.5即可。开始治疗时应当至少每周监测一次,待结果稳定后,至少每月检测一次。对于无高危因素的年轻患者,可服用阿司匹林预防血栓。

(四)非药物治疗

1.导管消融

早期射频导管消融仿效外科迷宫术在心房内膜造成多条线性瘢痕,成功率40%~50%,但是并发症很高。随后的研究发现起源于肺静脉或其开口附近的电活动常诱发房颤,并且证明去除这些病灶可以终止房颤,由此导管消融治疗房颤广泛开展起来。随着房颤导管消融技术的日趋成熟以及标测手段(电解剖标测系统和非接触标测系统)与消融器械的不断完善,目前该项治疗的成功率已经获得很大提高,目前对无器质性心脏病的阵发性房颤消融的成功率在80%~90%,并发症发生率明显下降(<2%),因此导管消融为大多数药物治疗失败或电转复窦性心律困难的患者提供了一种较好的治疗方法。

2.外科治疗

对一些顽固性房颤,还可采用外科迷宫术治疗。1989 年,Cox 报道了心房迷宫术,对房颤达到了较理想的效果,即达到消除房颤,保留房室同步激动,保留心房的传输功能。至 1996 年,Cox 报道了 178 例房颤和房扑患者的迷宫术,围术期病死率 2.2%,随访 3 个月以上,治愈率达 93%,复发率 7%,术后 2 例需植入永久起搏器,左心房存在收缩功能者占 86%,右心房存在收缩功能者占 98%。对房颤同时合并其他心脏病需手术矫治者,外科迷宫术不失为一种有效的治疗方法。近年来开展的微创经胸外科射频消融手术为房颤的治疗开辟了另一新途径。

（赵君君）

第五节 期 前 收 缩

一、房性期前收缩

在窦性激动尚未发出之前,心房异位起搏点提前发生 1 次激动引起心脏除极,称为房性期前收缩。

（一）房性期前收缩心电图改变的原理

由于房性期前收缩使心房除极的顺序发生改变,所以形成的 P 波大小、形态与窦性 P 波不同,称为 P′波。引发房性期前收缩的异位起搏点可以位于心房的任意位置,当异位起搏点靠近窦房结时（图 2-8B）,P′波形态与窦性 P 波极为相似;当异位起搏点位于心房下部并靠近房室交界区时（图 2-8C）,则会导致 Ⅱ、Ⅲ 和 aVF 导联的 P′波倒置,aVR 导联 P′波直立,即逆行性P′波。当异位起搏点位于左心房时（图 2-8D）,提前发生的 P′波在左心导联倒置。当 P′波发生于心室的舒张早期时,常叠加于前面的 T 波上,使 T 波形态改变。

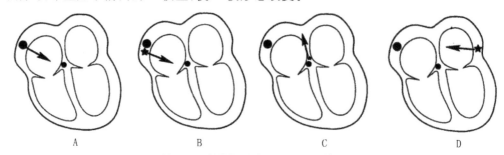

A   B   C   D

图 2-8 房性期前收缩的异位起搏点

A.窦房结引发的心房除极向量,方向为自右上到左下;B.靠近窦房结的异位起搏点引发的心房除极向量,方向也是自右上到左下;C.靠近房室结的异位起搏点引发的心房除极向量,方向为自下到上;D.位于左心房的异位起搏点引发的心房除极向量,方向为自左到右

房性期前收缩激动心室的顺序与窦性激动相同,所以其后的 QRS 波群正常。

当房性期前收缩的冲动逆传侵入窦房结时,会使窦房结节律重整,使其提前释放下一次激动,产生不完全性代偿间歇。不完全性代偿间歇是指房性期前收缩前后两个窦性 P 波的间距小于正常 P-P 间期的两倍。在很少的情况下,房性期前收缩的冲动不能逆传侵入窦房结,也就不会使窦房结节律重整,因此产生完全性代偿间歇,表现为房性期前收缩前后两个窦性 P 波的间距等于正常 P-P 间期的两倍。

(二)房性期前收缩的特点

房性期前收缩心电图表现见图 2-9。

(1)提前出现的 P'波,P'波形态和窦性 P 波不同,QRS 波群正常。

(2)P'-R 间期≥0.12 秒。

(3)常有不完全性代偿间歇。

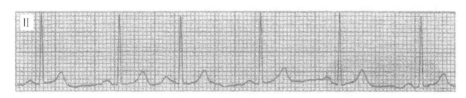

图 2-9 房性期前收缩

第 3 个 P'波提前出现,P'波形态和窦性 P 波不同,QRS 波群正
常,P'-R 间期 0.16 秒,代偿间歇不完全,为房性期前收缩

(三)房性期前收缩时常见的各种干扰现象

激动在心肌组织里传导过程中,如恰逢某部位处于前一次激动的绝对不应期里,则不能下传或使之激动;如恰逢相对不应期里,则在该部位传导变慢,这种现象称为"干扰",它属于生理性传导阻滞。

1.干扰性 P'-R 间期延长

出现在 T 波降支的房性期前收缩,由于此时房室交界区还处于相对不应期,传导速度减慢,故 P'-R 间期延长,>0.20 秒(图 2-10)。

2.房性期前收缩伴室内差异性传导

此种房性期前收缩下传到心室时,由于左右束支不应期不一致,其中一支尚处于不应期里,故只能沿一侧束支下传,使 QRS 波群呈束支传导阻滞图形。

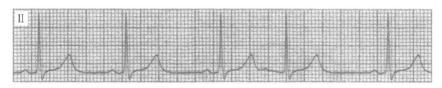

图 2-10 房性期前收缩。干扰性 P'-R 间期延长

第 4 个 P'波提前出现,P'波与 T 波降支紧密相连,且形态和窦性 P 波不同,QRS 波群正
常,P'-R 间期 0.22 秒,代偿间歇不完全,为房性期前收缩伴干扰性 P'-R 间期延长

房性期前收缩时出现差异性传导现象的机制是,右束支的不应期比左束支稍长,当提前发生的激动传到左右束支时,就有可能落在右束支的不应期里,只能靠左束支下传激动心室,就好像发生了右束支传导阻滞,所以此时心电图呈右束支传导阻滞图形(图 2-11)。而当左束支的不应期病理性延长时,期前收缩就可能落在左束支的相对不应期里,只能靠右束支下传激动心室,就好像发生了左束支传导阻滞,所以此时心电图呈左束支传导阻滞图形。

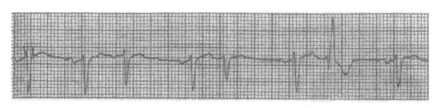

图 2-11　房性期前收缩伴室内差异性传导

第 3、5、7 个 P′波提前出现，P′波形态和窦性 P 波不同，P′-R 间期 0.14 秒，为房
性期前收缩。其中第 3、5 个期前收缩的 QRS 波群与窦性略有不同，第 7 个
QRS 波群呈右束支传导阻滞图形，为房性期前收缩伴室内差异性传导

3.房性期前收缩未下传

出现于 T 波波峰前的房性期前收缩，由于此时房室交界区处于绝对不应期，激动不能下传，
P′波后不能形成 QRS-T 波，称之为房性期前收缩未下传（图 2-12）。

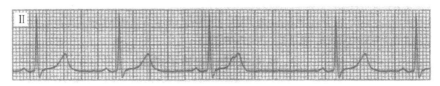

图 2-12　房性期前收缩未下传

第 3 个 T 波的波峰前可见一提前出现的 P′波，使 T 波形态发生
改变，P′波后未形成 QRS-T 波，为房性期前收缩未下传

二、交界性期前收缩

在窦性激动尚未发出之前，房室交界区提前发生的一次激动称为交界性期前收缩。

（一）交界性期前收缩心电图改变的原理

交界性期前收缩时，虽然起搏点位置变了，但是下传到心室的路径并没有变，仍是经希氏束和
左右束支下传到心室，故其 QRS 波群形态与窦性心律的相同。异位起搏点的激动既可向下传到心
室，产生 QRS 波群，又可向上逆行传到心房，产生逆行性 P′波。如果异位起搏点位于房室交界区内
比较靠上的部位（图 2-13B），则向下传导需要的时间比向上逆行传导需要的时间长，逆行性 P′波将
位于 QRS 波群之前；反之，如果异位起搏点位于房室交界区内比较靠下的部位（图 2-13C），则向下
传导需要的时间比向上逆行传导需要的时间短，逆行性 P′波将位于 QRS 波群之后；如果向下传导
和向上逆行传导需要的时间相同，则逆行性 P′波重叠于 QRS 波群之中不可见。

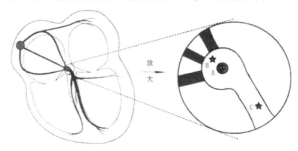

图 2-13　房室交界区的异位起搏点

A.房室结内的正常起搏点；B.房室交界区内位置靠上的异位起搏点；C.房室交界区内位置靠下的异位起搏点

交界性期前收缩后的代偿间歇多是完全的,因为交界性期前收缩向上逆传到窦房结时,窦房结往往已经刚发生了一次激动,尚处于绝对不应期里,故逆行激动未能侵入窦房结,也就不会导致窦房结的节律重整,因此呈完全性代偿间歇。

(二)交界性期前收缩的特点

交界性期前收缩特点如下。

(1)提前出现的 QRS-T 波群,其前无窦性 P 波,QRS 波群正常。

(2)P′波呈逆行性,可出现在 QRS 波群之前、之中或之后,出现在 QRS 波群之前者,其P′-R 间期<0.12 秒(图 2-14);出现在 QRS 波群之后者,R-P′间期<0.20 秒(图 2-15);出现在 QRS 波群之中者,P′波与 QRS 波群融合不可见,但可导致 QRS 波群出现顿挫。

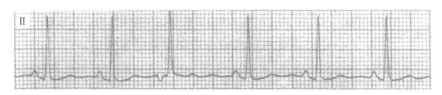

图 2-14　交界性期前收缩(一)

第 3 个 QRS-T 波群提前出现,其前有逆行性 P′波,P′-R 间期

0.10 秒,QRS 波群正常,代偿间歇完全,为交界性期前收缩

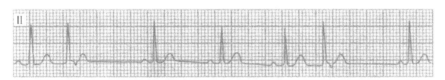

图 2-15　交界性期前收缩(二)

第 2、6 个 QRS-T 波群提前出现,QRS 波群后有逆行性 P′波,R-P′间期

<0.20 秒,QRS 波群正常,代偿间歇完全,为交界性期前收缩

(3)常伴有完全性代偿间歇。

三、室性期前收缩

在窦性激动尚未到达心室之前,心室中某一异位起搏点提前发生激动引起心室除极,称为室性期前收缩。

(一)室性期前收缩心电图改变的原理

室性期前收缩的激动起源于浦肯野纤维或心室肌细胞,沿心室肌传导,心室的除极过程与正常的除极过程大不相同(图 2-16),两个心室不再同时除极,而是一前一后除极,且传导速度很慢,因而 QRS 波群宽大畸形。由于除极进行缓慢,常持续到复极开始,故 ST 段常缩短甚至消失。除极速度变慢还可导致复极从首先除极处开始,使 T 波较大且与 QRS 主波方向相反,为继发性 T 波改变。

由于室性期前收缩的激动起源于心室,与心房激动无关,所以 QRS 波群前无相关 P 波,但舒张晚期出现的室性期前收缩,可以晚到窦性 P 波已经出现,两者一前一后,巧合到一起,但P 波并不提前出现,且该 P 波与 QRS 波群无关。室性期前收缩的异位激动距窦房结较远,所以大多不能逆传侵入窦房结,不能重整窦房结的节律,故室性期前收缩后多伴有完全性代偿间歇。

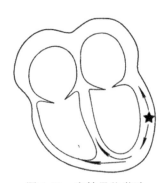

图 2-16　室性异位激动

★代表心室的异位起搏点室性期前收缩特点

(二)室性期前收缩的特点

室性期前收缩特点见图 2-17。

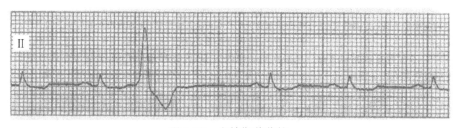

图 2-17　室性期前收缩

第 3 个 QRS 波群提前出现,宽大畸形,QRS 时限 0.14 秒,T 波与 QRS 主

波方向相反,QRS 波群前无相关 P 波,代偿间歇完全,为室性期前收缩

(1)提前出现宽大畸形的 QRS 波群,时限通常大于 0.12 秒,T 波与 QRS 主波方向相反。

(2)QRS 波群前无相关 P′波。

(3)多有完全性代偿间歇。

(三)室性期前收缩的分类

根据室性期前收缩的联律间期和 QRS 波群形态的不同,室性期前收缩可分为单源性、多源性、多形性室性期前收缩及并行心律 4 类。联律间期是指期前收缩前的 QRS 波群的起点到室性期前收缩的起点之间的时距。

1.单源性室性期前收缩

单源性室性期前收缩是指在同一导联上 QRS 波群形态相同,且联律间期固定的室性期前收缩(图 2-18)。

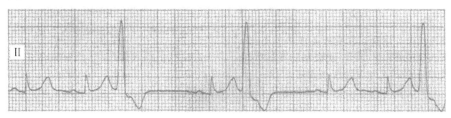

图 2-18　单源性室性期前收缩

第 3、5、8 个心搏为室性期前收缩,它们的 QRS 波群形

态相同,联律间期都是 0.40 秒,为单源性室性期前

2.室性期前收缩并行心律

室性期前收缩并行心律是指在同一导联上 QRS 波群形态相同,但联律间期不固定的室性期前收缩(图 2-19)。

3.多形性室性期前收缩

多形性室性期前收缩是指在同一导联上 QRS 波群形态不同,但联律间期固定的室性期前收缩(图 2-20)。

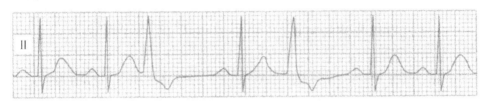

图 2-19 室性期前收缩并行心律

第 3、5 个心搏为室性期前收缩,它们的 QRS 波群形态相同,但联律间期不同,前面的室性期前收缩的联律间期是 0.38 秒,后面的室性期前收缩的联律间期是 0.48 秒,为室性期前收缩并行心律

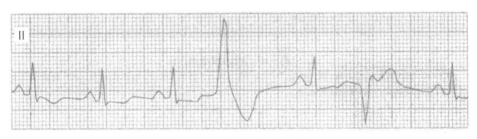

图 2-20 多形性室性期前收缩

第 4、6 个心搏为室性期前收缩,它们的 QRS 波群形态不同,但联律间期都是 0.50 秒,为多形性室性期前收缩

4.多源性室性期前收缩

多源性室性期前收缩是指在同一导联上 QRS 波群形态不同,联律间期也不固定的室性期前收缩(图 2-21)。

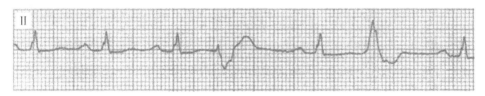

图 2-21 多源性室性期前收缩

第 4、6 个心搏为室性期前收缩,它们的 QRS 波群形态不同,前面的室性期前收缩的联律间期是 0.42 秒,后面的室性期前收缩的联律间期是 0.50 秒,为多源性室性期前收缩

(四)室性期前收缩的联律与连发

一个窦性搏动之后紧跟一个室性期前收缩,当这种情况连续出现 3 组或 3 组以上时,称为室性期前收缩二联律(图 2-22);同理,当每两个窦性搏动之后紧跟一个室性期前收缩且连续出现 3 组或 3 组以上时,称为室性期前收缩三联律(图 2-23),依此类推。室性期前收缩可以连续发生,两个室性期前收缩连续出现时,称为成对室性期前收缩(图 2-24),3 个或 3 个以上室性期前

收缩连续发生时,则称为短阵室性心动过速(图 2-25)。

(五)R-on-T 室性期前收缩

当室性期前收缩发生较早时,其 R 波可落在前一个心搏的 T 波波峰上,称为 R-on-T 室性期前收缩。由于室性期前收缩出现得较早,正处于心室肌的易颤期,所以容易引发尖端扭转型室性心动过速或心室颤动(图 2-26)。

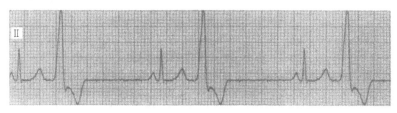

图 2-22 室性期前收缩二联律

第 2、4、6 个心搏为室性期前收缩,可见每个窦性搏动之后都跟着
一个室性期前收缩,连续出现了 3 组,为室性期前收缩二联律

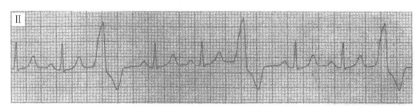

图 2-23 室性期前收缩三联律

第 3、6、9 个心搏为室性期前收缩,可见每两个窦性搏动之后都跟
着一个室性期前收缩,连续出现了 3 组,为室性期前收缩三联律

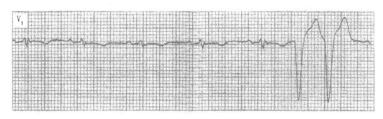

图 2-24 成对室性期前收缩

最后面的两个心搏为室性期前收缩,两个室性期前收缩连续出现,为成对室性期前收缩

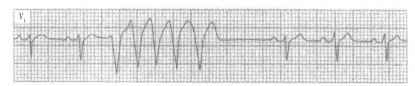

图 2-25 短阵室性心动过速

5 个室性期前收缩连续发生,为短阵室性心动过速

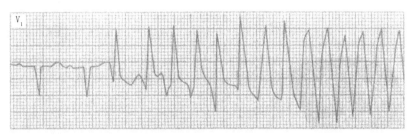

图 2-26　R-on-T 室性期前收缩引发尖端扭转型室性心动过速

第 1、第 2 个心搏为窦性搏动，第 3 个心搏为室性期前收缩，室性期前收缩
落在了前一个心搏的 T 波波峰上，从而引发了尖端扭转型室性心动过速

(六)插入性室性期前收缩

插入性室性期前收缩常出现在基础心率较慢而联律间期较短时，其心电图表现是：两个窦性 P-QRS-T 波群之间出现一个宽大畸形的 QRS-T 波群，其后无代偿间歇，且前后两个窦性心搏之间的时距为一个窦性心动周期(图 2-27)。这种室性期前收缩位于两个窦性搏动之间，故称之为"插入性室性期前收缩"，也称"间位性室性期前收缩"。

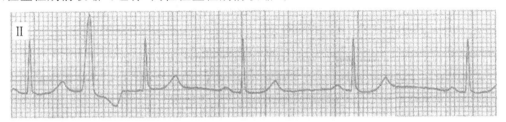

图 2-27　插入性室性期前收缩

第 2 个心搏为室性期前收缩，出现在两个窦性 P-QRS-T 波群之间，其后无代偿间歇，且其
前后两个窦性心搏之间的时距正好为一个窦性心动周期，为插入性室性期前收缩

(赵君君)

第六节　冠状动脉供血不足

一、冠状动脉供血不足的概念及病理

虽然冠状动脉供血不足也可由其他较少见的冠状动脉病(如梅毒性主动脉炎引起冠状动脉口狭窄或闭塞及冠状动脉栓塞等)引起，但主要原因(95％左右)由冠状动脉粥样硬化(或冠状动脉粥样硬化性心脏病)引起。由于上述各种冠状动脉病均引起心肌缺血，故统称为缺血性心脏病，而惯用的名称是冠状动脉性心脏病，简称"冠心病"。

冠状动脉供血不足显然是一种病理生理学改变，由此可引起反映心肌缺血(或缺氧)的发作性胸痛——心绞痛的典型临床表现。冠状动脉供血不足在心电图上表现为特异性的 ST-T 改变(原发性 ST-T 改变)。因此，当心电图上出现缺血性 ST-T 改变时，便诊断为冠状动脉供血不足。

冠状动脉粥样硬化的病理变化,是动脉内膜内脂质沉着、纤维结缔组织增生、内膜明显的局限性增厚和粥样硬化斑块的形成,其结果造成冠状动脉管腔的节段性狭窄。粥样硬化斑块的深层可因血供及营养障碍发生坏死与崩溃,最后自溶、软化而形成粥样物,称粥样瘤。如粥样瘤破溃到内膜面,即形成所谓粥样性溃疡,溃疡面血栓形成,使管腔变得更加狭窄,以至可完全闭塞。动脉粥样硬化常累及弹性型大动脉(如主动脉)及中等管径的动脉(如冠状动脉、脑动脉),其中以累及中等动脉具有重要的临床意义。由于冠状动脉的管径较小(经二维超声心动图测得左、右冠状动脉内径为3~5 mm),当发生粥样硬化斑块时,很易使管腔变窄,引起冠状动脉对心肌的供血不足。冠状动脉对心肌暂时的、反复发生的供血不足,可引起心绞痛。心绞痛多发生在体力劳动(或情绪激动)时,因此时已狭窄的冠状动脉的血流量不能相应地增加,以满足心肌的需求,便引起心肌缺氧,并由此引起典型心绞痛(即劳力型心绞痛)发作。有的心绞痛常在休息时而不在劳力时发生,多发生在午夜至凌晨;胸痛时心电图表现 ST 段抬高;前壁缺血时常伴有室性期前收缩或短阵室速甚至室颤,下壁缺血时常有不同程度的房室传导阻滞或窦性心动过缓;在冠状动脉造影时有时可观察到冠状动脉痉挛,受累的管腔甚至可完全闭塞,同时伴有胸痛及 ST 段抬高。这种心绞痛为变异性心绞痛。一般认为,由动脉粥样硬化引起的冠状动脉狭窄超过50%才具有临床意义,但由于自发性血管痉挛多数发生在有粥样硬化斑块的部位,因此,较轻的粥样硬化也可因血管痉挛诱发心绞痛。

冠状动脉痉挛的发生机制包括:①冠状动脉局部存在高敏感性,器质性病变可使局部管壁平滑肌致敏,因而具有高收缩性。②自主神经张力改变:后半夜机体从副交感神经占优势突然转变为交感神经占优势,交感神经张力升高可诱发血管痉挛。③直接作用于血管壁平滑肌的代谢产物诱发血管痉挛:清晨身体代谢较低,H^+ 浓度也低,下午因代谢增高,H^+ 浓度也高,H^+ 为强烈的 Ca^{2+} 拮抗剂,H^+ 减少则 Ca^{2+} 作用增强,Ca^{2+} 可激活肌原纤维的 ATP 酶,引起冠状动脉平滑肌收缩。④血小板释放血管活性物质:冠脉器质性狭窄,局部血小板聚集和释放的血管活性物质具有强大的血管收缩作用。

关于心绞痛发作时产生疼痛的原理,可能是在缺氧(或缺血)情况下活动时,心肌不能进行正常的有氧代谢,产生过多的乳酸或激肽,这些增多的代谢产物可刺激心脏内传入性交感神经末梢,并在大脑产生痛觉。当致病因子在血流恢复后被冲走,心绞痛即消失。

当心肌缺氧时,相同数量的葡萄糖经无氧分解所产生的高能磷酸键(以三磷酸腺苷的形式储存)远少于正常有氧分解时。例如,每摩尔葡萄糖通过有氧分解途径(产生 CO_2 和 H_2O)可产生38摩尔高能磷酸键;而通过无氧分解途径(产生乳酸)仅可产生 2 摩尔高能磷酸键。由于无氧代谢产生的能量不能满足心肌代谢的需要,可使缺血部分的心肌收缩功能减退。乳酸和其他酸性代谢产物的积聚可导致心肌细胞酸中毒,也可降低心肌的收缩力。超声心动图可见缺血部位的室壁收缩运动减低、消失或运动失调,以及左室顺应性减低等。

心肌缺血时,Na^+ 在细胞内积聚,而 K^+ 向细胞外漏出,使心肌细胞的静息膜电位降低,可使心肌细胞的自律性增高,由非自搏细胞变成自搏细胞,造成室性心律失常,以室性期前收缩多见。在心室收缩期,由于靠近心内膜的心室肌承受的压力高,同时由于冠状动脉的分支从心包面向里深入,心肌血流量在室壁的内层比外层少。因此,在血流供应不足时,心内膜下层的心肌较容易发生急性缺血,造成内膜下心肌极化不全,在左心室表面的心电图导联上表现 ST 段压低。

虽然动脉粥样硬化可见于年轻人,但其发生率及病变程度却是随着年龄的增长而逐渐增多、加重。年龄增长可使动脉壁的通透性增加,并能促使血脂蛋白增高。临床上绝大多数冠心病发生在40岁以上的人。较易并发冠状动脉粥样硬化的疾病有高血压病、糖尿病及高脂血症。高血压病除使透过动脉内膜渗入管壁的血浆量增多外,还可能因血液动力性创伤损害动脉内膜而改变其通透性,特别是在机械性冲击作用较大的动脉分叉处或开口处。糖尿病时,因体内胰岛素缺乏使糖代谢障碍,致使机体正常代谢用的热量来源不足。在热量不足的情况下,脂肪大量分解为甘油三酯及游离脂肪酸,后者经 β 氧化而生成大量乙酰辅酶 A,乙酰辅酶 A 在正常情况下应与草酰乙酸缩合成柠檬酸进入三羧循环被氧化成 CO_2 和 H_2O。由于糖代谢不畅,三羧循环不能进行,乙酰辅酶 A 又经 β 还原缩合成脂肪酸,所以糖尿病患者的血脂常增高。吸烟者因吸入较多的 CO,使血液内碳氧血红蛋白浓度显著增高(可占血红蛋白的 $10\%\sim20\%$),从而损害动脉壁和心肌,并可促使血脂升高,因而吸烟可促进动脉粥样硬化形成。可见,高血压病、糖尿病、高脂血症和吸烟均是冠状动脉粥样硬化性心脏病的危险因素。

二、心绞痛典型症状及冠状动脉供血不足的心电图表现

(一)劳力型心绞痛的典型症状

1.劳力性特点

劳力性即心绞痛常在活动较多时(其次是情绪激动时)发生,静止常使疼痛缓解。

2.呈发作性

强调每次发作的一致性,如常在饭后(激动或上楼梯时)发生。不同患者发生特点不同。

3.疼痛时间短

一般持续数分钟,很少超过 15 分钟,仅持续数秒的针刺样胸痛不是心绞痛特点,可能为疲劳综合征。

4.疼痛部位

可在口裂以下(如下牙)肚脐以上(如胃脘区)的任何部位,但多数患者发生在胸骨后。胸骨后疼痛是心绞痛疼痛的典型部位。

5.疼痛性质

并非刀割样或针刺样,而是闷憋感或紧缩感。

6.含化硝酸甘油

含化硝酸甘油常可使疼痛缓解,少数患者无效。

(二)冠状动脉供血不足的心电图表现

当心电图出现冠状动脉供血不足时,冠状动脉的血流量多下降 70% 以上。冠状动脉供血不足可引起多种心电图改变,其中有些为特异性改变,有些改变无特异性。

1.冠状动脉供血不足的特异性心电图改变

(1)ST 段缺血型压低(图 2-28):多见于急性心肌缺血,心内膜下缺血较心外膜下缺血更严重时。缺血型 ST 段压低有以下特点:①ST 段与 R 波顶点垂线所成的交角≥90°。②能定位,有对应改变。③压低的 ST 段可呈水平型、弓背型或下垂型,ST 段压低≥0.05 mV 才有诊断意义。下垂型和弓背型 ST 段压低,常合并乳头肌功能障碍。下垂型 ST 段压低常有陈旧性梗死和乳头肌纤维化,弓背型 ST 段压低常有乳头肌缺血及域梗死。

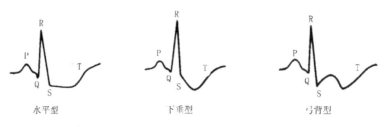

图 2-28　ST 段缺血型压低类型

（2）ST 段近似缺血型（类缺血型）压低（图 2-29）：有诊断意义的 ST 段近似缺血型压低，具有以下特征。①ST 段与 R 波顶点垂线所成的交角介于 81°～89°，ST 段的回升速度<1 mm/s。②ST 段与 T 波有明显的分界线，ST 段长度>0.08 秒，ST 段压低>0.075 mV 才有意义。③T 波往往低平或双向。

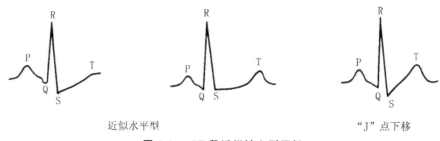

图 2-29　ST 段近似缺血型压低

ST 段下移的机制：典型心绞痛的心肌有一定程度的缺血（缺氧），致使细胞内糖原的有氧分解受限，无氧酵解增加，但后者产生的能量仅为心肌收缩所需能量的 1/10。为了满足心肌的能量需要，必须消耗大量的糖原储备，必将自细胞外液中摄取更多的糖作为补充，葡萄糖的摄入必将细胞外液的大量 K^+ 带入细胞内，使细胞内的 K^+ 浓度升高，这就加大了细胞内、外液之间 K^+ 的浓度差，使缺血部位心肌细胞的膜电位增加。由于（轻度）缺血的心肌部位于静止时极化电位升高，使等电位线（T-P 段）升高至 O 线以上，当心肌完全除极时，缺血部位与正常部位之间不再有电位差存在，等电位线（ST 段）降至 O 线水平，因而在很多导联上表现为 ST 段降低。

（3）T 波低平或倒置：T 波改变的原因很多，看来至少可有以下 5 类原因：①各种原因引起的心肌损害（包括冠状动脉供血不足）。②自主神经功能失调。③心电位及转位变化，T 波伴随 QRS 波群改变而变异。④生理生化变异引起 T 波改变，如血电解质紊乱，饮冷水，运动员心电图及老年心电图（无冠心病的老年人心电图）。⑤药物影响等。冠状动脉供血不足引起的 T 波改变常有以下特征：①常能定位。②有动态改变。③有对应（导联）改变：如 T_I 低平或倒置，则 $T_{II、III}$ 直立，即 $T_I < T_{II、III}$；其余如 $T_{aVL} < T_{aVF}$；$T_{V5～6} < T_{V1～2}$。

冠状动脉供血不足的 T 波改变形成原理：如缺血区域出现在心外膜下心肌层，由于此处的心肌复极比心内膜面心肌复极缓慢，在心室复极期间产生了一个由缺血区指向健康区的背向探查电极的向量-T 向量，于是在心电图上出现倒置的 T 波。相反，T 波高耸提示缺血区域在心内膜下。

（4）ST 段不移位，但平直延长，T 波短小对称，上升支较陡，此种 ST-T 改变同样能定位，有对应（导联）改变。

（5）ST 段抬高甚至呈单向曲线：多见于严重心肌缺血，出现损伤型 ST 段改变，常见于变异型心绞痛。

(6)T 波高耸:T 波高耸的标准:①T 波电压>10 mm(1 mV)或②T 波电压>QRS 电压。心肌缺血引起的 T 波高耸的特点是:T 波高耸、基底变宽,同时伴有同导联的 QRS 电压减低。一部分梗死前期病例在 V$_{3\sim4}$ 导联见到此种改变。

(7)左胸前导联或其他导联出现 u 波倒置:这是一种少见的心肌缺血的心电图表现,多见于 V$_{5\sim6}$、Ⅰ、Ⅱ 导联或横置型心电位的 aVF 导联上。

(8)一过性梗死波形:心绞痛发作时出现 Q 波,甚至 ST 段也有轻度抬高;心绞痛发作后,Q 波消失,ST 段回到基线,无梗死的演变过程。此种 Q 波一般都是短小的。

2.冠状动脉供血不足的非特异性心电图改变

(1)心室肥厚:左心室肥厚多为慢性冠状动脉供血不足引起,不少病例伴有小片心肌梗死。

(2)心脏传导阻滞或异位节律等心律失常:并非罕见。

(3)病态窦房结综合征。

(三)变异型心绞痛的临床表现及心电图特点

变异型心绞痛的发病,可以单纯由于冠状动脉痉挛所引起,亦可能在原有冠状动脉粥样硬化基础上发生痉挛所致。变异型心绞痛的临床表现:①常发生于休息或一般活动时,疼痛与用力或情绪激动无关。②疼痛的程度较一般心绞痛剧烈,持续时间较久,用硝酸甘油可使缓解。③疼痛呈周期性,往往在夜晚、凌晨或白天的同一时间发作。④不少患者疼痛发作时心率明显增快、出现室性异位心律、血压升高,但也有少数患者血压下降。

变异型心绞痛的心电图和典型心绞痛的心电图明显不同。典型心绞痛发作时病变部位显示缺血型 ST 段下移,而变异型心绞痛则多表现 ST 段抬高。变异型心绞痛发作时心电图可见如下改变:①ST 段抬高伴有对应导联的 ST 段压低,ST 段抬高有时呈单向曲线,但发作后可恢复正常。②T 波增高相当多见,若发作较短,T 波由原来低平变为直立;若发作严重,在 ST 段上升的同时,T 波可高尖。③若发作严重,除了 ST 段抬高外,也可见到 QRS 波群改变,即 R 波增高变宽,S 波减小甚至消失。④部分患者在发作时也可 u 波倒置。⑤心律失常,以室性期前收缩较多见,少数形成短阵室速,亦可有房室传导阻滞。

变异型心绞痛 ST 段上移的机制:变异型心绞痛多发生在严重心肌缺血时。此时,K$^+$ 自细胞内外逸,为了维持细胞内、外渗透压的平衡,相应数量的 Na$^+$ 渗入细胞内。其心电图表现与轻度心肌缺血时(ST 段下移)相反。当细胞内、外 K$^+$ 浓度差距减小时,该部分心肌的极化程度必然随之降低,这时的情况恰与急性心肌梗死的情况相似,即未受损部心肌的极化程度较缺血部分心肌高,便产生了"损伤电流",使 ST 段相对升高。

三、心脏负荷试验

冠心病患者在安静时,心电图可能完全正常(25%～40%),但临床又有可疑冠心病的表现,此种情况可用增加心脏负荷的方法进行试验,目的是给心脏增加一定的负荷量,使心肌耗氧量增加,当心肌耗氧量超过冠状动脉供氧能力时,心电图则表现心肌缺血性改变,借此可估计受试者有无冠状动脉供血不足。但必须指出,这些试验都是辅助诊断方法,应密切结合临床资料及患者的具体情况确定。常用的负荷试验有运动试验、饱餐试验和葡萄糖负荷试验。运动试验常用的有蹬梯、踏板、蹬车等运动方式。

(一)双倍二级梯运动试验

1.适应证

凡疑有冠状动脉供血不足但临床症状不典型,平静心电图正常或诊断不明确者。

2.禁忌证

(1)新近有心肌梗死者。

(2)近期内心绞痛发作频繁,特别是2周内有发作者。

(3)心脏明显扩大伴有心力衰竭,严重心律失常者。

(4)心电图有明确缺血损伤改变者。

(5)有明确的心脏瓣膜病、心肌病及血压在 21.3/13.3 kPa(160/100 mmHg)以上者。

(6)年老、体弱、行动不便者。电解质紊乱、服用强心苷类药物、妇女月经期容易造成假象,暂不宜做此项检查。

3.方法

(1)检查前询问有关病史,向受检者说明注意事项,如运动中发生胸痛、显著气急、出汗或其他不适,应停止检查,立即平卧记录心电图。

(2)试验前(当日)需禁食,应充分休息、禁烟、禁用硝酸酯和亚硝酸制剂、咖啡因、β受体阻滞剂、强心苷及奎尼丁等药物,以平静状态下 12 导联心电图作为对照。

(3)按年龄、性别、体重查对蹬梯次数(表 2-1)。调整节拍器,令患者按节拍器频率做上下阶梯运动,注意控制蹬梯运动时间。

(4)受检者在每级梯高度 20 m 左右的二级梯上往返蹬走3分钟。蹬梯转身时均须面向墙壁,要向左向右交替轮转,避免一直朝向同一方向旋转而引起头晕。

(5)运动完毕,受检者立即平卧于检查床上,迅速将导联线与心电图机接妥,按即刻(45秒内)、2、4、6分钟(根据需要可酌情延长,运动后出现 ST 段移位者多在 6～10 分钟内恢复运动前水平)依次记录 V_6、V_5、V_4、V_3、Ⅱ、Ⅰ、aVF、aVR、aVL 导联(或其他规定导联)的心电图,记录力求基线稳定、无干扰。必须注意,有时在运动后即刻及 2～4 分钟有 J 点明显压低者,再过 2 分钟可出现水平型或下斜型 S-T 段压低,说明运动后心电图描记至少不应少于 6 分钟。

(6)试验中如患者出现胸痛、胸闷、面色苍白或有其他不适,应立即停止试验,除立即平卧记录心电图外,应立即报告负责医师处理。

表 2-1 双倍二级梯运动试验(3分钟)蹬梯次数表:男(女)

年龄(岁) 体重(kg)	15～	20～	25～	30～	35～	40～	45～	50～	55～	60～	65～	70～	75～79
23～	64(64)												
27～	62(60)												
32～	60(58)												
36～	58(56)	58(56)	58(56)	56(54)	54(52)	54(48)	52(46)	50(44)	50(42)	48(42)	46(40)	46(38)	44(36)
41～	56(52)	56(54)	56(52)	54(50)	54(48)	52(46)	50(44)	50(44)	48(42)	46(40)	44(38)	44(38)	42(36)
45～	54(50)	56(52)	56(52)	54(50)	52(48)	50(46)	50(44)	48(42)	46(40)	44(38)	44(38)	42(36)	40(34)
50～	52(46)	54(50)	54(50)	52(48)	50(46)	50(44)	43(42)	46(40)	46(38)	44(36)	42(36)	42(34)	40(32)
54～	50(44)	52(48)	54(48)	52(46)	50(46)	48(44)	46(40)	46(38)	44(38)	42(36)	40(34)	40(32)	38(30)

年龄(岁) 体重(kg)	15～	20～	25～	30～	35～	40～	45～	50～	55～	60～	65～	70～	75～79
59～	48(40)	50(46)	52(46)	50(44)	48(42)	46(40)	46(38)	44(38)	42(36)	40(34)	40(32)	38(30)	36(30)
64～	46(38)	48(44)	50(44)	48(42)	48(40)	46(38)	44(38)	42(36)	40(34)	40(32)	38(32)	36(30)	36(28)
68～	44(34)	48(42)	50(40)	48(40)	46(38)	44(38)	42(36)	40(34)	40(32)	38(32)	36(30)	36(28)	34(26)
73～	42(32)	46(40)	48(38)	46(38)	44(36)	42(36)	42(34)	40(32)	38(32)	36(30)	36(28)	34(26)	34(24)
77～	40(28)	44(38)	46(36)	46(36)	44(34)	42(34)	40(32)	38(32)	36(30)	36(28)	34(26)	34(26)	32(24)
82～	38(26)	42(36)	46(34)	44(34)	42(34)	40(32)	38(32)	38(30)	36(28)	34(28)	32(26)	32(24)	30(22)
86～	36(24)	40(34)	44(32)	42(32)	42(32)	40(30)	38(30)	36(28)	34(26)	32(26)	30(24)	30(22)	28(22)
91～		38(32)	42(30)	42(30)	40(30)	38(28)	36(28)	34(26)	32(26)	32(24)	30(24)	28(22)	28(20)
95～		36(30)	42(28)	40(28)	38(28)	36(26)	34(26)	32(24)	30(24)	28(22)	28(22)	26(20)	
100～104		34(28)	40(26)	40(26)	36(26)	38(26)	34(24)	32(24)	30(22)	28(22)	26(20)	26(20)	24(18)

4.阳性的判定标准

判定 ST 段是否移位,应当以 2 个 QRS 波群起点的连线作为基线。如果 P-R 段倾斜显著,则顺着 P-R 段的斜度向下延长,与通过 J 点的垂直线相交于 O 点,通过 O 点作一水平线,作为矫正后的基线。斜形向上的 S-T 段以 J 点作为判定移位的依据,斜形向下的 S-T 段以 J 点后 0.04 秒处作为判定移位的根据。ST 段与两个 QRS 波群起点的连线相交处为 X 点,自 QRS 波群起点至 X 点为 QX 间期,由此可算出 QX/QT 比值。

(1)运动后出现典型心绞痛或运动后心电图符合下列条件之一者为阳性。①在 R 波占优势的导联上,运动后出现缺血型 S-T 段下移超过 0.1 mV,持续 2 分钟者。如原有 S-T 段下移者,运动后应在原有基础上再下移超过 0.1 mV,持续 2 分钟者。②在 R 波占优势的导联上,运动后出现 S-T 段上升(弓背向上型)超过 0.2 mV 者。

(2)运动后心电图改变符合下列条件之一者,为可疑阳性。①在 R 波占优势的导联上,运动后出现缺血型 S-T 段下移 0.05 mV 或接近 0.05 mV 及 QX/QT 比例≥50%,持续 2 分钟者。②在 R 波占优势的导联上,运动后出现 T 波由直立转为倒置,持续 2 分钟者。③u 波倒置。④运动后出现下列任何一种心律失常多源性室性期前收缩、阵发性室性心动过速、心房颤动或扑动、窦房传导阻滞、房室传导阻滞(一度、二度、三度)、左束支传导阻滞或左束支分支传导阻滞、完全性右束支传导阻滞或室内传导阻滞。

双倍二级梯运动试验,实际上对大多数人来说已接近次极量运动试验,因所需设备简单,目前仍是一种广泛采用的运动试验。但该试验的运动量随年龄和体重的增加而减少,未考虑到平时体力锻炼和肌肉发达程度等因素的影响,所以个体对所规定的运动量的心血管反应并不相同。心率是反映心肌耗氧量的重要指标,有的受试者运动后即刻心率未明显增加(未达到120 次/分),且试验结果为阴性,应在次日将运动量(即 3 分钟内的蹬梯次数)增加 15%,重复试验。

(二)活动平板运动试验

活动平板运动试验是让受检者迎着转动的平板作就地踏步运动,板的转速和坡度可以增减以调节运动量,常从每小时 2.7～3.2 km 的转速及 10％坡度(板的抬高度与长度之比)开始,每几分钟(如每 3 分钟)逐步增加运动量,运动中经常借助示波器观察心电图和心率。心率与心肌负荷及耗氧量的增加基本上是平行的,在每一年龄组内运动时各个人能达到的最高心率很接近,可作为心肌负荷量的指标。如运动进行到出现按年龄组估计的最高心率,或出现明显的心肌缺血症状,或出现心电图改变即停止运动,称为极量运动试验。更常用的是以心率达到按年龄估计的最高心率的 85％(或 90％)为终点,作为次极量运动试验,出现缺血症状或心电图改变时也应停止运动。这样的运动试验可使每个受试者经受对心肌有足够负荷的运动,从而提高试验的阳性率。

1.适应证与禁忌证

适应证与禁忌证同双倍二级梯运动试验。一般多在二级梯运动试验为阴性或可疑时进行。

2.方法

(1)试验前先向受试者示范,并告知在运动中出现心前区痛、心慌、头晕、呼吸困难等,应立即报告在旁医务人员。

(2)受检者须进行极量级或次极量级运动,试前先选择出预估心率作为运动终点(目标心率),不同年龄不同极量级的运动终点心率如表 2-2。

表 2-2 分级活动中级试验预估心率(次/分)

年龄(岁)	20	25	30	35	40	45	50	55	60	65	70
极量级	197	195	193	191	189	187	184	842	180	178	176
次极量级(约为极量级 90％)	177	175	174	172	170	168	166	164	162	160	158

(3)试验前先描记休息时常规 12 导联心电图,并测血压以做对照。

(4)将左右手电极放置胸前锁骨下处,左下肢电极放置脐旁小腹处,地线极置于胸骨柄处,心前电极(V_1～V_6)按常规心电图原位放置。受检者站在平板上,两手握扶杆,在可调节一定坡度和速度的平板上行走运动。如不能坚持运动时,受检者可按压扶杆上的控制开关或报告医务人员,使活动平板停止转动。

(5)运动中必须用示波器持续观察心电图变化,运动量每提高一次,均需测血压,记录 V_1、V_5、aVF 导联心电图。

(6)运动量由转速 3 km/h、平板坡度 10％开始,每 3 分钟增加转速 1.5 km/h、平板坡度 2％(表 2-3),直至达到所要求的运动量。终止运动后立即仰卧床上或坐位测量血压,并每 1 分钟测一次,直至测到同试验前血压。同时记录即刻(实际约 30 秒)、2 分钟、4 分钟、6 分钟的心电图必要时记录 8 分钟、10 分钟的心电图。

表 2-3 分级活动平板运动试验负荷递增法

级别	1	2	3	4	5	6	7
速度(km/h)	3	4.5	6.0	7.5	9.0	10.5	12
坡度(％)	10	12	14	16	18	20	22

(7)检查室应备有急救设备,在运动中通过示波屏对心律及 ST-T 改变密切监视,并应有医师在场。如出现下列情况之一,应立即终止运动,并进行适当处理:①心绞痛发作。②明显呼吸困难。③面色苍白、头晕、眼花、步态不稳及血压下降、极度疲劳或有衰竭感。④增加运动量时心

率不增快或反而减慢。⑤严重心律失常(特别是频发性或多源性室性期前收缩)或传导阻滞。⑥心电图出现缺血型 ST 段下移达 0.1 mV 或显著上升。⑦血压显著上升或下降。受试者被检后应卧床休息 20 分钟,无不适方可离去。

3.阳性判定标准

(1)运动中出现典型心绞痛或血压下降者为阳性。

(2)运动中及运动后心电图出现缺血型 ST 下降≥0.1 mV,持续 2 分钟以上者;如运动前原有ST 段下降者,运动后应在原有基础上再下降 0.1 mV。此种改变出现越早,ST 段下降越多,提示阳性越明显。

(三)饱餐试验

饱餐后心脏负荷加重,有时能诱发心绞痛。疑有冠心病而休息状态下心电图正常者,或不宜做其他运动试验者,可行饱餐试验。餐前描记 12 导联心电图作为对照。饱餐应在早晨空腹或餐后3～5 小时进行,进普通膳食,总热量 1 000～1 500 千卡(1 千卡＝4.186 8 千焦)。餐后0.5 小时、1 小时、2 小时分别描记 12 导联心电图,阳性判断标准可参照运动试验。冠心病患者空腹心电图在正常范围者,于餐后0.5 小时及 1 小时复查时有1/4～1/3病例可出现 ST 段压低达0.05 mV 以上和/或 T 波由直立变为倒置、双相或平坦。虽然饱餐试验的阳性率不如运动试验高,阳性标准也不够明确,但对于因各种缘故不宜做运动试验的患者,尤其是容易在餐后发生心绞痛或类似的可疑症状者,有一定的临床应用价值。

(四)葡萄糖负荷试验

早晨空腹先作 12 导联心电图作为对照,然后将 100 g 葡萄糖溶于300～400 mL 水(或稀米汤)内,顿服。服糖后 0.5 小时、1 小时和 2 小时各描记 12 导联心电图一次,阳性判断标准及临床意义与饱餐试验相同。

四、药物试验

(一)普萘洛尔试验

1.适应证

心电图有 ST-T 波异常,疑为自主神经功能紊乱引起者。

2.禁忌证

有气喘史,心功能减低,心脏明显增大,显著心动过缓。

3.方法

试验前 3 天停服有关心脏药物,如洋地黄、β_2 受体阻滞剂及利尿剂等。服药前描记 12 导联心电图对照。口服普萘洛尔(心得安)20～30 mg,90 分钟后复查心电图,若 T 波由低平、倒置、双向转为直立为阳性,结合临床可判断为自主神经功能紊乱引起的 ST-T 改变。

(二)阿托品试验

1.适应证

疑有病窦综合征,心率 24 小时内<55 次/分者。

2.禁忌证

前列腺肥大,青光眼,对阿托品敏感。

3.方法

询问有关病史,向受检者简要说明检查方法。注药前先描记对照长Ⅱ导联心电图。用阿托品 1~2 mg 加少量注射用生理盐水稀释后静脉注射。注射后 1 分钟、2 分钟、3 分钟、5 分钟、10 分钟、15 分钟、20 分钟分别描记长 Ⅱ 导联心电图(必要时加描 30 分钟心电图)。注射后窦性心律频率均<90 次/分者(或出现交界性逸搏者),提示窦性心动过缓是病窦综合征引起。

(三)药物试验的原理

交感神经兴奋可促进交感神经细胞和肾上腺髓质内嗜铬细胞的儿茶酚胺(包括肾上腺素、去甲肾上腺素和多巴胺)合成,从而提高血液中儿茶酚胺的浓度,造成心脏上的 β_1 受体过度兴奋,使心脏的生理功能增强,包括心率加快、心脏收缩力增强、心肌耗氧量增加,以及心室复极化顺序改变(在心电图上表现为 ST 段和 T 波失常)等。β 受体阻滞剂可阻断儿茶酚胺对 β_1 受体的兴奋作用,从而使心率减慢、心肌收缩力减弱、心肌耗氧量减少,心电图 ST-T 改变也恢复正常。

迷走神经节后纤维末梢释放的乙酰胆碱,作用于心脏的 M 胆碱受体,对心脏产生抑制作用。其中,对窦房结可降低其自律性,减慢窦房结内激动的传导速度,延长窦房结的不应期,结果使窦性心律频率减慢到 55 次/分以下,此时与病窦综合征的窦缓相似。两者的鉴别是:当给患者静脉注射 M 胆碱受体阻断剂阿托品,若窦性心律频率>90 次/分,提示窦缓是因迷走神经过度紧张引起;若窦性心律频率<90 次/分,提示窦缓是病窦综合征所致。

五、动态心电图

动态心电图(dynamic electrocardiogram,DCG)是心电图连续监测心脏活动的方法之一。受检者佩带慢速转动的磁带盒(Holter 记录器)与贴附于前胸部的电极相连,连续记录 24 小时心电图后,在动态心电图分析仪的荧光屏上快速回放,选段记录观察心律、节律及 ST-T 改变,对照心电图改变出现的时间与受检者活动和症状的关系,用以诊断冠心病、心律失常、病态窦房结综合征及药物疗效观察等。

(一)检查方法及注意事项

(1)检查前先描记 12 导联常规心电图以做对照。

(2)用无水乙醇加乙醚混合液擦去受检者置放电极部位皮肤的表面油脂,Ⅰ 通道阳极置于左腋前线第 5 肋间处,阴极置于胸骨柄右侧构成双极模拟 V_5 胸导联(CM5);Ⅱ 通道阳极置于左第 4 肋骨接近胸骨处,阴极置于胸骨柄左侧构成双极模拟 V_1 胸导联(CM1);地线极置于右胸,相当于 V_{5R} 处。将胸部电极与记录器的相关接头相连。

(3)受检者详细记录生活日记,记录工作、学习、饮食起居和体育锻炼等情况,一切活动不受限制。

(4)在检查过程中应远离高压电处,如放射科、理疗室等地。

(5)取出磁带置于显像仪上进行心电图学分析,记录主要的心电图变化。

(二)动态心电图的临床应用价值

常规心电图取样短暂,对一些呈间歇性发生的异常心电图变化经常漏诊,而 DCG 是持续 24~26 小时双极导联心电图,其提供的心电信息量几乎为前者的 2 000~6 000 倍,可连续全面反映患者在 1 天完整生物学周期内的心电变化,能显示常规心电图难以发现的心律失常,特别是高危性心律失常,降低猝死发生率。高危性心律失常包括:①严重窦缓(<40 次/分),伴有或不伴有窦房传导阻滞、窦性停搏。②高度或三度房室传导阻滞。③阵发性室速。④心室颤动。⑤间歇性双束支传导阻滞。⑥严重药物中毒。⑦起搏器故障等。

动态心电图比常规心电图更能有效地诊断窦房结功能障碍所致的窦-房性心律失常,以及可能伴发的其他传导系统障碍。对于显著窦缓伴眩晕或晕厥的可疑病窦患者,应首先作 DCG 检查,如为阳性,排除其他原因所致的窦缓,病窦的诊断即可成立。如为阴性,或继续随访或作功能试验。文献指出,有 20%～30% 的病窦患者须起搏治疗,而患者的临床症状是其重要指征。DCG 不仅可显示症状与心率和节律改变的相互关系,而且能检出须紧急起搏的高危病窦患者。须紧急起搏的高危病窦患者 DCG 表现有如下特征:①窦性停搏或窦房传导阻滞所致心脏停搏 >2.5 秒,最长可达 6 秒。②持久性显著窦缓。③慢-快综合征而药物治疗无效。④"双结"病变。然而,DCG 并不能检出全部病窦患者。因为窦房结功能障碍所致窦-房性心律失常可呈间歇性,12 小时 DCG 难以反映病情的全貌;功能试验的某些异常如二度 I 型窦房传导阻滞在 DCG 上可以存在,但难以识别。

　　一些研究指出,动态心电图对临床稳定的冠心病患者通过连续心电监测可发现常规心电图不易检出的严重室性心律失常和不伴有胸痛的"安静"的 ST 段偏移,DCG 所示一时性 ST 段偏移的程度与冠状动脉造影结果相关。

(赵君君)

第七节　心房肥大

　　心房腔内血容量增加或压力增大时心房主要表现为扩张,有的伴不同程度的肥厚。由于心房腔扩大,心房除极的心向量环增大、形态变异,造成心电图的 P 波时间延长、形态变异。由于右心房除极先于左心房 30～50 毫秒,持续时间约 75 毫秒,故 P 波的初始部由右心房单独除极形成;由于左心房除极持续到整个心房除极的最后,故 P 波的终末部分是由左心房单独除极形成;P 波的中间部分(即波峰)为左、右心房同时除极形成。当因左心房内压力增高或容量负荷过重而引起左房肥厚、扩张及房内传导障碍,则左房除极时间延长、向量增大,表现为 P 波终末部时间延长,P 波增宽;由于左心房除极时间延长,使得右心房除极的后一半时间与左心房除极的前一半时间不再重叠,从而形成 P 波的双峰,前峰主要由右心房除极形成,后峰主要由左心房除极形成,前后峰间距常超过 0.04 秒;在横面导联中右心房除极的综合向量向前,较小,左心房除极的综合向量向后,较大,因而 V_1 导联 P 波呈正负双向,负向波大于正向波,负向波称为 V_1 导联 P 波的终末电势(tf),通过对这一 P_{V_1} 负值量的测定,有助于对左房肥大的诊断。V_1 的 P 波终末电势测定方法是:取 V_1 导联 P 波后半部负向波的深度(mm)乘宽度(s),如 P_{tfV_1} ≤−0.04 mm·s,则符合左房肥大的心电图诊断。P_{tfV_1} 负值增大也可见于冠心病,尤其心肌梗死伴左室功能不全者。由于左心房肥大的 P 波改变多见于二尖瓣病变,故又称"二尖瓣型 P 波"。当右心房扩大,其除极时间虽较正常延长,但仍在左心房除极结束之前即终止,故整个心房除极的时间不延长,P 波不增宽。由于右心房扩大时前额面 P 环向右下的电力增大,使 II、III、aVF 导联振幅增高,P 波高耸而尖锐,电压≥0.25 mV。在水平面上,P 波向前的电力增大,使 V_1 导联上的整个 P 波或 P 波前部高尖。由于右心房靠近前胸壁,右心房扩大时 P_{V_2} 振幅增高,可大于 0.15 mV。由于右心房肥大的 P 波改变常见于慢性肺源性心脏病、肺动脉高压等疾病,故又称"肺型 P 波"。

一、左心房肥大的心电图诊断条件

(1)P 波时间增宽,≥0.12 秒;P 波常出现双峰,峰距≥0.04 秒。这些变化以 Ⅱ、Ⅲ、aVF 导联较为多见。

(2)V_1 导联 P 波终末向量负值变小,即:$P_{tfV_1}<-0.02$ mm·s。一般 P_{V_1} 负向波时间>0.04 秒,深度>1 mm(图 2-30)。

符合以上条件之一者,即可诊为左房肥大。

二、右心房肥大的心电图诊断条件

(1)$P_{Ⅱ、Ⅲ、aVF}$ 振幅≥0.25 mV(图 2-30)。

(2)P_{V_2} 振幅>0.15 mV(图 2-30)。

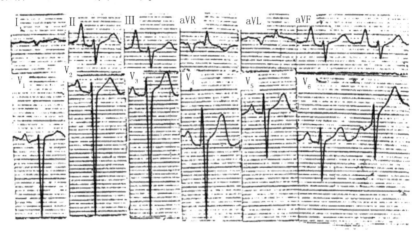

图 2-30　右心房肥大;右心室肥大

图 2-30 患者男,56 岁。患慢性气管炎 30 余年,肺心病史 6 年。心电图特点:P_{aVR} ↓,$P_{Ⅱ、Ⅲ、aVF}$ ↑,P-R间期 0.14 秒,P-P 间距 0.56 秒,为窦性心律,频率 107 次/分;P 波振幅增大,以 Ⅱ、Ⅲ、aVF 导联为著,Ⅱ、Ⅲ导联 P 波高达 0.45 mV,P_{V_2} 振幅 0.16 mV。Ⅰ、Ⅱ、Ⅲ 导联 QRS 呈 rS 型;aVR 的 QRS 主波向上;胸前各导联 QRS 主波向下,V_5 的 R/S=1;心电轴+262°;QRS 时间 0.08 秒;ST-T 无变化。心电图诊断:①窦性心动过速;②右心房肥大;③右心室肥大;④符合肺心病

三、双心房肥大的心电图诊断条件

如果 P 波在 Ⅱ、Ⅲ、aVF 导联中电压增高,同时 P 波时间超过正常且呈双峰型,即可诊断为双心房肥大。

(赵君君)

第三章
心血管疾病常见症状与体征

第一节 心 悸

心悸是患者自觉心慌、心跳的一种症状。当心率加快时多伴有心前区不适感,心率缓慢时则感搏动有力。心悸时心率可快、可慢,也可有心律失常、心搏增强,部分患者心率和心律亦可正常。

一、发生机制

心悸发生机制尚未完全清楚,一般认为心脏活动过度是心悸发生的基础,常与心率及心搏出量改变有关。

在心动过速时,舒张期缩短、心室充盈不足,当心室收缩时心室肌与心瓣膜的紧张度突然增加,可引起心搏增强而感心悸。

心律失常如期前收缩,在一个较长的代偿期之后的心室收缩,往往强而有力,这时患者可出现心悸。心悸出现与心律失常出现及存在时间长短有关,如突然发生的阵发性心动过速,心悸往往较明显,而在慢性心律失常,如心房颤动,患者可因逐渐适应而无明显心悸。

心悸的发生常与精神因素及注意力有关,焦虑、紧张及注意力集中时易于出现。心悸可见于心脏病者,但与心脏病不能完全等同,心悸患者不一定患有心脏病,反之心脏病患者也可不发生心悸。

二、病因

(一)心脏搏动增强

心脏收缩力增强引起的心悸,可分为生理性心悸或病理性心悸。

1.生理性心悸

生理性心悸见于下列情况。

(1)健康人在剧烈运动或精神过度紧张时。

(2)饮酒、进食浓茶或咖啡后。

（3）应用某些药物：如肾上腺素、麻黄碱、咖啡因、阿托品、甲状腺片等。

2.病理性心悸

病理性心悸见于下列情况。

（1）心室肥大：高血压心脏病、各种原因所致的主动脉瓣关闭不全、风湿性二尖瓣关闭不全等引起的左心室肥大，心脏收缩力增强，可引起心悸；动脉导管未闭、室间隔缺损回流量增多，增加心脏的工作量，导致心室增大，也可引起心悸；此外脚气性心脏病，因微小动脉扩张，阻力降低，回心血流增多，心脏工作量增加，也可出现心悸。

（2）其他引起心脏搏出量增加的疾病。甲状腺功能亢进：由于基础代谢与交感神经兴奋性增高，导致心率加快；贫血：以急性失血时心悸为明显，贫血时血液携氧量减少，器官及组织缺氧，机体为保证氧的供应，通过增加心率，提高心排血量来代偿，于是心率加快导致心悸；发热时基础代谢率增高，心率加快，心排血量增加，也可引起心悸；低血糖症、嗜铬细胞瘤引起的肾上腺素释放增多，心率加快，也可发生心悸。

（二）心律失常

心动过速、过缓或心律不齐时，均可出现心悸。

1.心动过速

各种原因引起的窦性心动过速、阵发性室上性或室性心动过速等，均可发生心悸。

2.心动过缓

高度房室传导阻滞（二、三度房室传导阻滞）、窦性心动过缓或病态窦房结综合征，由于心率缓慢，舒张期延长，心室充盈度增加，心搏强而有力，引起心悸。

3.心律失常

房性或室性的期前收缩、心房颤动，由于心脏跳动不规则或有一段间歇，使患者感到心悸甚至有停跳感觉。

（三）心脏神经官能症

由自主神经功能紊乱所引起，心脏本身并无器质性病变，多见于青年女性。临床表现除心悸外尚有心率加快、心前区或心尖部隐隐作痛以及疲乏、失眠、头晕、头痛、耳鸣、记忆力减退等神经衰弱表现，且在焦虑、情绪激动等情况下更易发生。肾上腺素能受体反应亢进综合征也与自主神经功能紊乱有关，易在紧张时发生，其表现除心悸、心动过速、胸闷、头晕外尚可有心电图的一些改变，如出现窦性心动过速，轻度 ST 段下移及 T 波平坦或倒置，其易与心脏器质性病变相混淆。

三、伴随症状

（一）伴心前区痛

心前区痛见于冠状动脉硬化性心脏病（如心绞痛、心肌梗死）、心肌炎、心包炎，亦可见于心脏神经官能症等。

（二）伴发热

发热见于急性传染病、风湿热、心肌炎、心包炎、感染性心内膜炎等。

（三）伴晕厥或抽搐

晕厥或抽搐见于高度房室传导阻滞、心室颤动或阵发性室性心动过速、病态窦房结综合征等。

(四)伴贫血

贫血见于各种原因引起的急性失血,此时常有虚汗、脉搏微弱、血压下降或休克,慢性贫血则心悸多在劳累后较明显。

(五)伴呼吸困难

呼吸困难见于急性心肌梗死、心包炎、心肌炎、心力衰竭、重症贫血等。

(六)伴消瘦及出汗

消瘦及出汗见于甲状腺功能亢进。

(于向志)

第二节 胸 痛

胸痛主要由胸部疾病引起,少数由其他部位的病变所致,心血管系统疾病是胸痛的常见原因,但其他部位的疾病亦可引起胸痛症状,如肝脓肿等。因痛阈个体差异性大,胸痛的程度与原发疾病的病情轻重并不完全一致。

一、病因

(一)胸壁疾病

肋软骨炎、带状疱疹、流行性肌炎、颈胸椎疾病、胸部外伤、肋间神经痛和肋骨转移瘤。

(二)呼吸系统疾病

胸膜炎、肺炎、支气管肺癌和气胸。

(三)纵隔疾病

急性纵隔炎、纵隔肿瘤、纵隔气肿。

(四)心血管疾病

心绞痛、心肌梗死、心包炎、胸主动脉瘤、肺栓塞和夹层动脉瘤等。

(五)消化系统疾病

食管炎、胃十二指肠溃疡、胆囊炎、胰腺炎等。

(六)膈肌疾病

膈疝、膈下脓肿。

(七)其他

骨髓瘤、白血病胸骨浸润、心脏神经官能症等。

二、临床表现

(一)发病年龄

青壮年胸痛,应注意结核性胸膜炎、自发性气胸、心肌炎、心肌病、风湿性心瓣膜病;年龄在40岁以上患者还应注意心绞痛、心肌梗死与肺癌。

(二)胸痛部位

(1)局部有压痛,炎症性疾病,尚伴有局部红、肿、热表现。

(2)带状疱疹是成簇水疱沿一侧肋间神经分布伴剧痛,疱疹不越过体表中线。

(3)非化脓性肋骨软骨炎多侵犯第1～2肋软骨,对称或非对称性,呈单个或多个肿胀隆起,局部皮色正常,有压痛,咳嗽、深呼吸或上肢大幅度活动时疼痛加重。

(4)食管及纵隔病变,胸痛多位于胸骨后,进食或吞咽时加重。

(5)心绞痛和心肌梗死的疼痛多在心前区与胸骨后或剑突下,疼痛常放射至左肩、左臂内侧,达环指与小指,亦可放射于左颈与面颊部,患者误认为牙痛。

(6)夹层动脉瘤疼痛位于胸背部,向下放射至下腹、腰部及两侧腹股沟和下肢。

(7)自发性气胸、胸膜炎和肺梗死的胸痛多位于患侧腋前线与腋中线附近,后二者如累及肺底、膈胸膜,则疼痛也可放射于同侧肩部。肺尖部肺癌(肺上沟癌、Pancoast癌)以肩部、腋下痛为主,疼痛向上肢内侧放射。

(三)胸痛性质

(1)带状疱疹呈刀割样痛或灼痛,剧烈难忍。

(2)食管炎则为烧灼痛。

(3)心绞痛呈绞窄性并有重压窒息感。

(4)心肌梗死则疼痛更为剧烈并有恐惧、濒死感。

(5)纤维素性胸膜炎常呈尖锐刺痛或撕裂痛。

(6)肺癌常为胸部闷痛,而Pancoast癌则呈火灼样痛,夜间尤甚。

(7)夹层动脉瘤为突然发生胸背部难忍撕裂样剧痛。

(8)肺梗死亦为突然剧烈刺痛或绞痛。常伴呼吸困难及发绀。

(四)持续时间

(1)平滑肌痉挛或血管狭窄缺血所致疼痛为阵发性。

(2)炎症、肿瘤、栓塞或梗死所致疼痛呈持续性。如心绞痛发作时间短暂,而心肌梗死疼痛持续时间很长且不易缓解。

(五)影响胸痛因素

影响胸痛因素包括诱因、加重与缓解因素。劳累、体力活动、精神紧张,可诱发心绞痛发作,休息、含服硝酸甘油或硝酸异山梨酯,可使心绞痛缓解,而对心肌梗死疼痛则无效。胸膜炎和心包炎的胸痛则可因深呼吸和咳嗽而加剧。反流性食管炎的胸骨后灼痛,饱餐后出现,仰卧或俯卧位加重,服用抗酸剂和促动力药多潘立酮或西沙必利后可减轻或消失。

三、胸痛伴随症状

(1)胸痛伴吞咽困难或咽下痛者,提示食管疾病,如反流性食管炎。

(2)胸痛伴呼吸困难者,提示较大范围病变,如大叶性肺炎、自发性气胸、渗出性胸膜炎和肺栓塞等。

(3)胸痛伴面色苍白、大汗、血压下降或休克表现时,多考虑心肌梗死、夹层动脉瘤、主动脉窦瘤破裂和大块肺栓塞等。

(杜　冲)

第三节 发 绀

发绀是指血液中还原血红蛋白增多,使皮肤、黏膜呈青紫色的表现。广义的发绀还包括少数由异常血红蛋白衍化物(高铁血红蛋白、硫化血红蛋白)所致皮肤黏膜青紫现象。发绀在皮肤较薄、色素较少和毛细血管丰富的部位,如口唇、鼻尖、颊部与甲床等处较为明显,易于观察。

一、发生机制

发绀是由血液中还原血红蛋白绝对含量增多所致。还原血红蛋白浓度可用血氧的未饱和度表示。正常动脉血氧未饱和度为5%,静脉内血氧未饱和度为30%,毛细血管中血氧未饱和度约为前二者的平均数。每1 g血红蛋白约与1.34 mL氧结合。当毛细血管血液的还原血红蛋白量超过50 g/L时,皮肤黏膜即可出现发绀。

临床实践表明,此学说不完全可靠,因为以正常血红蛋白浓度150 g/L计算,50 g/L为还原血红蛋白时,提示已有1/3血红蛋白不饱和。当动脉血氧饱和度为66%时,相应动脉血氧分压已降低至4.5 kPa(34 mmHg)的危险水平。

二、病因与临床表现

由于病因不同,发绀可分为血液中还原血红蛋白增多和血液中存在异常血红蛋白衍化物两大类。

(一)血液中还原血红蛋白增多

1.中心性发绀

此类发绀是由心、肺疾病导致动脉血氧饱和度降低引起。发绀的特点是全身性的,除四肢与面颊外,亦见于黏膜(包括舌及口腔黏膜)与躯干的皮肤,但皮肤温暖。中心性发绀又可分为以下2种。

(1)肺性发绀:见于各种严重呼吸系统疾病,如呼吸道(喉、气管、支气管)阻塞、肺部疾病(肺炎、阻塞性肺气肿、弥漫性肺间质纤维化、肺淤血、肺水肿、急性呼吸窘迫综合征)和肺血管疾病(肺栓塞、原发性肺动脉高压、肺动静脉瘘)等,其发生机制是由于呼吸功能衰竭,通气或换气(通气/血流比例、弥散)功能障碍,肺氧合作用不足,致体循环血管中还原血红蛋白含量增多而出现发绀。

(2)心性混血性发绀:见于发绀型先天性心脏病,如法洛四联症、艾森门格综合征等,其发绀机制是由于心与大血管之间存在异常通道,部分静脉血未通过肺进行氧合作用,即经异通道分流混入体循环动脉血中,如分流量超过心排血量的1/3时,即可引起发绀。

2.周围性发绀

此类发绀是由周围循环血流障碍所致,发绀特点是发绀常见于肢体末梢与下垂部位,如肢端、耳垂与鼻尖,这些部位的皮肤温度低、发凉,若按摩或加温耳垂与肢端,使其温暖,发绀即可消失。此点有助于与中心性发绀相鉴别,后者即使按摩或加温青紫也不消失。周围性发绀又可分为2种。

(1)淤血性周围性发绀:如右心衰竭、渗出性心包炎、心脏压塞、缩窄性心包炎、局部静脉病变

（血栓性静脉炎、上腔静脉综合征、下肢静脉曲张）等，其发生机制是因体循环淤血、周围血流缓慢，氧在组织中被过多摄取所致。

（2）缺血性周围性发绀：常见于重症休克，由于周围血管痉挛收缩及心排血量减少，循环血容量不足，血流缓慢，周围组织血流灌注不足、缺氧，致皮肤黏膜呈青紫、苍白。

局部血液循环障碍，如血栓闭塞性脉管炎、雷诺现象、肢端发绀症、冷球蛋白血症、网状青斑、严重受寒等，由于肢体动脉阻塞或末梢小动脉强烈痉挛、收缩，可引起局部冰冷、苍白与发绀。真性红细胞增多症所致发绀亦属周围性，除肢端外口唇亦可发绀。其发生机制是由红细胞过多，血液黏稠，致血流缓慢，周围组织摄氧过多，还原血红蛋白含量增高所致。

3.混合性发绀

中心性发绀与周围性发绀并存，可见于心力衰竭（左心衰竭、右心衰竭和全心衰竭），因肺淤血或支气管、肺病变，致肺内氧合不足以及周围血流缓慢，毛细血管内血液脱氧过多所致。

（二）血液中存在异常血红蛋白衍化物

1.药物或化学物质中毒所致的高铁血红蛋白血症

由于血红蛋白分子的二价铁被三价铁所取代，致失去与氧结合的能力，当血中高铁血红蛋白含量达 30 g/L 时，即可出现发绀。此种情况通常由伯氨喹、亚硝酸盐、氯酸钾、次硝酸铋、磺胺类、苯丙砜、硝基苯、苯胺等中毒引起。其发绀特点是急骤出现，暂时性，病情严重，经过氧疗青紫不减，抽出的静脉血呈深棕色，暴露于空气中也不能转变成鲜红色，若静脉注射亚甲蓝溶液、硫代硫酸钠或大剂量维生素 C，均可使青紫消退。分光镜检查可证明血中高铁血红蛋白的存在。由于大量进食含有亚硝酸盐的变质蔬菜，而引起的中毒性高铁血红蛋白血症，也可出现发绀，称"肠源性青紫症"。

2.先天性高铁血红蛋白血症

患者自幼即有发绀，有家族史，而无心肺疾病及引起异常血红蛋白的其他原因，身体一般健康状况较好。此外，有所谓特发性阵发性高铁血红蛋白血症，见于女性，发绀与月经周期有关，机制未明。

3.硫化血红蛋白血症

硫化血红蛋白并不存在于正常红细胞中。凡能引起高铁血红蛋白血症的药物或化学物质也能引起硫化血红蛋白血症，但须患者同时有便秘或服用硫化物（主要为含硫的氨基酸），在肠内形成大量硫化氢为先决条件。所服用的含氮化合物或芳香族氨基酸则起触媒作用，使硫化氢作用于血红蛋白，而生成硫化血红蛋白，当血中含量达 5 g/L 时，即可出现发绀。发绀的特点是持续时间长，可达几个月或更长时间，因硫化血红蛋白一经形成，不论在体内或体外均不能恢复为血红蛋白，而红细胞寿命仍正常；患者血液呈蓝褐色，分光镜检查可确定硫化血红蛋白的存在。

三、伴随症状

（一）伴呼吸困难

常见于重症心、肺疾病和急性呼吸道阻塞、气胸等；先天性高铁血红蛋白血症和硫化血红蛋白血症虽有明显发绀，但一般无呼吸困难。

（二）伴杵状指（趾）

病程较长，主要见于发绀型先天性心脏病及某些慢性肺部疾病。

(三)急性起病伴意识障碍和衰竭表现

见于某些药物或化学物质急性中毒、休克、急性肺部感染等。

（张田生）

第四节 呼 吸 困 难

呼吸困难是指患者主观上感到氧气不足、呼吸费力；客观上表现为用力呼吸，重者鼻翼翕动、张口耸肩，甚至出现发绀，并伴有呼吸频率、深度与节律的异常。

一、病因

引起呼吸困难的原因主要是呼吸系统和心血管系统疾病。

(一)肺源性呼吸困难

1.气道阻塞

咽后壁脓肿、喉头水肿、支气管哮喘、慢性阻塞性肺疾病及喉、气管与支气管的炎症、水肿、肿瘤或异物所致狭窄或阻塞，主动脉瘤压迫等。

2.肺疾病

如大叶性或支气管肺炎、肺脓肿、肺气肿、肺栓塞、肺淤血、肺水肿、肺泡炎、弥漫性肺间质纤维化、肺不张、细支气管肺泡癌等。

3.胸膜疾病

胸腔积液、气胸、胸膜肿瘤、胸膜肥厚粘连、脓胸等。

4.胸廓疾病

如严重胸廓脊柱畸形、气胸、大量胸腔积液和胸廓外伤等。

5.神经肌肉疾病

如脊髓灰质炎病变累及颈髓、急性多发性神经根神经炎和重症肌无力累及呼吸肌，药物(肌松药、氨基苷类药等)导致呼吸肌麻痹等。

6.膈运动障碍

纵隔气肿、纵隔肿瘤、急性纵隔炎、膈麻痹、高度鼓肠、大量腹水、腹腔巨大肿瘤、胃扩张和妊娠末期等。

(二)心源性呼吸困难

风湿性心脏病、缩窄性心包炎、心肌炎、心肌病、急性心肌梗死、肺心病等所致心力衰竭、心脏压塞、原发性肺动脉高压和肺栓塞等。

(三)血液和内分泌系统疾病

重度贫血、高铁血红蛋白血症、硫化血红蛋白血症、甲状腺功能亢进或减退、原发性肾上腺功能减退症等。

(四)神经精神因素

脑血管意外、脑水肿、颅内感染、颅脑肿瘤、脑膜炎等致呼吸中枢功能障碍；精神因素所致呼吸困难，如癔症等。

(五)中毒性呼吸困难

酸中毒、一氧化碳中毒、氰化物中毒、亚硝酸盐中毒、吗啡类药物中毒、农药中毒、尿毒症糖尿病酮症酸中毒等。

二、发生机制及临床表现

从发生机制及症状表现分析,将呼吸困难分为如下几种类型。

(一)肺源性呼吸困难

肺源性呼吸困难是由呼吸系统疾病引起通气、换气功能障碍,导致缺氧和/或二氧化碳潴留所引起的。临床上分为 3 种类型。

1.吸气性呼吸困难

特点是吸气费力,重者由于呼吸肌极度用力,胸腔负压增大,吸气时胸骨上窝、锁骨上窝和肋间隙明显凹陷,称"三凹征",常伴有干咳及高调吸气性喉鸣。吸气性呼吸困难见于各种原因引起的喉、气管、大支气管的狭窄与阻塞:①喉部疾病,如急性喉炎、喉水肿、喉痉挛、喉癌、白喉会厌炎等;②气管疾病,如气管肿瘤、气管异物或气管受压(甲状腺肿大、淋巴结肿大或主动脉瘤压迫等)。

2.呼气性呼吸困难

特点是呼气费力,呼气时间明显延长,常伴有干啰音。这主要是由肺泡弹性减弱和/或小支气管狭窄阻塞(痉挛或炎症)所致;当有支气管痉挛时,可听到哮鸣音。呼气性呼吸困难常见于支气管哮喘、喘息型慢性支气管炎、弥漫性细支气管炎和慢性阻塞性肺气肿合并感染等。此外,后者由于肺泡通气/血流比例失调和弥散膜面积减少,严重时导致缺氧、发绀、呼吸增快。

3.混合性呼吸困难

特点是吸气与呼气均感费力,呼吸频率增快、变浅,常伴有呼吸音异常(减弱或消失),可有病理性呼吸音。其原因是由肺部病变广泛或胸腔病变压迫,致呼吸面积减少,影响换气功能所致。混合性呼吸困难常见于重症肺结核、大面积肺不张、大块肺栓塞、肺尘埃沉着症、肺泡炎、弥漫性肺间质纤维化、肺泡蛋白沉着症、大量胸腔积液、气胸、膈肌麻痹和广泛显著胸膜增厚等。后者发生呼吸困难主要与胸壁顺应性降低,呼吸运动受限,肺通气明显减少,肺泡氧分压降低引起缺氧有关。

(二)心源性呼吸困难

主要由左心衰竭和右心衰竭引起,两者发生机制不同,左心衰竭所致呼吸困难较为严重。

1.左心衰竭

左心衰竭引发呼吸困难的主要原因是肺淤血和肺泡弹性降低。其发生机制:①肺淤血,使气体弥散功能降低。②肺泡张力增高,刺激牵张感受器,通过迷走神经反射兴奋呼吸中枢。③肺泡弹性减退,其扩张与收缩能力降低,肺活量减少。④肺循环压力升高对呼吸中枢的反射性刺激。

急性左心衰竭时,常出现阵发性呼吸困难,多在夜间睡眠中发生,称为夜间阵发性呼吸困难。其发生机制:①睡眠时迷走神经兴奋性增高,冠状动脉收缩,心肌供血减少,心功能降低。②小支气管收缩,肺泡通气减少。③仰卧位时肺活量减少,下半身静脉回心血量增多,致肺淤血加重。④呼吸中枢敏感性降低,对肺淤血引起的轻度缺氧反应迟钝,当淤血程度加重、缺氧明显时,才刺激呼吸中枢做出应答反应。

发作时,患者常于熟睡中突感胸闷憋气惊醒,被迫坐起,惊恐不安,伴有咳嗽,轻者数分钟至数十分钟后症状逐渐减轻、缓解;重者高度气喘、面色青紫、大汗,呼吸有哮鸣声,咳浆液性粉红色泡沫样痰,两肺底部有较多湿啰音,心率增快,可有奔马律。此种呼吸困难,又称"心源性哮喘",常见于高血压性心脏病、冠状动脉性心脏病、风湿性心瓣膜病、心肌炎和心肌病等。

2.右心衰竭

右心衰竭引发呼吸困难的原因主要是体循环淤血所致。其发生机制:①右心房与上腔静脉压升高,刺激压力感受器反射性地兴奋呼吸中枢。②血氧含量减少以及乳酸、丙酮酸等酸性代谢产物增多,刺激呼吸中枢。③淤血性肝大、腹水和胸腔积液,使呼吸运动受限,肺受压气体交换面积减少。

(三)中毒性呼吸困难

在急、慢性肾衰竭,糖尿病酮症酸中毒和肾小管性酸中毒时,血中酸性代谢产物增多,强烈刺激颈动脉窦-主动脉体化学感受器或直接兴奋、强烈刺激呼吸中枢,从而导致出现深长、规则的呼吸,可伴有鼾声,称为酸中毒大呼吸(Kussmaul 呼吸)。

急性感染和急性传染病时,由于体温升高和毒性代谢产物的影响,兴奋呼吸中枢,使呼吸频率增快。

某些药物和化学物质如吗啡类、巴比妥类、苯二氮䓬类药物和有机磷杀虫药中毒时,呼吸中枢受抑制,致呼吸变缓慢、变浅,且常有呼吸节律异常如 Cheyne-Stokes 呼吸或 Biots 呼吸。

某些毒物可作用于血红蛋白,如一氧化碳中毒时,一氧化碳与血红蛋白结合成碳氧血红蛋白;亚硝酸盐和苯胺类中毒时,可使血红蛋白转变为高铁血红蛋白,失去携氧功能致组织缺氧。氰化物和含氰化物较多的苦杏仁、木薯中毒时,氰离子抑制细胞色素氧化酶的活性,影响细胞的呼吸作用,导致组织缺氧,可引起呼吸困难,严重时可引起脑水肿抑制呼吸中枢。

(四)神经精神性呼吸困难

重症颅脑疾病如颅脑外伤、脑出血、脑炎、脑膜炎、脑脓肿及脑肿瘤等,呼吸中枢因受增高的颅内压和供血减少的刺激,使呼吸变慢变深,并常伴呼吸节律的异常,如呼吸遏制(吸气突然终止)、双吸气(抽泣样呼吸)等。

癔症患者由于精神或心理因素的影响可有呼吸困难发作,其特点是呼吸浅表而频繁,1 分钟可达 60~100 次,并常因通气过度而发生呼吸性碱中毒,出现口周、肢体麻木和手足搐搦,严重时可有意识障碍。

有叹息样呼吸的患者自述呼吸困难,但并无呼吸困难的客观表现,偶然出现一次深大吸气,伴有叹息样呼气,在叹息之后自觉轻快,这实际上是一种神经症的表现。

(五)血液病

重度贫血、高铁血红蛋白血症或硫化血红蛋白血症等,因红细胞携氧减少,血氧含量降低,致呼吸加速,同时心率加快。大出血或休克时,因缺血与血压下降刺激呼吸中枢,也可使呼吸加速。

三、伴随症状

(一)发作性呼吸困难伴有哮鸣音

发作性呼吸困难伴有哮鸣音见于支气管哮喘、心源性哮喘;骤然发生的严重呼吸困难,见于急性喉水肿、气管异物、大块肺栓塞、自发性气胸等。

(二)呼吸困难伴一侧胸痛

呼吸困难伴一侧胸痛见于大叶性肺炎、急性渗出性胸膜炎、肺梗死、自发性气胸、急性心肌梗死、支气管癌等。

(三)呼吸困难伴发热

呼吸困难伴发热见于肺炎、肺脓肿、胸膜炎、急性心包炎、咽后壁脓肿等。

(四)呼吸困难伴咳嗽、咳脓痰

呼吸困难伴咳嗽、咳脓痰见于慢性支气管炎、阻塞性肺气肿并发感染、化脓性肺炎肺脓肿、支气管扩张症并发感染等,后二者脓痰量较多;呼吸困难伴大量浆液性泡沫样痰,见于急性左心衰竭和有机磷杀虫药中毒。

(五)呼吸困难伴昏迷

呼吸困难伴昏迷见于脑出血、脑膜炎、尿毒症、糖尿病酮症酸中毒、肺性脑病、急性中毒等。

（崔　磊）

第五节　水　　肿

人体组织间隙有过多的液体积聚使组织肿胀称为水肿。水肿可分为全身性水肿与局部性水肿。当液体在体内组织间隙呈弥漫性分布时呈全身性水肿(常为凹陷性);液体积聚在局部组织间隙时呈局部性水肿;发生于体腔内称积液,如胸腔积液、腹水、心包积液。一般情况下,水肿这一术语,不包括内脏器官局部的水肿,如脑水肿、肺水肿等。

一、发生机制

在正常人体中,一方面血管内液体不断地从毛细血管小动脉端滤出,至组织间隙成为组织液,另一方面组织液又不断地从毛细血管小静脉端回吸入血管中。两者经常保持动态平衡,因而组织间隙无过多液体积聚。

保持这种平衡的主要因素:①毛细血管内静水压;②血浆胶体渗透压;③组织间隙机械压力(组织压);④组织液的胶体渗透压。当维持体液平衡的因素发生障碍出现组织间液的生成大于回吸收时,则可产生水肿。

产生水肿的主要因素:①钠与水的潴留,如继发性醛固酮增多症;②毛细血管滤过压升高,如右心衰竭;③毛细血管通透性增高,如急性肾炎;④血浆胶体渗透压降低,如血浆清蛋白减少;⑤淋巴回流受阻,如丝虫病。

二、病因与临床表现

(一)全身性水肿

1.心源性水肿

风心病、冠心病、肺心病等各种心脏病引起右心衰竭时出现。

心源性水肿主要由有效循环血量减少,肾血流量减少,继发性醛固酮增多引起水钠潴留及静脉淤血,毛细血管滤过压增高,组织液回吸收减少所致。前者决定水肿程度,后者决定水肿的部位。水肿程度可由于心力衰竭程度而有不同,可自轻度的踝部水肿以至严重的全身性水肿。

心源性水肿的特点是水肿首先出现于身体下垂部位(下垂部位流体静水压较高)。能起床活动者,水肿最早出现于踝内侧,行走活动后明显,休息后减轻或消失;经常卧床者以腰骶部水肿最为明显。水肿为对称性、凹陷性。此外通常有颈静脉曲张、肝大、静脉压升高,严重时还出现胸腔积液、腹水等右心衰竭的其他表现。

2.肾源性水肿

见于急慢性肾炎、肾盂肾炎、急慢性肾衰竭等,发生机制主要是由多种因素引起肾排泄水、钠减少,导致水钠潴留,细胞外液增多,毛细血管静水压升高,引起水肿。水钠潴留是肾性水肿的基本机制。导致水钠潴留的因素:①肾小球超滤系数及滤过率下降,而肾小管回吸收钠增加(球-管失衡),导致水钠潴留。②大量蛋白尿致低蛋白血症,血浆胶体渗透压下降致使水分外渗。③肾实质缺血,刺激肾素-血管紧张素-醛固酮系统,醛固酮活性增高,导致水钠潴留。④肾内前列腺素产生减少,致使肾排钠减少。

肾源性水肿的特点是疾病早期晨间起床时有眼睑与颜面水肿,以后发展为全身水肿(肾病综合征时为重度水肿)。常有尿改变、高血压、肾功能损害的表现。

3.肝源性水肿

任何肝脏疾病引起血浆清蛋白明显下降时均可引起水肿。

失代偿期肝硬化主要表现为腹水,也可首先出现踝部水肿,逐渐向上蔓延,而头、面部及上肢常无水肿。

门脉高压症、低蛋白血症、肝淋巴液回流障碍、继发醛固酮增多等因素是水肿与腹水形成的主要机制。肝硬化在临床上主要有肝功能减退和门脉高压两个方面表现。

4.营养不良性水肿

慢性消耗性疾病长期营养缺乏、神经性厌食、胃肠疾病、妊娠呕吐、消化吸收障碍、重度烧伤、排泄或丢失过多、蛋白质合成障碍等所致低蛋白血症或 B 族维生素缺乏均可产生水肿。

营养不良性水肿特点是水肿发生前常有消瘦、体重减轻等表现。皮下脂肪减少所致组织松弛,组织压降低,加重了水肿液的潴留。水肿常从足部开始逐渐蔓延至全身。

5.其他原因的全身水肿

(1)黏液性水肿时产生非凹陷性水肿(由于组织液所含蛋白量较高),颜面及下肢水肿较明显。

(2)特发性水肿为一种原因不明或原因尚未确定的综合征,多见于妇女,特点为月经前 7～14 天出现眼睑、踝部及手部轻度水肿,可伴乳房胀痛及盆腔沉重感,月经后水肿逐渐消退。

(3)药物性水肿,可见于糖皮质激素、雄激素、雌激素、胰岛素、萝芙木制剂、甘草制剂等疗程中。

(4)内分泌性水肿,腺垂体功能减退症、黏液性水肿、皮质醇增多症、原发性醛固酮增多症等。

(5)其他可见于妊娠中毒症、硬皮病、血管神经性水肿等。

(二)局部性水肿

(1)局部炎症所致水肿为最常见的局部水肿,见于丹毒、疖肿、蛇毒中毒等。

(2)淋巴回流障碍性水肿多见于丝虫病、非特发性淋巴管炎、肿瘤等。

(3)静脉阻塞性水肿常见于肿瘤压迫或肿瘤转移、静脉血栓形成、血栓性静脉炎、上腔或下腔静脉阻塞综合征等。

(4)变态反应性水肿见于荨麻疹、血清病以及食物、药物等引起的变态反应等。

(5)血管神经性水肿属变态反应或神经源性病变,部分病例与遗传有关。

三、伴随症状

(1)水肿伴肝大可为心源性、肝源性与营养不良性水肿,而同时有颈静脉曲张者则为心源性水肿。

(2)水肿伴重度蛋白尿常为肾源性水肿,而轻度蛋白尿也可见于心源性水肿。

(3)水肿伴呼吸困难与发绀常提示由心脏病、上腔静脉阻塞综合征等所致。

(4)水肿与月经周期有明显关系可见于特发性水肿。

(5)水肿伴失眠、烦躁、思想不集中等见于经前期紧张综合征。

(刘少华)

第四章

高 血 压

第一节　原发性高血压

　　原发性高血压是以体循环动脉血压升高为主要临床表现,引起心、脑、肾、血管等器官结构、功能异常并导致心脑血管事件或死亡的心血管综合征,占高血压的绝大多数,通常简称为"高血压"。

一、病因

(一)遗传因素

　　60%的高血压患者有阳性家族史,患病率在具有亲缘关系的个体中较非亲缘关系的个体高,同卵双生子较异卵双生子高,而在同一家庭环境下具有血缘关系的兄妹较无血缘关系的兄妹高;大部分研究提示,遗传因素占高血压发病机制的35%~50%;已有研究报告过多种罕见的单基因型高血压。可能存在主要基因显性遗传和多基因关联遗传两种方式;高血压多数是多基因功能异常,其中每个基因对血压都有一小部分作用(微效基因),这些微效基因的综合作用最终导致了血压的升高。动物实验研究已成功地建立了遗传性高血压大鼠模型,繁殖几代后几乎100%发生高血压。不同个体的血压在高盐膳食和低盐膳食中也表现出一定的差异性,这也提示可能有遗传因素的影响。

(二)非遗传因素

　　近年来,非遗传因素的作用越来越受到重视,在大多数原发性高血压患者中,很容易发现环境(行为)对血压的影响。重要的非遗传因素如下。

　　1.膳食因素

　　日常饮食习惯明显影响高血压患病风险。高钠、低钾膳食是大多数高血压患者发病最主要的危险因素。人群中,钠盐摄入量与血压水平和高血压患病率呈正相关,而钾盐摄入量与血压水平呈负相关。我国人群研究表明,膳食钠盐摄入量平均每天增加 2 g,收缩压和舒张压分别增高 0.3 kPa(2 mmHg)和 0.2 kPa(1.2 mmHg)。进食较少新鲜蔬菜水果会增加高血压患病风险,可能与钾盐及柠檬酸的低摄入量有关。重度饮酒人群中高血压风险升高,咖啡因可引起瞬时血压升高。

2.超重和肥胖

体重指数(BMI)及腰围是反映超重及肥胖的常用临床指标。人群中体重指数与血压水平呈正相关:体重指数每增加 3 kg/m²,高血压风险在男性增加 50%,女性增加 57%。身体脂肪的分布与高血压发生也相关:腰围男性≥90 cm 或女性≥85 cm,发生高血压的风险是腰围正常者的 4 倍以上。目前认为超过 50%的高血压患者可能是肥胖所致。

3.其他

长期精神过度紧张、缺乏体育运动、睡眠呼吸暂停及服用避孕药物等也是高血压发病的重要危险因素。

二、发病机制

遗传因素与非遗传因素通过什么途径和环节升高血压,尚不完全清楚。已知影响动脉血压形成的因素包括心脏射血功能、循环系统内的血液充盈及外周动脉血管阻力。目前主要从以下几个方面阐述高血压的机制。

(一)交感神经系统活性亢进

各种因素使大脑皮质下神经中枢功能发生变化,各种神经递质浓度异常,最终导致交感神经系统活性亢进,血浆儿茶酚胺浓度升高。交感神经系统活性亢进可能通过多种途径升高血压,如儿茶酚胺单独的作用与儿茶酚胺对肾素释放刺激的协同作用,最终导致心排血量增加或改变正常的肾脏压力-容积关系。另外,交感神经系统分布异常在高血压发病机制方面也有重要作用,这些现象在年轻患者中更明显,越来越多的证据表明,交感神经系统亢进与心脑血管病发病率和病死率呈正相关。它可能导致了高血压患者在晨间的血压增高,引起了晨间心血管病事件的升高。

(二)肾素-血管紧张素-醛固酮系统

肾素-血管紧张素-醛固酮系统(RAAS)在调节血管张力、水电解质平衡和心血管重塑等方面都起着重要的作用。经典的 RAAS 肾小球入球动脉的球旁细胞分泌肾素,激活从肝脏产生的血管紧张素原,生成血管紧张Ⅰ(AngⅠ),然后经过血管紧张素转换酶(ACE)生成血管紧张素Ⅱ(AngⅡ)。AngⅡ是 RAAS 的主要效应物质,可以作用于血管紧张素Ⅱ受体,使小动脉收缩;也可刺激醛固酮的分泌,而醛固酮分泌增加可导致水钠潴留。另外,还可以通过交感神经末梢突触前膜的正反馈使去甲肾上腺素分泌增加。这些作用均可导致血压升高,从而参与了高血压的发病及维持。目前,针对该系统研制的降压药在高血压的治疗中发挥着重要作用。此外,该系统除上述作用外,还可能与动脉粥样硬化、心肌肥厚、血管中层硬化、细胞凋亡及心力衰竭等密切相关。

(三)肾脏钠潴留

相当多的详细证据支持钠盐在高血压发生中的作用。目前研究表明,血压随年龄升高直接与钠盐摄入水平的增加有关。给某些人短期内大量钠负荷,血管阻力和血压会上升,而限钠至 100 mmol/d,多数人血压会下降,而利尿剂的降压作用需要一个初始的排钠过程。在大多数高血压患者中,血管组织和血细胞内钠浓度升高;对有遗传倾向的动物给予钠负荷,会出现高血压。

过多的钠盐必须在肾脏被重吸收后才能引起高血压,因此肾脏在调节钠盐方面起着重要作用,研究表明老年高血压患者中盐敏感性增加,推测可能与肾小球滤钠作用下降及肾小管重吸收钠异常增高有关。另外,其他一些原因也可干扰肾单位对过多钠盐的代偿能力,进而可导致血压升高,如获得性钠泵抑制剂或其他影响钠盐转运物质的失调;一部分人群由于各种原因导致入球小动脉收缩或腔内固有狭窄而导致肾单位缺血,这些肾单位分泌的肾素明显增多,增多的肾素干扰了正常肾单位对过多钠盐的代偿能力,从而扰乱了整个血压的自身稳定性。

(四)高胰岛素血症和/或胰岛素抵抗

高血压与高胰岛素血症之间的关系已被认识了很多年,高血压患者中约有一半存在不同程度的胰岛素抵抗(IR),尤其是伴有肥胖者。近年来的一些观点认为胰岛素抵抗是 2 型糖尿病和高血压发生的共同病理生理基础。大多观点认为血压的升高继发于高胰岛素血症。高胰岛素血症导致的升压效应机制:一方面导致交感神经活性的增加、血管壁增厚和肾脏钠盐重吸收增加等;另一方面高胰岛素血症也可导致一氧化氮扩血管作用的缺陷,从而升高血压。

(五)其他可能的机制

(1)内皮细胞功能失调:血管内皮细胞可以产生多种调节血管收缩舒张的递质,如一氧化氮、前列环素、内皮素-1 及内皮依赖性收缩因子等。当这些介质分泌失调时,可能导致血管的收缩舒张功能异常,如高血压患者对不同刺激引起的一氧化氮释放减少而导致的舒血管反应减弱;内皮素-1 可引起强烈而持久的血管收缩,阻滞其受体后则引起血管舒张,但内皮素在高血压中的作用仍然需要更多研究。

(2)细胞间离子转运失调及多种血管降压激素缺陷等也可能影响血压。

三、病理

高血压的主要病理改变是小动脉的病变和靶器官损害。长期高血压引起全身小动脉病变,主要表现为小动脉中层平滑肌细胞增生和纤维化,管壁增厚和管腔狭窄,导致心、脑、肾等重要靶器官缺血,以及相关的结构和功能改变。长期高血压可促进大、中动脉粥样硬化的发生和发展。

(一)心脏

左心室肥厚是高血压所致心脏特征性的改变。长期压力超负荷和神经内分泌异常,可导致心肌细胞肥大、心肌结构异常、间质增生、左心室体积和重量增加。早期左心室以向心性肥厚为主,长期病变时心肌出现退行性改变,心肌细胞萎缩伴间质纤维化,心室壁可由厚变薄,左心室腔扩大。左心室肥厚将引起一系列功能失调,包括冠状动脉血管舒张储备功能降低、左心室壁机械力减弱及左心室舒张充盈方式异常等;随着血流动力学变化,早期可出现舒张功能变化,晚期可演变为舒张或收缩功能障碍,发展为不同类型的充血性心力衰竭。高血压在导致心脏肥厚或扩大的同时,常可合并冠状动脉粥样硬化和微血管病变,最终可导致心力衰竭或严重心律失常,甚至猝死。

(二)肾

长期持续性高血压可导致肾动脉硬化及肾小球囊内压升高,造成肾实质缺血、肾小球纤维化及肾小管萎缩,并有间质纤维化;相对正常的肾单位可代偿性肥大。早期患者肾脏外观无改变,病变进展到一定程度时肾表面呈颗粒状,肾体积可随病情的发展逐渐萎缩变小,最终导致肾衰竭。

(三)脑

高血压可造成脑血管从痉挛到硬化的一系列改变,但脑血管结构较薄弱,发生硬化后更为脆弱,加之长期高血压时脑小动脉易形成微动脉瘤,易在血管痉挛、血管腔内压力波动时破裂出血;高血压易促使脑动脉粥样硬化、粥样斑块破裂可并发脑血栓形成。高血压的脑血管病变特别容易发生在大脑中动脉的豆纹动脉、基底动脉的旁正中动脉和小脑齿状核动脉,这些血管直接来自压力较高的大动脉,血管细长而且垂直穿透,容易形成微动脉瘤或闭塞性病变。此外,颅内外动脉粥样硬化的粥样斑块脱落可造成脑栓塞。

(四)视网膜

视网膜小动脉在本病初期发生痉挛,以后逐渐出现硬化,严重时发生视网膜出血和渗出及视神经盘水肿。高血压视网膜病变分为 4 期(图 4-1):Ⅰ期和Ⅱ期是视网膜病变早期,Ⅲ和Ⅳ期是严重高血压视网膜病变,对心血管病死率有很高的预测价值。

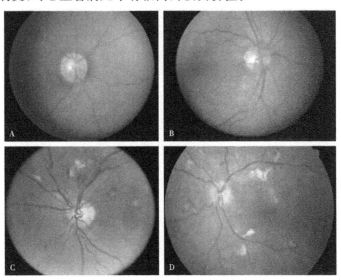

图 4-1　高血压视网膜病变分期
A.Ⅰ期(小动脉局灶性或普遍性狭窄);B.Ⅱ期(动静脉缩窄);C.Ⅲ期(出血、严重渗出);D.Ⅳ期(视盘水肿)

四、临床表现

(一)症状

高血压被称作沉默杀手,大多数高血压患者起病隐匿、缓慢,缺乏特殊的临床表现。有的仅在健康体检或因其他疾病就医或在发生明显的心、脑、肾等靶器官损害时才被发现。临床常见症状有头痛、头昏、头胀、失眠、健忘、注意力不集中、易怒及颈项僵直等,症状与血压升高程度可不一致,上述症状在血压控制后可减轻或消失。疾病后期,患者出现高血压相关靶器官损害或并发症时,可出现相应的症状,如胸闷、气短、口渴、多尿、视野缺损、短暂性脑缺血发作等。

(二)体征

高血压体征较少,除血压升高外,体格检查听诊可有主动脉瓣区第二心音亢进、收缩期杂音或收缩早期喀喇音等。有些体征常提示继发性高血压可能,若触诊肾脏增大,同时有家族史,提示多囊肾可能;腹部听诊收缩性杂音,向腹两侧传导,提示肾动脉狭窄;心律失常、严重低钾及肌无力的患者,常考虑原发性醛固酮增多症。

(三)并发症

1.心力衰竭

长期持续性高血压使左心室超负荷,发生左心室肥厚。早期心功能改变是舒张功能降低,压力负荷增大,可演变为收缩和/或舒张功能障碍,出现不同类型的心力衰竭。同时高血压可加速动脉粥样硬化的发展,增大了心肌缺血的可能性,使高血压患者心肌梗死、猝死及心律失常发生率较高。

2.脑血管疾病

脑血管并发症是我国高血压患者最常见的并发症,也是最主要死因;主要包括短暂性脑缺血发作(TIA)、脑血栓形成、高血压脑病、脑出血及脑梗死等。高血压占脑卒中病因的50%以上,是导致脑卒中和痴呆的主要危险因素。在中老年高血压患者中,磁共振成像(MRI)上无症状脑白质病变(白质高密度)提示脑萎缩和血管性痴呆。

3.大血管疾病

高血压患者可合并主动脉夹层(远端多于近端)、腹主动脉瘤和外周血管疾病等,其中,大多数腹主动脉瘤起源肾动脉分支以下。

4.慢性肾脏疾病

高血压可引起肾功能下降和/或尿清蛋白排泄增加。血清肌酐浓度升高或估算的肾小球滤过率(eGFR)降低表明肾脏功能减退;尿清蛋白和尿清蛋白排泄率增加则意味着肾小球滤过屏障的紊乱。高血压合并肾脏损害大大增加了心血管事件的风险。大多数高血压相关性慢性肾脏病患者在肾脏功能全面恶化需要透析前,常死于心脏病发作或者脑卒中。

五、诊断与鉴别诊断

高血压患者的诊断:①确定高血压的诊断;②排除继发性高血压的原因;③根据患者心血管危险因素、靶器官损害和伴随的临床情况评估患者的心血管风险。需要正确测量血压、仔细询问病史(包括家族史)及体格检查,安排必要的实验室检查。

(一)目前高血压的定义

在未使用降压药物的情况下,非同日3次测量血压,收缩压(SBP)≥18.7 kPa(140 mmHg)和/或舒张压(DBP)≥12.0 kPa(90 mmHg)[SBP≥18.7 kPa(140 mmHg)和DBP<12.0 kPa(90 mmHg)为单纯性收缩期高血压];患者既往有高血压,目前正在使用降压药物,血压虽然低于18.7/12.0 kPa(140/90 mmHg),也应诊断为高血压。根据血压升高水平,又进一步将高血压分为1级、2级和3级(表4-1)。

表 4-1　血压水平分类和分级

分类	收缩压(mmHg)	舒张压(mmHg)
正常血压	<120	<80
正常高值血压	120~139	80~89
高血压	≥140	≥90
1级高血压	140~159	90~99
2级高血压	160~179	100~109
3级高血压	≥180	≥110
单纯收缩期高血压	≥140	<90

注:当收缩压和舒张压分属于不同级别时,以较高的分级为准;1 mmHg≈0.133 kPa。

(二)心血管疾病风险分层的指标

血压水平、心血管疾病危险因素、靶器官损害、临床并发症和糖尿病,根据这些指标,可以将患者进一步分为低危、中危、高危和很高危4个层次,它有助于确定启动降压治疗的时机,确立合适的血压控制目标,采用适宜的降压治疗方案,实施危险因素的综合管理等。表4-2为高血压患者心血管疾病风险分层标准。

表 4-2　高血压患者心血管疾病风险分层

其他危险因素和病史	高血压		
	1 级	2 级	3 级
无	低危	中危	高危
1～2 个其他危险因素	中危	中危	很高危
≥3 个其他危险因素,或靶器官损伤	高危	高危	很高危
临床并发症或合并糖尿病	很高危	很高危	很高危

六、实验室检查

(一)血压测量

1.诊室血压测量

诊室血压是指由医护人员在标准状态下测量得到的血压,是目前诊断、治疗、评估高血压常用的标准方法,准确性好。正确的诊室血压测量规范:测定前患者应坐位休息 3～5 分钟;至少测定 2 次,间隔 1～2 分钟,如果 2 次测量数值相差很大,应增加测量次数;合并心律失常,尤其是心房颤动的患者,应重复测量以改善精确度;使用标准气囊(宽 12～13 cm,长 35 cm),上臂围>32 cm 应使用大号袖带,上臂较瘦的应使用小号的袖带;无论患者体位如何,袖带应与心脏同水平;采用听诊法时,使用柯氏第Ⅰ音和第Ⅴ音(消失音)分别作为收缩压和舒张压。第 1 次应测量双侧上臂血压以发现不同,以后测量血压较高一侧;在老年人、合并糖尿病或其他可能易发生直立性低血压者第 1 次测量血压时,应测定站立后 1 分钟和 3 分钟的血压。

2.诊室外血压测量

诊室外血压通常指动态血压监测或家庭自测血压。诊室外血压是传统诊室血压的重要补充,最大的优势在于提供大量医疗环境以外的血压值,较诊室血压代表更真实的血压。

(1)家庭自测血压:可监测常态下白天血压,获得短期和长期血压信息,用于评估血压变化和降压疗效。适用于老年人、妊娠妇女、糖尿病、可疑白大衣性高血压、隐蔽性高血压和难治性高血压等,有助于提高患者治疗的依从性。

测量方法:目前推荐国际标准认证的上臂式电子血压计,一般不推荐指式、手腕式电子血压计,肥胖患者或寒冷地区可用手腕式电子血压计。测量方法为每天早晨和晚上检测血压,测量后马上将结果记录在标准的日记上,至少连续 3～4 天,最好连续监测 7 天,在医师的指导下,剔除第 1 天监测的血压值后,取其他读数的平均值解读结果。

(2)24 小时动态血压:可监测日常生活状态下全天血压,获得多个血压参数,不仅可用于评估血压升高程度、血压晨峰、短时血压变异和昼夜节律,还有助于评估降压疗效鉴别白大衣性高血压和隐蔽性高血压,识别真性或假性顽固性高血压等。患者可通过佩戴动态血压计进行动态血压监测,通常佩戴在非优势臂上,持续 24～25 小时,以获得白天活动时和夜间睡眠时的血压值。医师指导患者动态血压测量方法及注意事项,设置定时测量,日间一般每 15～30 分钟测 1 次,夜间睡眠时 30～60 分钟测 1 次。袖带充气时,患者尽量保持安静,尤其佩带袖带的上肢。嘱咐患者提供日常活动的日记,除了服药时间,还包括饮食及夜间睡眠的时间和质量。表 4-3 为不同血压测量方法对于高血压的参考定义。

表 4-3　不同血压测量方法对于高血压的定义

分类	收缩压(mmHg)	舒张压(mmHg)
诊室血压	≥140	≥90
动态血压		
白昼血压	≥135	≥85
夜间血压	≥120	≥70
全天血压	≥130	≥80
家测血压	≥135	≥85

(二)心电图(ECG)

可诊断高血压患者是否合并左心室肥厚、左心房负荷过重及心律失常等。心电图诊断左心室肥厚的敏感性不如超声心动图,但对评估预后有帮助。心电图提示有左心室肥厚的患者病死率较对照组增高 2 倍以上;左心室肥厚并伴有复极异常图形者心血管病死率和病残率更高。心电图上出现左心房负荷过重亦提示左心受累,还可作为左心室舒张顺应性降低的间接证据。

(三)X 线胸片

心胸比率>0.5 提示心脏受累,多由于左心室肥厚和扩大,胸片上可显示为靴型心。主动脉夹层、胸主动脉及腹主动脉缩窄亦可从 X 线胸片中找到线索。

(四)超声心动图

超声心动图(UCG)能评估左右房室结构及心脏收缩舒张功能。更为可靠地诊断左心室肥厚,其敏感性较心电图高。测定计算所得的左心室质量指数(LVMI),是一项反映左心室肥厚及其程度的较为准确的指标,与病理解剖的符合率和相关性好。如疑有颈动脉、股动脉、其他外周动脉和主动脉病变,应做血管超声检查;疑有肾脏疾病者,应做肾脏超声。

(五)脉搏波传导速度

大动脉变硬及波反射现象已被确认为是单纯收缩性高血压和老龄化脉压增加的最重要病理生理影响因素。颈动脉-股动脉脉搏波传导速度(PWV)是检查主动脉僵硬度的"金标准",主动脉僵硬对高血压患者中的致死性和非致死性心血管事件具有独立预测价值。

(六)踝肱指数

踝肱指数(ABI)可采用自动化设备或连续波多普勒超声和血压测量计测量。踝肱指数低(即≤0.9)可提示外周动脉疾病,是影响高血压患者心血管预后的重要因素。

七、治疗

(一)治疗目的

大量的临床研究证据表明,抗高血压治疗可降低高血压患者心脑血管事件,尤其在高危患者中获益更大。高血压患者发生心脑血管并发症往往与血压严重程度有密切关系,因此降压治疗应该确立控制的血压目标值,同时高血压患者合并的多种危险因素也需要给予综合干预措施降低心血管风险。高血压治疗的最终目的是降低高血压患者心、脑血管事件的发生率和病死率。

(二)治疗原则

1.起始剂量

一般患者采用常规剂量;老年人及高龄老年人初始治疗时通常应采用较小的有效治疗剂量。

根据需要,可考虑逐渐增加至足剂量。

2.长效降压药物

优先使用长效降压药物,以有效控制 24 小时血压,更有效预防心脑血管并发症发生。如使用中、短效制剂,则需每天 2～3 次给药,以达到平稳控制血压。

3.联合治疗

对血压≥21.3/13.3 kPa(160/100 mmHg)、高于目标血压 2.7/1.3 kPa(20/10 mmHg)的高危患者,或单药治疗未达标的高血压患者应进行联合降压治疗,包括自由联合或单片复方制剂。对血压≥18.7/12.0 kPa(140/90 mmHg)的患者,也可起始小剂量联合治疗。

4.个体化治疗

根据患者合并症的不同和药物疗效及耐受性,以及患者个人意愿或长期承受能力,选择适合患者个体的降压药物。

5.药物经济学

高血压是终身治疗,需要考虑成本/效益。

(三)高血压治疗方法

1.非药物治疗

非药物治疗主要指治疗性生活方式干预,即去除不利于身体和心理健康的行为和习惯。它不仅可以预防或延迟高血压的发生,而且还可以降低血压,提高降压药物的疗效及患者依从性,从而降低心血管风险。

(1)限盐:钠盐可显著升高血压及高血压的发病风险,所有高血压患者应尽可能减少钠盐的摄入量,建议摄盐<6 g/d。主要措施:尽可能减少烹调用盐,减少味精、酱油等含钠盐的调味品用量,少食或不食含钠盐量较高的各类加工食品。

(2)增加钙和钾盐的摄入:多食用蔬菜、低乳制品和可溶性纤维、全谷类剂植物源性蛋白(减少饱和脂肪酸和胆固醇),同时也推荐摄入水果,因为其中含有大量钙及钾盐。

(3)控制体重:超重和肥胖是导致血压升高的重要原因之一。最有效的减重措施是控制能量摄入和增加体力活动:在饮食方面要遵循平衡膳食的原则,控制高热量食物的摄入,适当控制主食用量;在运动方面,规律的、中等强度的有氧运动是控制体重的有效方法。

(4)戒烟:吸烟可引起血压和心率的骤升,血浆儿茶酚胺和血压同步改变,以及压力感受器受损都与吸烟有关。长期吸烟还可导致血管内皮损害,显著增加高血压患者发生动脉粥样硬化性疾病的风险。因此,除了对血压值的影响外,吸烟还是一个动脉粥样硬化性心血管疾病重要危险因素,戒烟是预防心脑血管疾病(包括卒中、心肌梗死和外周血管疾病)有效措施;戒烟的益处十分肯定,而且任何年龄戒烟均能获益。

(5)限制饮酒:饮酒、血压水平和高血压患病率之间呈线性相关。长期大量饮酒可导致血压升高,限制饮酒量则可显著降低高血压的发病风险。每天酒精摄入量男性不应超过 25 g,女性不应超过 15 g。不提倡高血压患者饮酒,饮酒则应少量:白酒、葡萄酒(或米酒)与啤酒的量分别少于 50 mL、100 mL、300 mL。

(6)体育锻炼:定期的体育锻炼可产生重要的治疗作用,可降低血压及改善糖代谢等。因此,建议进行规律的体育锻炼,即每周多于 4 天且每天至少 30 分钟的中等强度有氧锻炼,如步行、慢跑、骑车、游泳、做健美操、跳舞和非比赛性划船等。

2.药物治疗

(1)常用降压药物的种类和作用特点:常用降压药物包括钙通道阻滞剂(CCB)、血管紧张素转换酶抑制剂(ACEI)、血管紧张素Ⅱ受体阻滞剂(ARB)、β受体阻滞剂及利尿剂5类,以及由上述药物组成的固定配比复方制剂。5类降压药物及其固定复方制剂均可作为降压治疗的初始用药或长期维持用药。

1)钙通道阻滞剂(CCB):主要包括二氢吡啶类及非二氢吡啶类,临床上常用于降压的CCB主要是二氢吡啶类。①二氢吡啶类钙通道阻滞剂有明显的周围血管舒张作用,而对心脏自律性、传导或收缩性几乎没有影响。根据药物作用持续时间,该类药物又可分为短效和长效。长效包括长半衰期药物,如氨氯地平、左旋氨氯地平;脂溶性膜控型药物,如拉西地平和乐卡地平;缓释或控释制剂,如非洛地平缓释片、硝苯地平控释片。已发现该类药物对老年高血压患者卒中的预防特别有效,在延缓颈动脉粥样硬化和降低左心室肥厚方面优于β受体阻滞剂,但心动过速与心力衰竭患者应慎用。常见不良反应包括血管扩张导致头疼、面部潮红及脚踝部水肿等。②非二氢吡啶类钙通道阻滞剂主要有维拉帕米和地尔硫䓬,主要影响心肌收缩和传导功能,不宜在心力衰竭、窦房结传导功能低下或心脏传导阻滞患者中使用,同样是有效的抗高血压药物,它们很少引起与血管扩张有关的不良反应,如潮红和踝部水肿。

2)血管紧张素转化酶抑制剂(ACEI):作用机制是抑制血管紧张素转换酶从而阻断肾素血管紧张素系统发挥降压作用。尤其适用于伴慢性心力衰竭、冠状动脉缺血、糖尿病或非糖尿病肾病、蛋白尿或微量清蛋白尿患者。干咳是其中一个主要不良反应,可在中断ACEI数周后仍存在,可用ARB取代;皮疹、味觉异常和白细胞减少等罕见。肾功能不全或服用钾或保钾制剂的患者有可能发生高钾血症。禁忌证为双侧肾动脉狭窄、高钾血症及妊娠妇女等。

3)血管紧张素Ⅱ受体抑制剂(ARB):作用机制是阻断血管紧张素Ⅱ(1型)受体与血管紧张素受体(T₁)结合,发挥降压作用。尤其适用于应该接受ACEI,但通常因为干咳不能耐受的患者。禁忌证同ACEI。

4)β受体阻滞剂:该类药物可抑制过度激活的交感活性,尤其适用于伴快速性心律失常、冠心病(尤其是心肌梗死后)、慢性心力衰竭、交感神经活性增高及高动力状态的高血压患者。常见的不良反应是疲乏,可能增加糖尿病发病率并常伴有脂代谢紊乱。β受体阻滞剂预防卒中的效果略差,可能归因于其降低中心收缩压和脉压能力较小。老年、慢性阻塞型肺疾病、运动员、周围血管病或糖耐量异常者慎用;高度心脏传导阻滞、哮喘为禁忌证,长期应用者突然停药可发生反跳现象。β₁受体阻滞剂具有高心脏选择性,且脂类和糖类代谢紊乱较小及患者治疗依从性较好。

5)利尿剂:主要有噻嗪类利尿剂、袢利尿剂和保钾利尿剂等。起始降压均通过增加尿钠的排泄,并通过降低血浆容量、细胞外液容量和心排血量而发挥降压作用。低剂量的噻嗪类利尿剂对于大多数高血压患者应是药物治疗的初始选择之一。噻嗪类利尿剂常和保钾利尿剂联用,保钾利尿剂中醛固酮受体拮抗剂是比较理想的选择,后者主要用于原发性醛固酮增多症、难治性高血压。袢利尿剂用于肾功能不全或难治性高血压患者,其不良反应与剂量密切相关,故通常应采用小剂量。此外,噻嗪类利尿剂可引起尿酸升高,痛风及高尿酸血症患者慎用。

6)血管紧张素受体-脑啡肽酶抑制剂(ARNI)是近些年推出的作用于射血分数减低型心力衰竭患者的一类新型药物,包含缬沙坦和沙库巴曲2种成分,可同时作用于肾素-血管紧张素-醛固酮系统(RAAS)和利钠肽系统(NPS),发挥利尿、利钠、舒张血管、拮抗RAAS等作用。新近研究发现,ARNI也可用于高血压治疗,对高血压及其并发症均有显著作用。

7)其他类型降压药物:包括交感神经抑制剂,如利血平、可乐定;直接血管扩张剂,如肼屈嗪;α₁受体阻滞剂,如哌唑嗪、特拉唑嗪;中药制剂等。这些药物一般情况下不作为降压治疗的首选,但在某些复方制剂或特殊情况下可以使用。

(2)降压药物选择:应根据药物作用机制及适应证,并结合患者具体情况选药。推荐参照以下原则对降压药物进行优先考虑。①一般人群(包括糖尿病患者):初始降压治疗可选择噻嗪类利尿剂、CCB、ACEI或ARB。②一般黑人(包括糖尿病患者):初始降压治疗包括噻嗪类利尿剂或CCB。③≥18岁的慢性肾脏疾病患者(无论其人种及是否伴糖尿病):初始(或增加)降压治疗应包括ACEI或ARB,以改善肾脏预后。④高血压合并稳定性心绞痛患者:首选β受体阻滞剂,也可选用长效CCB;急性冠脉综合征的患者,应优先使用β受体阻滞剂和ACEI;陈旧性心肌梗死患者,推荐使用ACEI、β受体阻滞剂和醛固酮拮抗剂。⑤无症状但有心功能不全的患者:建议使用ACEI和β受体阻滞剂。

(3)药物滴定方法及联合用药推荐:药物滴定方法。以下3种药物治疗策略均可考虑:①在初始治疗高血压时,先选用一种降压药物,逐渐增加至最大剂量,如果血压仍不能达标则加用第二种药物。②在初始治疗高血压时,先选用一种降压药物,血压不达标时不增加该种降压药物的剂量,而是联合应用第2种降压药物。③若基线血压≥21.3/13.3 kPa(160/100 mmHg),或患者血压超过目标2.7/1.3 kPa(20/10 mmHg),可直接启用两种药物联合治疗(自由处方联合或单片固定剂量复方制剂)。

若经上述治疗血压未能达标,应指导患者继续强化生活方式改善,同时视患者情况尝试增加药物剂量或种类(仅限于噻嗪类利尿剂、ACEI、ARB和CCB 4种药物,但不建议ACEI与ARB联合应用)。经上述调整血压仍不达标时,可考虑增加其他药物(如β受体阻滞剂、醛固酮受体拮抗剂等)。

1)联合用药的意义:采用单一药物的明显优点是能够将疗效和不良反应都归因于那种药物。但任何两类高血压药物的联用可增加血压的降低幅度,并远大于增加一种药物剂量所降压的幅度。初始联合疗法的优点是,对血压值较高的患者实现目标血压的可能性更大,以及因多种治疗改变而影响患者依从性的可能性较低,其他优点包括不同种类的药物间具有生理学和药理学的协同作用,不仅有较大的血压降幅,还可能不良反应更少,并且可能提供大于单一药物所提供的益处。

2)利尿剂加ACEI或ARB:长期使用利尿剂会可能导致交感神经系统及RAAS激活,联合使用ACEI或ARB后可抵消这种不良反应,增强降压效果。此外,ACEI和ARB由于可使血钾水平稍上升,从而能防止利尿剂长期应用所致的电解质紊乱,尤其低血钾等不良反应。

3)CCB加ACEI或ARB:前者具有直接扩张动脉的作用,后者通过阻断RAAS和降低交感活性,既扩张动脉,又扩张静脉,故两药在扩张血管上有协调降压作用;二氢吡啶类CCB常见产生的踝部水肿可被ACEI或ARB消除;两药在心肾和血管保护,在抗增殖和减少蛋白尿上亦有协同作用。此外,ACEI或ARB可阻断CCB所致反射性交感神经张力增加和心率加快的不良反应。

4)CCB加β受体阻滞剂:前者具有扩张血管和轻度增加心排血量作用,正好抵消β受体阻滞剂的缩血管及降低心排血量作用;两药对心率的相反作用可使患者心率不受影响。不推荐两种RAAS拮抗剂的联合使用。

3.器械治疗

去肾神经术(RDN)是一种新兴技术。尽管SYMPLICITY HTN-3研究是一个阴性结果,但并不能因此就否定 RDN 疗法。该研究给我们提出很多临床研究上需要重视的问题,比如患者筛选标准、手术医师技术水平、RDN 仪器改进和提高等,近年来 RDN 的新器械在不断发展,有望能更可靠地阻断肾神经。SPYRAL HTN-OFF MED 研究和 SPYRAL HTN-ON MED 研究的结果表明 RDN 可以安全有效治疗未用药高血压或轻中度高血压。鉴于目前有关 RDN 治疗难治性高血压的疗效和安全性方面的证据仍不充足,因此该方法仍处于临床研究阶段。

其他一些器械降压治疗方法,如压力感受性反射激活疗法、髂动静脉吻合术、颈动脉体化学感受器消融、深部脑刺激术和减慢呼吸治疗等也在研究中,安全性和有效性仍不明确,是否有临床应用前景尚不清楚。

(苏田甜)

第二节 继发性高血压

继发性高血压是病因明确的高血压,当查出病因并有效去除或控制病因后,作为继发症状的高血压可被治愈或明显缓解。其在高血压人群中占 5%~10%。临床常见病因为肾性、内分泌性、主动脉缩窄、阻塞性睡眠呼吸暂停低通气综合征及药物性等,由于精神心理问题而引发的高血压也时常可以见到。提高对继发性高血压的认识,及时明确病因并积极针对病因治疗将会大大降低因高血压及并发症造成的高致死及致残率。

一、肾性高血压

(一)肾实质性

肾实质性疾病是继发性高血压常见的病因,占 2%~5%。由于慢性肾小球肾炎已不太常见,高血压性肾硬化和糖尿病肾病已成为慢性肾病中最常见的原因。病因为原发或继发性肾脏实质病变,是最常见的继发性高血压之一。常见的肾脏实质性疾病包括急慢性肾小球肾炎、多囊肾、慢性肾小管间质病变、痛风性肾病、糖尿病肾病及狼疮性肾炎等,也少见于遗传性肾脏疾病(Liddle 综合征)、肾脏肿瘤等。

临床有时鉴别肾实质性高血压与高血压引起的肾脏损害较为困难。一般情况下,前者肾脏病变的发生常先于高血压或与其同时出现,血压水平较高且较难控制,易进展为恶性高血压,蛋白尿/血尿发生早、程度重、肾脏功能受损明显。常用的实验室检查:血尿常规、血电解质、肌酐、尿酸、血糖、血脂的测定,24 小时尿蛋白定量或尿清蛋白/肌酐比值、12 小时尿沉渣检查,肾脏 B 超了解肾脏大小、形态及有无肿瘤,如发现肾脏体积及形态异常,或发现肿物,则需进一步做肾脏计算机断层/磁共振以确诊并查病因;必要时应在有条件的医院行肾脏穿刺及病理学检查,这是诊断肾实质性疾病的"金标准"。

肾实质性高血压应低盐饮食(<6 g/d);大量蛋白尿及肾功能不全者,宜选择摄入高生物效价蛋白;在针对原发病进行有效的治疗同时,积极控制血压在<18.7/12.0 kPa(140/90 mmHg),有蛋白尿的患者应首选 ACEI 或 ARB 作为降压药物,必要时联合其他药物。透析及肾移植用于终末期肾病。

(二)肾血管性

肾血管性高血压是继发性高血压最常见的病因。引起肾动脉狭窄的主要原因包括动脉粥样硬化(90%),主要是出现了其他系统性动脉硬化相关临床症状的老年患者;肌纤维发育不良(不到 10%)(图 4-2),主要是健康状况较好的年轻女性,常有吸烟史;还有比较少见的多发性大动脉炎。单侧肾动脉狭窄时,患侧肾分泌肾素,激活 RAAS,导致水钠潴留。另外,健侧肾高灌注,产生压力性利尿,进一步导致 RAAS 激活,形成肾素依赖性高血压的恶性循环。双侧肾动脉狭窄时,同样存在 RAAS 激活,但无压力性利尿,因而血容量扩张使得肾素分泌抑制,因此产生容量依赖性高血压。当血容量减少时,容量依赖性高血压可再转变为肾素依赖性高血压,比如使用利尿剂治疗后容量减少,肾素再次分泌增多,可导致利尿剂抵抗性高血压。

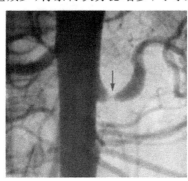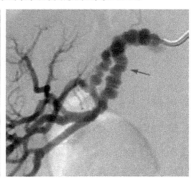

图 4-2　肾血管狭窄

左侧为动脉粥样硬化(箭头所示),右侧为肌纤维发育不良(箭头所示)

以下临床证据有助于肾血管性高血压的诊断:所有需要住院治疗的急性高血压;反复发作的"瞬时"肺水肿;腹部或肋脊角处闻及血管杂音;血压长期控制良好的高血压患者病情在近期加重;年轻患者或 50 岁以后出现的恶性高血压;不明原因低钾血症;使用 ACEI 或 ARB 类药物后产生的急进性肾衰竭;左右肾脏大小不等;全身性动脉粥样硬化疾病。

彩色多普勒超声检查是一种无创检查,为诊断肾动脉狭窄的首选方法。造影剂增强性计算机断层 X 线照相术(CTA)及磁共振血管造影(MRA)亦常用于肾动脉狭窄的检查。肌纤维发育异常产生的肾动脉狭窄往往会在肾动脉中部形成一个"串珠样"改变;而动脉硬化导致的肾动脉狭窄其病变一般在动脉近端,且不连续。侵入性肾血管造影是肾动脉狭窄诊断的金标准。

治疗方法包括药物治疗、介入治疗和手术治疗,应根据病因来选择。肌纤维发育不良性肾动脉狭窄常选用球囊血管成形术(PTCA),总体来说预后较好。对于动脉硬化性肾动脉狭窄来说,控制血压及相关动脉硬化危险因素是首选治疗手段,推荐 AECI/ARB 作为首选,但双侧肾动脉狭窄,肾功能已受损或非狭窄侧肾功能较差者禁用,此外 CCB、β 受体阻滞剂及噻嗪类利尿剂等也能用于治疗。目前,进行球囊血管成形术的指征仅包括真性药物抵抗性高血压及进行性肾衰竭(缺血性肾病)。大多数动脉硬化造成的肾血管损伤并不会导致高血压或进行性肾衰竭,而肾脏血运重建(球囊血管成形术或支架术)对于多数患者来说并无益处,反而存在一些潜在的并发症风险。

二、内分泌性高血压

内分泌组织增生或肿瘤所致的多种内分泌疾病,由于其相应激素如醛固酮、儿茶酚胺及皮质醇等分泌过度增多,导致机体血流动力学改变而使血压升高。这种由内分泌激素分泌增多而致的高血压称为内分泌性高血压,也是较常见的继发性高血压,如能切除肿瘤,去除病因,高血压可被治愈或缓解。临床常见继发性高血压如下(表4-4)。

表 4-4　常见内分泌性高血压鉴别

病因	病史	查体	实验室检查	筛查	确诊试验
库欣综合征	快速的体重增加,多尿、多饮、心理障碍	典型的身体特征:向心性肥胖、满月脸、水牛背、多毛症、紫纹	高胆固醇血症、高血糖	24小时尿游离皮质醇	小剂量地塞米松抑制试验
嗜铬细胞瘤	阵发性高血压或持续性高血压,头痛、出汗、心悸和面色苍白,嗜铬细胞瘤的阳性家族史	多发性纤维瘤可出现皮肤红斑	偶然发现肾上腺肿块	尿分离测量肾上腺素类物质或血浆游离肾上腺类物质	腹、盆部CT和MRI,123 I标记的间碘苄胍,突变基因筛查
原发性醛固酮增多症	肌无力,有早发性高血压和早发脑血管事件(<40岁)的家族史	心律失常(严重低钾血症时发生)	低钾血症(自发或利尿剂引起),偶然发现的肾上腺肿块	醛固酮/肾素比(纠正低钾血症、停用影响RAA系统的药物)	定性实验(盐负荷实验、地塞米松抑制试验)肾上腺CT,肾上腺静脉取血

(一)原发性醛固酮增多症

原发性醛固酮增多症(PHA),通常简称原醛症,是由于肾上腺自主分泌过多醛固酮,而导致水钠潴留、高血压、低血钾和血浆肾素活性受抑制的临床综合征,常见原因是肾上腺腺瘤、单侧或双侧肾上腺增生,少见原因为腺癌和糖皮质激素可调节性醛固酮增多症。近年的报告显示该病在高血压中占5%~15%,在难治性高血压中接近20%。

诊断原发性醛固酮增多症的步骤分3步:筛查、盐负荷试验及肾上腺静脉取血(图4-3)。筛查包括测量血浆肾素和醛固酮水平。尽管用醛固酮/肾素比率测定法来筛选所有高血压患者的前景乐观,但这种方法的应用还是有很多局限性,比率升高完全可能仅由低肾素引起。阳性结果应该基于血浆醛固酮水平升高和被抑制的低肾素水平。因此,筛查仅被推荐用于以下高度可能患有原发性醛固酮增多症的高血压患者:①没有原因的难以解释的低血钾;②由利尿剂引发的严重的低钾血症,但对保钾药有抵抗;③有原发性醛固酮增多症的家族史;④对合适的治疗有抵抗,而这种抵抗又难以解释;⑤高血压患者中偶然发现的肾上腺腺瘤。

如果需检测血浆醛固酮和肾素水平的话,无论是口服还是静脉都应进行盐抑制试验以明确自主性醛固酮增多症。如果存在,则应行肾上腺静脉取样,区分单侧性的腺瘤和双侧增生,并确定需经腹腔镜手术切除的腺体。CT或MRI影像学可以帮助鉴别肾上腺腺瘤和双侧肾上腺增生症(图4-4)。

一旦诊断原发性醛固酮增多症并确立病理类型,治疗方法的选择就相当明确:单发腺瘤应通过腹腔镜行肿瘤切除术;双侧肾上腺增生的患者可予以醛固酮受体拮抗剂治疗,螺内酯或依普利酮,必要时还可给予噻嗪类利尿剂和其他降压药。腺瘤切除后,约有半数患者血压会恢复正常,而另一些尽管有所改善但仍是高血压状态,这可能与原来就存在的原发性高血压或长期继发性高血压损害引起的肾脏有关。

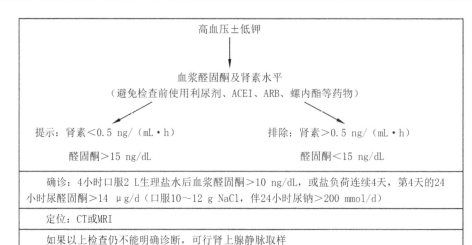

图 4-3　原发性醛固酮增多症患者的诊断及治疗流程

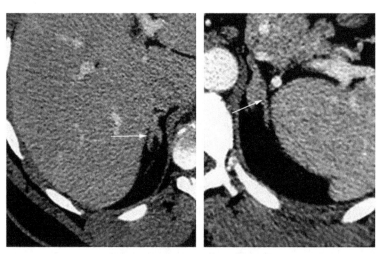

图 4-4　CT 提示的肾上腺肿块

CT 显示的左肾上腺肿块(右侧图片箭头处)与右侧肾上腺对比(左侧图片箭头处)

(二)库欣综合征

　　库欣综合征又称皮质醇增多症,是由于多种病因引起肾上腺皮质长期分泌过量皮质醇所产生的一组综合征(表 4-5)。80%的库欣综合征患者均有高血压,如不治疗,可引起左心室肥厚和充血性心力衰竭等,其存在时间越长,即使病因去除后血压恢复正常的可能性也越小。

表 4-5　库欣综合征的病因分类及相对患病率

病因分类	患病率
内源性库欣综合征	
ACTH 依赖性库欣综合征	
垂体性库欣综合征(库欣病)	60%～70%
异位 ACTH 综合征	15%～20%

续表

病因分类	患病率
异位 CRH 综合征	罕见
ACTH 非依赖性库欣综合征	
肾上腺皮质腺瘤	10%～20%
肾上腺皮质腺癌	2%～3%
ACTH 非依赖性大结节增生	2%～3%
原发性色素结节性肾上腺病	罕见
外源性库欣综合征	
假库欣综合征	
大量饮酒	
抑郁症	
肥胖症	
药物源性库欣综合征	

ACTH,促肾上腺皮质激素;CRH,促皮质素释放激素。

推荐对以下人群进行库欣综合征的筛查:①年轻患者出现骨质疏松、高血压等与年龄不相称的临床表现;②具有库欣综合征的临床表现,且进行性加重,特别是有典型的症状如肌病、多血质、紫纹、瘀斑和皮肤变薄的患者;③体重增加而身高百分位下降,生长停滞的肥胖儿童;④肾上腺意外瘤患者。如果临床特点符合,则通过测定 24 小时尿游离皮质醇或血清皮质醇昼夜节律检测进行筛查。当初步检测结果异常时,则应行小剂量地塞米松抑制试验进行确诊。当存在有异常筛查结果时,多数学者建议行另一项额外的大剂量地塞米松抑制试验,即每 6 小时口服 2 mg 地塞米松共服 2 天,然后测定尿液中游离皮质醇和血浆皮质醇水平。如果库欣综合征是由垂体 ACTH 过度分泌所致双侧肾上腺增生,那么尿游离皮质醇与对照组 2 mg 剂量相对比将被抑制到 50% 以下,而异位 ACTH 综合征对此负反馈机制不敏感。血浆 ACTH 测定有助于区分 ACTH 依赖性和 ACTH 非依赖性库欣综合征。肾上腺影像学包括 B 超、CT、MRI 检查。推荐首选双侧肾上腺 CT 薄层(2～3 mm)增强扫描。对促皮质激素释放激素的反应及下颞骨岩下窦取样可用来确定库欣综合征的垂体病因。治疗主要采用手术、放射治疗(简称放疗)及药物方法治疗基础疾病,降压治疗可采用利尿剂或与其他降压药物联用。

(三)嗜铬细胞瘤

嗜铬细胞瘤是一种少见的由肾上腺嗜铬细胞组成的分泌儿茶酚胺的肿瘤,副神经节瘤是更加罕见的发生于交感神经和迷走神经神经节细胞的一种肾上腺外肿瘤。在临床上,嗜铬细胞瘤泛指分泌儿茶酚胺的肿瘤,包括了肾上腺嗜铬细胞瘤和功能性的肾上腺外的副神经节瘤。嗜铬细胞瘤大部分是良性肿瘤。嗜铬细胞瘤可发生在所有年龄段,主要沿交感神经链分布,较少发生在迷走区域。约 15% 的嗜铬细胞瘤是肾上腺外的,即副神经节瘤。

剧烈的血压波动及发作性的临床症状,常提示嗜铬细胞瘤的可能。然而在 50% 的患者中,高血压可能是持续性的。高血压可能合并头痛、出汗、心悸等症状。在以分泌肾上腺素为主的嗜铬细胞瘤患者中,由于血容量的下降和交感反射减弱易发生直立性低血压。如果在弯腰、运动、腹部触诊、吸烟或深吸气时引起血压反复骤升并在数分钟内骤降,应高度怀疑嗜铬细胞瘤。在发作期间可测定血或尿儿茶酚胺或血、尿间羟肾上腺素类似物，主要包括血浆甲氧基肾上腺素、血浆甲氧基去甲肾上腺素和尿甲氧基肾上腺素、尿甲氧基去甲肾上腺素。应用 CT 或 MRI 进行肿瘤定位。

嗜铬细胞瘤多数为良性肿瘤，约 10％的嗜铬细胞瘤为恶性。手术切除效果较好，手术前应使用 α 受体阻滞剂，手术后血压多能恢复正常。手术前或恶性病变已多处转移无法手术者，可选用 α 和 β 受体阻滞剂联合治疗。

三、主动脉缩窄

主动脉缩窄多数为先天性，少数由多发性大动脉炎所致。先天性主动脉缩窄可发生在胸主动脉或腹主动脉，常起源于左锁骨下动脉起始段远端或动脉导管韧带的远端。主动脉缩窄的典型特征有上臂高血压、股动脉搏动微弱或消失、背部有响亮杂音。二维超声可检测到病变，诊断需依靠主动脉造影（图 4-5）。治疗主要为介入扩张支架置入或血管手术。病变纠正后患者可能仍然有高血压，应该仔细监测并治疗。

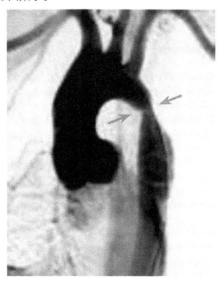

图 4-5 主动脉造影提示降主动脉缩窄

降主动脉缩窄（箭头示）

四、妊娠期高血压

妊娠合并高血压的患病率占孕妇的 5％～10％，妊娠合并高血压分为慢性高血压、妊娠期高血压和先兆子痫/子痫 3 类。慢性高血压指的是妊娠前即证实存在或在妊娠的前 20 周即出现的高血压；妊娠期高血压为妊娠 20 周以后发生的高血压，不伴有明显蛋白尿，妊娠结束后血压可以恢复正常；先兆子痫定义为发生在妊娠 20 周后首次出现高血压和蛋白尿，常伴有水肿与高尿酸血症，可分为轻、重度，如出现抽搐可诊断为子痫。对于妊娠高血压，非药物措施（限盐、富钾饮食、适当活动、情绪放松）是安全有效的，应作为药物治疗的基础。由于所有降压药物对胎儿的安全性均缺乏严格的临床验证，而且动物试验中发现一些药物具有致畸作用，因此，药物选择和应用受到限制。妊娠期间的降压用药不宜过于积极，治疗的主要目的是保证母子安全和妊娠的顺利进行。必要时谨慎使用降压药，常用的静脉降压药物有甲基多巴、拉贝洛尔和硫酸镁等；口服药物包括β受体阻滞剂或钙通道阻滞剂。妊娠期间禁用 ACEI 或 ARB。

五、神经源性高血压

神经系统与血压调控密切相关。多种中枢和周围神经系统病变可以导致高血压。其机制主要与颅内压增高使血管舒缩中心的交感神经系统冲动增加及自主神经功能障碍有关。当今世界,社会压力大,精神心理疾病患病率大大提高,而精神心理异常可通过多种渠道导致血压升高,成为双心医学探讨的主要内容。

(一)颅内压增高与高血压

正常成人颅腔是由颅底骨和颅盖骨组成的腔体,有容纳和保护其内容物的作用。除了出入颅腔的血管系统(特别是颈静脉)及颅底孔(特别是枕骨大孔)与颅外相通外,可以把颅腔看作一个完全密闭的容器,而且由于组成颅腔的颅骨坚硬而不能扩张,所以每个人的颅腔容积是恒定的。

1.病因

(1)脑血管疾病:包括脑出血、蛛网膜下腔出血、大面积脑血栓形成、脑栓塞和颅内静脉窦血栓形成等。

(2)颅内感染性疾病:如病毒、细菌、结核、真菌等引起的脑膜炎、脑炎、脑脓肿等。

(3)颅脑损伤:如脑挫裂伤、颅内血肿、手术创伤、广泛性颅骨骨折、颅脑火器伤、外伤性蛛网膜下腔出血等。

(4)颅内占位性病变:包括各种癌瘤、脓肿、血肿、肉芽肿、囊肿、脑寄生虫等。

(5)各种原因引起的交通性和非交通性脑积水。

(6)各种原因引起的缺血缺氧代谢性脑病:如呼吸道梗阻、窒息、心搏骤停、肝性脑病、酸中毒、一氧化碳中毒、铅中毒、急性水中毒和低血糖等。

(7)未得到有效控制的癫痫持续状态。

(8)良性颅内压增高。

(9)先天性异常:如导水管的发育畸形、颅底凹陷和先天性小脑扁桃体下疝畸形等,可以造成脑脊液回流受阻,从而继发脑积水和颅内压增高狭颅症,由于颅腔狭小,限制了脑的正常发育,也常发生颅内压增高。

2.临床表现

(1)头痛:因颅内有痛觉的组织(如脑膜、血管和神经)受到压力的牵张所引起。颅内压增高引起的头痛的特点:头痛常是持续性的,伴有阵发性的加剧,常因咳嗽或打喷嚏等用力动作而加重。头痛的部位以额、颞、枕部明显;头痛的性质呈胀痛或搏动性疼痛;急性颅内压增高的患者,头痛常非常剧烈,伴烦躁不安,并常进入昏迷状态。儿童及老年人的头痛相对较成年人为少。

(2)呕吐:呕吐是头痛的伴发症状,典型表现为喷射性呕吐,一般与饮食无关,但较易发生于进食后,因此患者常常拒食,可导致失水和体重锐减,也可见非喷射性呕吐。恶心、呕吐可因肿瘤直接压迫迷走神经核或第四脑室底部而引起。有人认为是因为迷走神经核团或其神经根受到刺激所引起。脑干肿瘤起源于迷走神经核团附近者,呕吐有时是其早期唯一的症状,可造成诊断上的困难,有时可误诊为"功能性呕吐"。

(3)视盘水肿:视盘水肿是颅内压增高的特征性体征之一。它是因颅内压增高使眼底静脉回流受阻所致。与颅内压增高发生发展的时间、速度和程度有关。颅内压增高早期或急性颅内压增高时,视盘水肿可不明显,对视力影响不大。而慢性颅内压增高的患者,70％以上均有视盘水肿,如视盘边界模糊,生理凹陷不清,静脉充盈、迂曲,视盘周围火焰状出血等。此时,视力减退。随着视盘水肿的加重,可继发视神经萎缩,常伴不可逆视力减退甚至失明。

(4)意识障碍:意识障碍的病理解剖学基础是颅内压增高导致的全脑严重缺血缺氧和脑干网状结构功能受累。患者可呈谵妄、呆木、昏沉甚至昏迷。

(5)库欣反应:指在严重颅内压增高时出现的血压上升、心率缓慢和呼吸减慢等现象。其结果是确保一定的脑灌注压,使肺泡 O_2 和 CO_2 充分交换,增加脑供氧,是机体总动员和积极代偿的表现。

(6)复视:因展神经在颅底走行较长,极易受到颅内压增高的损伤,出现单侧或双侧展神经麻痹,早期表现为复视。颅内压增高持续较久的病例,眼球外展受限,甚至使眼球完全内斜。

(7)抽搐及去大脑强直:抽搐及去大脑强直多系脑干受压所致,表现为突然意识丧失、四肢强直、颈和背部后屈,呈角弓反张状。

(8)视野缺损:后颅窝病变引起的脑室积水,第三脑室扩大压迫视交叉后部并引起蝶鞍的扩大所致。常可误诊为垂体瘤。

(9)脑疝的表现:颅内压升高到一定程度,部分脑组织发生移位,挤入硬脑膜的裂隙或枕骨大孔,压迫附近的神经、血管和脑干,产生一系列症状和体征。幕上的脑组织(颞叶的海马回、钩回)通过小脑幕切迹被挤向幕下,称为小脑幕切迹疝或颞叶钩回疝或海马钩回疝。幕下的小脑扁桃体及延髓经枕骨大孔被挤向椎管内,称为枕骨大孔疝或小脑扁桃体疝。一侧大脑半球的扣带回经镰下孔被挤入对侧分腔,称为大脑镰下疝或扣带回疝。

1)小脑幕切迹疝(颞叶钩回疝):同侧动眼神经麻痹,表现为眼睑下垂,瞳孔扩大,对光反射迟钝或消失,不同程度的意识障碍,生命体征变化,对侧肢体瘫痪和出现病理反射。小脑幕切迹疝的临床表现:①颅内压增高表现为头痛加重,呕吐频繁,躁动不安,提示病情加重。②意识障碍,患者逐渐出现意识障碍,由嗜睡、蒙眬到浅昏迷、昏迷,对外界的刺激反应迟钝或消失,系脑干网状结构上行激活系统受累的结果。③瞳孔变化,最初可有时间短暂的患侧瞳孔缩小,但多不易被发现。以后该侧瞳孔逐渐散大,对光发射迟钝、消失,说明动眼神经背侧部的副交感神经纤维已受损。晚期则双侧瞳孔散大,对光反射消失,眼球固定不动。④锥体束征,由于患侧大脑脚受压,出现对侧肢体力弱或瘫痪,肌张力增高,腱反射亢进,病理反射阳性。有时由于脑干被推向对侧,使对侧大脑脚与小脑幕游离缘相挤,造成脑疝同侧的锥体束征,需注意分析,以免导致病变定侧的错误。⑤生命体征改变表现为血压升高,脉缓有力,呼吸深慢,体温上升。到晚期,生命中枢逐渐衰竭,出现潮式或叹息样呼吸,脉频弱,血压和体温下降;最后呼吸停止,继而心跳亦停止。

2)枕骨大孔疝(小脑扁桃体疝)。①枕下疼痛、项强或强迫头位:疝出组织压迫颈上部神经根,或因枕骨大孔区脑膜或血管壁的敏感神经末梢受牵拉,可引起枕下疼痛。为避免延髓受压加重,机体发生保护性或反射性颈肌痉挛,患者头部维持在适当位置。②颅内压增高:表现为头痛剧烈,呕吐频繁,慢性脑疝患者多有视神经盘水肿。③后组脑神经受累:由于脑干下移,后组脑神经受牵拉,或因脑干受压,出现眩晕、听力减退等症状。④生命体征改变:慢性疝出者生命体征变化不明显;急性疝出者生命体征改变显著,迅速发生呼吸和循环障碍,先呼吸减慢,脉搏细速,血压下降,很快出现潮式呼吸和呼吸停止,如不采取措施,不久心跳也停止。与小脑幕切迹疝相比枕骨大孔疝的特点:生命体征变化出现较早,瞳孔改变和意识障碍出现较晚。

3)大脑镰下疝:引起病侧大脑半球内侧面受压部的脑组织软化坏死,出现对侧下肢轻瘫、排尿障碍等症状。一般活体不易诊断。

(10)与颅内原发病变相关的症状体征:主要是与病变部位相关的神经功能刺激症状或局灶体征,如癫痫、失语、智能障碍、运动障碍、感觉障碍和自主神经功能障碍等。

(11)心血管舒缩中枢障碍症状体征:可表现为血压忽高忽低,最高可在 29.3/18.7 kPa(220/140 mmHg)以上,最低在 12.0/8.0 kPa(90/60 mmHg)以下;伴心动过速、心动过缓或心律不齐。心率或心律、血压具有波动幅度大、不稳定及对药物干预敏感等特点。

(12)与血压增高相关的症状体征:头痛、头晕、心悸、气短、耳鸣、乏力等,甚至出现高血压所致的心、脑、肾、眼等靶器官损害的表现。

3.治疗

颅内原发疾病的治疗是解除颅内压增高所致高血压的根本,而降低颅压治疗是降低血压的直接手段,如手术清除颅内血肿、脓肿、肉芽肿、肿瘤等颅内占位病变;脑室穿刺引流或脑脊液分流,改善脑脊液循环;脑静脉血栓局部溶栓,促进脑静脉回流等。多数情况下,随着颅内压的下降,血压恢复或接近正常。所以对血压的调控应持谨慎的态度,不能盲目地予以降压药物干预。降颅内压治疗应当是一个平衡的、逐步的过程。从简单的措施开始,降颅内压治疗需同步监测颅内压和血压,以维持脑灌注压>9.3 kPa(70 mmHg)。具体措施如下。

(1)抬高头位:床头抬高30°,可减少脑血流容积,增加颈静脉回流,降低脑静脉压和颅内压,且安全有效。理想的头位角度应依据患者 ICP 监测的个体反应而定,枕部过高或颈部过紧可导致 ICP 增加,应予以避免。

(2)止痛和镇静:当颅内压顺应性降低时,躁动、对抗束缚、行气管插管或其他侵入性操作等均可使胸腔内压和颈静脉压增高,颅内压增高;另焦虑或恐惧使交感神经系统功能亢进,导致心动过速,血压增高,脑代谢率增高,脑血流增加,颅内压增高。因此,积极进行镇静治疗尤为重要。胃肠外镇静剂有呼吸抑制和血压降低的危险,所以必须先行气管插管和动脉血压监测,然后再用药。异丙酚是一种理想的静脉注射镇静药,其半衰期很短,且不影响患者的神经系统临床评估,还有抗癫痫及清除自由基作用,通常剂量为 0.3~4.0 mg/(kg·h)。应避免使用麻痹性神经肌肉阻滞剂,因其影响神经系统功能的正确评估。

(3)补液:颅内压增高患者只能输注等渗液如生理盐水,禁用低渗液如 5% 右旋糖酐或0.45%盐水。应积极纠正机体低渗状态(<280 mOsm/L),轻度高渗状态(>300 mOsm/L)对病情是有利的。CPP 降低可使 ICP 反射性增加,可输注等渗液纠正低血容量。不应使用 5% 或 10% 葡萄糖溶液,禁忌使用 50% 高渗葡萄糖溶液。因为会增加脑组织内乳酸堆积,加重脑水肿和神经元损害。当然,临床医师应根据患者血糖和血浆电解质含量动态监测及时调整补液种类和补液量。

(4)降颅压。①渗透性利尿剂:如甘露醇、甘油、高渗盐水等。②人血清蛋白:应用人血清蛋白可明显地增加血浆胶体渗透压,使组织间水分向血管中转移,从而减轻脑水肿,降低颅内压,尤其适用于血容量不足、低蛋白血症的颅内高压、脑水肿患者。③髓袢利尿剂:主要为呋塞米,作用于髓袢升支髓质部腔面的细胞膜,抑制 Na^+ 和 Cl^- 重吸收。④糖皮质激素:主要是利用糖皮质激素具有稳定膜结构的作用减少了因自由基引发的脂质过氧化反应,从而降低脑血管通透性、恢复血管屏障功能、增加损伤区血流量及改善 Na^+-K^+-ATP 酶的功能,使脑水肿得到改善。

(5)巴比妥类药物:巴比妥类药物具有收缩脑血管、降低脑代谢率、抑制脑脊液分泌、减低脑耗氧量和脑血流量及抑制自由基介导的脂质过氧化作用。大剂量巴比妥可使颅内压降低。临床试验证实,输入戊巴比妥负荷剂量 5～20 mg/kg,维持量 1～4 mg/(kg·h),可改善难治性颅内压增高。美国和欧洲脑卒中治疗指南推荐可用大剂量巴比妥类药物治疗顽固性高颅压,但心血管疾病患者不宜使用。

(6)过度通气:过度换气可使肺泡和血中的二氧化碳分压降低,导致低碳酸血症,低碳酸血症使脑阻力血管收缩和脑血流减少,从而缩小脑容积和降低颅内压。也有认为是增加呼吸的负压使中心静脉压下降,脑静脉血易于回流至心脏。因而使脑血容量减少。但当 $PaCO_2$ 低于 4.0 kPa(30 mmHg)时,会引起脑血管痉挛,导致脑缺血缺氧,加重颅内高压。以往认为采用短时程(<24 小时)轻度过度通气[$PaCO_2$ 4.0～4.7 kPa(30～35 mmHg)],这样不但可以降低颅内压,而且不会导致和加重脑缺血。近年来随着脑组织氧含量直接测定技术的问世,研究发现短时程轻度过度通气亦不能提高脑组织氧含量,相反会降低脑组织氧含量。所以,国内外学者已不主张采用任何形式过度通气治疗颅内高压,而采用正常辅助呼吸,维持动脉血 $PaCO_2$ 在正常范围为宜。

(7)亚低温治疗:动物实验证实,温度升高使脑的氧代谢率增加,脑血流量增加,颅内压增高,尤其是缺血缺氧性损伤恶化。通常每降低 1 ℃,脑耗氧量与血流量即下降 6.7%,有资料表明当体温降至 30 ℃时,脑耗氧量为正常时的 50%～55%,脑脊液压力较降温前低 56%。因此,首先应对体温增高的患者进行降温治疗(应用对乙酰氨基酚、降温毯、吲哚美辛等)。近年来,随着现代重症监护技术的发展,亚低温降颅压治疗的研究发展很快。无论是一般性颅内压增高还是难治性颅内压增高,亚低温治疗都是有效的,且全身降温比孤立的头部降温更有效。降温深度依病情而定,以 32～34 ℃为宜,过高达不到降温目的,过低有发生心室纤颤的危险。降温过程中切忌发生寒战、冻伤及水电解质失调,一般持续 3～5 天即可停止物理降温,使患者自然复温,逐渐减少用药乃至停药。在欧洲、美国、日本等国家已推广使用。但由于亚低温治疗需要使用肌松剂和持续使用呼吸机,目前国内中小医院尚难以开展此项技术。

(8)减少脑脊液:以迅速降低颅内压,缓解病情,也是常用的颅脑手术前的辅助性抢救措施之一。①脑脊液外引流:抢救脑疝危象患者的重要措施。控制性持续性闭式脑室引流,既可使脑脊液缓慢流出以将颅内压控制在正常范围,从而避免突然压力下降而导致脑室塌陷、小脑上疝、脑充血、脑水肿加重或颅内压动力学平衡的紊乱,而且有利于保持引流的通畅。关闭式引流有利于预防感染。②脑脊液分流术:不论何种原因引起的阻塞性或交通性脑积水,凡不能除去病因者均可行脑脊液分流术。根据阻塞的不同部位,可使脑脊液绕过阻塞处到达大脑表面,再经过蛛网膜颗粒吸收,以达到降低颅内压的目的。或将脑脊液引流到右心房或腹腔等部位而被吸收。若分流术成功,效果是比较肯定的。常用的脑脊液分流方法有侧脑室-枕大池分流术、侧脑室-右心房分流术、侧脑室-腹腔引流术、腰椎蛛网膜下腔-腹腔分流术。目前临床最常用的是侧脑室-腹腔引流术。③乙酰唑胺:一种碳酸酐酶抑制剂,它能使脑脊液产生减少 50%,从而降低颅内压。常用剂量是每次 0.25 g,每天 3 次。

(9)颅内占位病变:如肿瘤、脑脓肿等颅内占位性病变应手术切除,若不能切除可考虑脑室引流或行颅骨切开去骨瓣减压,可迅速降低颅内压。有学者认为,通过各种降颅压措施,如脱水、过度换气、巴比妥昏迷、亚低温等治疗不能控制的颅内高压,应考虑标准大骨瓣开颅术。

(10)去大骨瓣减压术:能使脑组织向减压窗方向膨出,以减轻颅内高压对重要脑结构的压迫,尤其是脑干和下丘脑,以挽救患者生命。但越来越多的临床实践证明去大骨瓣减压术不但没有降低重型颅脑伤者死残率,而且可能会增加重型颅脑伤者残死率。原因:①去大骨瓣减压术会导致膨出的脑组织在减压窗处嵌顿、嵌出的脑组织静脉回流受阻、脑组织缺血水肿坏死,久之形成脑穿通畸形;②去大骨瓣减压术不缝合硬脑膜会增加术后癫痫发作;③去大骨瓣减压术会导致脑室脑脊液向减压窗方向流动,形成间质性脑水肿;④去骨瓣减压术不缝合硬脑膜,使手术创面渗血进入脑池和脑室系统,容易引起脑积水;⑤去大骨瓣减压术不缝合硬脑膜会导致脑在颅腔内不稳定,会引起再损伤;⑥去大骨瓣减压术不缝合硬脑膜会增加颅内感染、切口裂开机会等。

(11)预防性抗癫痫治疗:越来越多的临床研究表明使用预防性抗癫痫药不但不会降低颅脑损伤后癫痫发生率,而且会加重脑损害和引起严重毒副作用。严重脑挫裂伤脑内血肿清除术后是否常规服用预防性抗癫痫治疗仍有争议,也无任何大规模临床研究证据。国外学者不提倡预防性抗癫痫治疗。但若颅脑损伤患者一旦发生癫痫,则应该正规使用抗癫痫药。

(12)高压氧治疗:当动脉二氧化碳分压正常而氧分压增高时,也可使脑血管收缩,脑体积缩小,从而达到降颅内压的目的。在两个大气压下吸氧,可使动脉氧分压增加到 133.3 kPa(1 000 mmHg)以上,使增高的颅内压下降 30%,然而这种治疗作用只是在氧分压维持时才存在。如血管已处于麻痹状态,高压氧则不能起作用。有文献报道高压氧吸入后因肺泡与肺静脉氧分压差的增大,血氧弥散量可增加近 20 倍,从而大大提高组织氧含量,可中断因为脑缺血缺氧导致的脑水肿,可促进昏迷患者的觉醒,减少住院天数,能显著改善脑损伤患者的认知功能障碍,有利于机体功能的恢复,对抢救生命和提高生存质量有较好的疗效。绝对禁忌证:未经处理的气胸、纵隔气肿,肺大疱,活动性内出血及出血性疾病,结核性空洞形成并咯血,心脏二度以上房室传导阻滞。相对禁忌证:重症上呼吸道感染,重症肺气肿,支气管扩张症,重度鼻窦炎,血压高于21.3/13.3 kPa(160/100 mmHg),心动过缓<50 次/分,未做处理的恶性肿瘤,视网膜脱离,早期妊娠(3 个月内)。

(13)调控血压:调控血压时应考虑系统动脉血压与颅内压和脑灌注压的关系。尤其是脑卒中急性期的血压管理,脑卒中急性期降压治疗目前仍无定论。由于病灶周边脑组织的充分血液供应对挽救缺血半暗带区濒危脑细胞至关重要,而这时 CBF 自我调节机制受损,CPP 严重依赖MAP,但血压过高也会引起血-脑屏障破坏及其他相关脏器功能损伤。大量研究结果表明,75%以上的脑卒中患者急性期血压升高,尤其是那些既往有高血压病史的患者。在脑卒中发生后的1 周内、血压有自行下降的趋势、有些患者数小时内即可看到血压明显降低。因此,对脑卒中急性期的血压,要持慎重的态度,而非简单的降低血压。

(二)自主神经功能障碍与高血压

自主神经主要分布于内脏、心血管和腺体。由于内脏反射通常是不能随意控制,故名自主神经。自主神经系统的功能在于调节心肌、平滑肌和腺体的活动,交感和副交感神经对内脏的调节具有对立统一作用。血管运动中枢位于脑干,它通过胸腰段交感神经元及第Ⅸ、第Ⅹ对脑神经(副交感神经)对主动脉弓、窦房结、颈动脉压力感受器的控制,调节和维持交感神经和副交感神经的相对平衡,保持心血管系统的稳定性。因此,凡累及自主神经系统的病变大多可引起血压的变化。

1.脊髓损伤后自主神经反射不良

自主神经反射不良(AD)或称自主神经反射亢进,是指脊髓 T_6 或以上平面的脊髓损伤(SCI)而引发的以血压阵发性骤然升高为特征的一组临床综合征。常见的 SCI 的病因有外伤、肿痛、感染等。

2.致死性家族性失眠症

致死性家族性失眠症(FFI)是罕见的家族性人类朊蛋白(PrP)疾病,是常染色体显性遗传性疾病,也是近年来备受关注的人类可传播性海绵样脑病(TSH)之一。1986 年,意大利 Bologna 大学医学院 Lugaresi 等首先报道并详细描述了本病的第一个病例,以进行性睡眠障碍和自主神经失调为主要表现,尸检证实丘脑神经细胞大量脱失,命名为致死性家族性失眠症。随着基因监测技术的发展和对朊蛋白疾病认识的深入,全世界 FFI 散发病例及家系报道逐渐增多。因 FFI 是罕见病,目前为止尚无流行病学资料。FFI 由于自主神经失调可表现出高血压征象;同时可因严重睡眠障碍导致血压昼夜节律异常。

3.吉兰-巴雷综合征与高血压

吉兰-巴雷综合征(GBS)是一类免疫介导的急性炎性周围神经病。临床特征为急性起病,症状多在 2 周左右达到高峰,主要表现为多发神经根及周围神经损害,常有脑脊液蛋白-细胞分离现象,多呈单时相自限性病程,静脉注射免疫球蛋白和血浆置换治疗有效。该病还包括急性炎性脱髓鞘性多发神经根神经病(AIDP)、急性运动轴索性神经病(AMAN)、急性运动感觉轴索性神经病(AMSAN)、Miller Fisher 综合征(MFS)、急性泛自主神经病(ASN)等亚型。其中 AIDP 和 ASN 常损害自主神经,引起包括血压波动在内的诸多自主神经功能障碍的症状体征。国外报道 GBS 自主神经损害发生率 65%,国内杨清成报道 54%,鹿寒冰等报道 39.4%,略低于国外。因自主神经的损害与 GBS 预后直接相关,临床上应引起足够的重视。

4.自主神经性癫痫

自主神经性癫痫又称间脑癫痫、内脏性癫痫等。间脑位于中脑之上,尾状核和内囊的内侧,可分为五个部分,即丘脑、丘脑上部、丘脑底部、丘脑后部、丘脑下部,后者是自主神经中枢。间脑癫痫是指这个部位病变引起的发作性症状,实际上病变并非累及整个间脑。但由于这一名称应用已久,所以至今仍被临床上沿用。1925 年 Heko 报道首例间脑癫痫,至 1929 年 Penfield 提出间脑性癫痫的概念。这是一种不同病因引起的下丘脑病变导致的周期性发作性自主神经功能紊乱综合征。同其他自主神经病变一样,此类癫痫可致阵发性血压的升高,临床表现复杂多样,且缺乏特异性,易误诊。

(苏田甜)

第三节　难治性高血压

在改善生活方式基础上,应用了足够剂量且合理的 3 种降压药物(包括噻嗪类利尿剂)后,血压仍在目标水平之上,或至少需要 4 种药物才能使血压达标时,称为难治性高血压(或顽固性高血压),占高血压患者的 5%~10%。难治性高血压的病因及病理生理学机制是多方面的。高盐摄入、肥胖及颈动脉窦压力反射功能减退等是高血压患者血压难以控制的重要原因;在此基础上,可能有多种原因参与了难治性高血压的发生发展,如循环和组织中的交感神经、RAAS 的活性增强及持续存在醛固酮分泌增加等。

一、难治性高血压原因的筛查

(1)判断是否为假性难治性高血压:常见为测压方法不当及白大衣高血压等。

(2)寻找影响血压升高的原因和并存的疾病因素,如患者顺从性差、降压药物选择使用不当、仍在应用拮抗降压的药物等,患者可能存在 1 种以上可纠正或难以纠正的原因。

（3）排除上述因素后,应启动继发性高血压的筛查。

二、处理原则

（1）此类患者最好转高血压专科治疗。

（2）在药物控制血压的同时,需坚持限盐、有氧运动、戒烟及以降低体重为主的强化生活方式性治疗。

（3）采用优化的药物联合方案（通常需要 3 种药物联合,其中包括一种噻嗪类利尿剂）及最佳的、可耐受的治疗剂量,在此基础上如血压仍不能控制在靶目标水平,可根据患者的个体情况加用醛固酮受体拮抗剂或 β 受体阻滞剂、α 受体阻滞剂及中枢神经系统拮抗药物。

（4）确定为药物控制不良的难治性高血压,或不能耐受 4 种以上药物治疗且存在心血管高风险的难治性高血压患者,在患者充分知情同意的基础上可考虑严格按照肾动脉交感神经消融术（RDN）入选标准进行 RDN 治疗,但鉴于 RDN 还处于研究阶段及缺乏长期随访的结果,因此需谨慎、严格遵循操作规程,有序地开展 RDN 治疗。

（苏田甜）

第五章

心律失常

第一节　窦性心动过缓

由窦房结控制的心率,成人每分钟小于 60 次者,称为窦性心动过缓。

一、病因

窦性心动过缓常因为迷走神经张力亢进或交感神经张力减弱及窦房结器质性疾病引起。常见原因如下。

(1)正常情况:健康青年人不少见,尤其是运动员或经常锻炼的人,也见于部分老年人。正常人在睡眠时心率可降至 35 次/分,尤以青年人多见,并可伴有窦性心律不齐,有时可以出现 2 秒或更长的停搏。颈动脉窦受刺激也可引起窦性心动过缓。

(2)病理状态:颅内压增高(脑膜炎、颅内肿瘤等)、黄疸、急性感染性疾病恢复期、眼科手术、冠状动脉造影、黏液性水肿、低盐、Chagas 病、纤维退行性病变、精神抑郁症等。窦性心动过缓也可发生于呕吐或血管神经性晕厥。

(3)各种原因引起的窦房结及窦房结周围病变。

(4)药物影响:迷走神经兴奋药物、锂剂、胺碘酮、β 受体阻滞剂、可乐定、洋地黄和钙通道阻滞剂等。

二、临床表现

一般无症状。心动过缓显著或伴有器质性心脏病者,可有头晕、乏力,甚至晕厥,可诱发心绞痛甚至心力衰竭。心率一般在 50 次/分左右,偶有低于 40 次/分者。急性心肌梗死时 10%～15% 可发生窦性心动过缓,若不伴有血流动力学失代偿或其他心律失常,心肌梗死后的窦性心动过缓比窦性心动过速可能更为有益,常为一过性并多见于下壁或右心室心肌梗死。窦性心动过缓也是溶栓治疗后常见的再灌注性心律失常,但心脏停搏复苏后的窦性心动过缓常提示预后不良。

三、心电图表现

(1) P 波在 QRS 波前,形态正常,为窦性。

(2) P-P 间期(或 R-R 间期)>1 秒;无房室传导阻滞时 P-R 间期固定且>0.12 秒,为 0.12～0.20 秒,常伴有窦性心律不齐(图 5-1)。

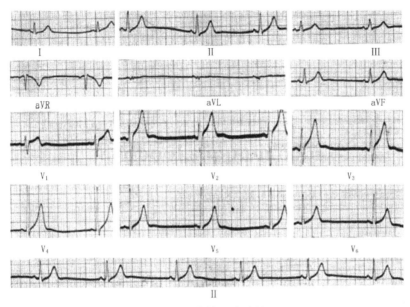

图 5-1　窦性心动过缓

四、治疗

无症状者可以不治疗,有症状者针对病因治疗。窦性心动过缓出现头晕、乏力等症状者,可对症治疗,常用阿托品 0.3～0.6 mg,每天 3 次,或沙丁胺醇 2.4 mg,每天 3 次口服。长期窦性心动过缓引起充血性心力衰竭或心排血量降低的患者则需要电起搏治疗。心房起搏保持房室顺序收缩比心室起搏效果更佳。对于持续性窦性心动过缓,起搏治疗比药物治疗更为优越,因为没有一种增快心率的药物长期应用能够安全有效而无明显不良反应。

(程方兵)

第二节　窦性心动过速

正常窦房结发放冲动的频率易受自主神经的影响,且取决于交感神经与迷走神经的相互作用。此外,还受其他许多因素的影响,包括缺氧、酸中毒、温度、机械张力和激素(如三碘甲状腺原氨酸)等。

窦性心律时心率一般在 60～100 次/分,成人心率超过 100 次/分即为窦性心动过速,包括生理性窦性心动过速和不适当窦性心动过速。

生理性窦性心动过速是一种人体对适当的生理刺激或病理刺激的正常反应,是常见的窦性心动过速。

不适当窦性心动过速是指静息状态下窦性心律持续增快,或窦性心律的增快与生理、情绪、病理状态或药物作用水平无关或不相一致,是少见的一种非阵发性窦性心动过速。

一、原因

生理性窦性心动过速与生理、情绪、病理状态或药物作用有关。健康人运动、情绪紧张和激动、体力活动、吸烟、饮酒、喝茶和咖啡,以及感染、发热、贫血、失血、低血压、血容量不足、休克、缺氧、甲状腺功能亢进、呼吸功能不全、心力衰竭、心肌炎和心肌缺血等均可引起窦性心动过速。药物的应用如儿茶酚胺类药物、阿托品、氨茶碱和甲状腺素制剂等也是引起窦性心动过速的原因。其发生机制通常认为是由于窦房结细胞舒张期 4 相除极加速引起了窦性心动过速。窦房结内起搏细胞的位置上移也可使发放冲动的频率增加。

不适当窦性心动过速见于健康人。其发生机制可能是窦房结本身的自律性增高,或者是自主神经对窦房结的调节失衡,表现为交感神经兴奋性增高,迷走神经张力减低。也见于导管射频消融治疗房室结折返性心动过速术后。

二、临床表现

生理性窦性心动过速时,频率通常逐渐加快,再逐渐减慢至正常,心率一般在 $100\sim180$ 次/分,有时可高达 200 次/分。刺激迷走神经的操作如按摩颈动脉窦、Valsalva 动作等均可使窦性心动过速逐渐减慢,当增高的迷走神经张力减弱或消失时,心率可恢复到以前的水平。患者大多感觉心悸不适,其他症状取决于原发疾病。

不适当窦性心动过速患者绝大多数为女性,约占 90%。主要症状为心悸,也可有头晕、眩晕、先兆晕厥、胸痛、气短等不适表现。轻者可无症状,只是在体格检查时发现;重者活动能力受限制。

三、心电图与电生理检查

(一)生理性窦性心动过速

表现为窦性 P 波,频率>100 次/分,P-P 间期可有轻度变化,P 波形态正常,但振幅可变大或高尖。P-R 间期一般固定。心率较快时,有时 P 波可重叠在前一心搏的 T 波上。

(二)不适当窦性心动过速

诊断有赖于有创性和无创性的检查。

(1)心动过速及其症状呈非阵发性。

(2)动态心电图提示患者出现持续性窦性心动过速,心率超过 100 次/分。

(3)P 波的形态和心内激动顺序与窦性心律时完全相同。

(4)排除继发性窦性心动过速的原因,如甲状腺功能亢进等。

四、治疗

(一)生理性窦性心动过速

生理性窦性心动过速的治疗主要在于积极查找并去除诱因,治疗原发疾病,如戒烟、避免饮酒、勿饮用浓茶和咖啡;感染者应予以控制,发热者应退热,贫血者应纠治,血容量不足者应补液等。少数患者可短期服用镇静剂,必要时选用β受体阻滞剂、非二氢吡啶类钙通道阻滞剂等以减慢心率。

(二)不适当窦性心动过速

是否需要治疗主要取决于症状。药物治疗首选β受体阻滞剂,非二氢吡啶类钙通道阻滞剂也能奏效。对于症状明显、药物疗效不佳的顽固性不适当窦性心动过速患者,有报道采用导管射频消融改善窦房结功能取得了较好的效果。利用外科手术切除窦房结或闭塞窦房结动脉的方法进行治疗也有成功的个案报道。

(廖春锋)

第三节　窦　性　停　搏

窦房结在某个时间内兴奋性低下,不能产生激动而使心脏暂时停止活动,称为窦性停搏或窦性静止。

一、病因

迷走神经张力增高、颈动脉窦过敏、高血钾;洋地黄、奎尼丁、乙酰胆碱等药物;也见于各种器质性心脏病、窦房结变性、纤维化导致窦房结功能障碍。

二、临床表现

临床症状轻重不一,轻者无症状或偶尔出现心搏暂停,严重者窦房结活动长时间停顿,心脏活动依靠下级起搏点维持。如果下级起搏点功能低下,则长时间心脏停搏,可出现头晕,近乎晕厥,短暂晕厥甚至阿-斯综合征。

三、心电图表现

(1)在正常的窦性心律中,突然出现较长时间的间歇,长间歇中无P波出现。
(2)间歇长短不等,前后PP距离与正常的PP距离不呈倍数关系。
(3)长间歇中往往出现交界性或室性逸搏心律,发作间歇心电图可无异常(图5-2)。

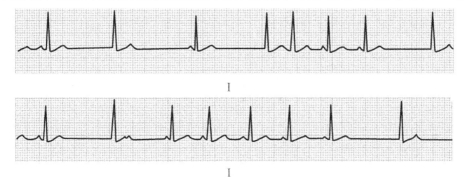

图 5-2　窦性停搏伴交界区逸搏

四、治疗

窦性停搏可以自然恢复正常或在活动后转为正常,也可引起猝死。有症状的窦性停搏,针对病因治疗,如停用有关药物,纠正高血钾。频繁出现时可用阿托品、麻黄碱或异丙肾上腺素治疗。有晕厥发作者或慢性窦房结病变者常需永久起搏器治疗。

(廖春锋)

第四节 病态窦房结综合征

病态窦房结综合征(SSS)简称病窦综合征,又称窦房结功能不全。最初在1967年由Lown提出,其在研究电复律过程中发现有些患者在房颤转复后窦性心律不稳定,出现紊乱的房性心律失常、窦房传导阻滞等表现,首次提出病态窦房结综合征的术语,并沿用至今,已被临床广泛使用。

目前认为病态窦房结综合征是由于窦房结及其邻近组织病变引起窦房结起搏功能和/或窦房传导障碍,从而产生多种心律失常和临床症状的综合征。病态窦房结综合征是心源性晕厥的原因之一,严重者可以发生心脏性猝死,临床上已引起普遍重视。

一、病因

按照病程长短,Bashout将病态窦房结综合征分为急性和慢性两类,每类又可分为器质性和功能性两种。

(一)急性病态窦房结综合征

1.器质性

(1)缺血性:急性下壁心肌梗死时,5%可伴发病态窦房结综合征,多在急性心肌梗死最初4天内出现,1小时内最多。这种急性窦房结功能不全大多在随后的1～7天恢复,少数由于瘢痕形成而演变为慢性病态窦房结综合征。

心肌梗死发生窦性心动过缓的原因:①右冠状动脉主干闭塞,使窦房结动脉供血中断,或由于左旋支闭塞导致窦房结的供血中断。②窦房结具有丰富的胆碱能神经纤维末梢,急性缺血时,胆碱分泌增高,心动过缓,当心率小于50次/分时可导致心排血量下降、血压下降,晕厥发生。

冠状动脉严重痉挛可诱发心绞痛伴窦房结暂时性缺血,可伴有过缓性心律失常、快速异位心律,甚至晕厥。

(2)炎症性:急性心包炎、心肌炎和心内膜炎均可使窦房结受累而发生功能障碍。因窦房结动脉属于小动脉,累及全身小动脉的结缔组织病变也可影响窦房结的供血。

(3)创伤性:右心耳是心脏外科手术的重要途径,可由心脏手术损伤窦房结。

(4)浸润性:肿瘤细胞浸润可造成窦房结细胞功能单位减少,影响窦房结功能。

2.功能性

(1)神经性:自主神经功能失调、迷走神经张力升高是最常见的原因。

(2)药物性:急性药物中毒,如洋地黄、β受体阻滞剂、维拉帕米、胺碘酮等,均可抑制窦房结的自律性或造成冲动形成障碍。

(3)代谢性:高血钾、高血钙、阻塞性黄疸可抑制窦房结的起搏和传导功能。

(4)医源性:颈动脉窦按摩、Valsalva 动作、压迫眼球、药物或电复律后、冠状动脉造影术中导管刺激右冠状动脉等都可引起缓慢性心律失常。

(二)慢性病态窦房结综合征

1.器质性

(1)缺血性:冠状动脉粥样硬化性心脏病,导致窦房结长期供血不足、纤维化,发展为病窦综合征。

(2)特发性:不能肯定病因者称为特发性,多由窦房结退行性病变所致。

(3)内分泌性:甲状腺功能亢进性心脏病,因甲状腺素毒性造成广泛心肌损害,可累及窦房结。黏液性水肿因代谢率低,对儿茶酚胺的敏感性降低,引起显著窦性心动过缓。

(4)创伤性:心脏手术后纤维组织增生,瘢痕形成,累及窦房结。

(5)家族性:家族性病窦综合征少见,国内外文献报道中多为常染色体显性和常染色体隐性遗传。

2.功能性

(1)神经性:窦房结细胞正常,但由于迷走神经张力异常增高,明显抑制窦房结功能,导致过缓性心律失常,伴有一系列症状。

(2)药物性:个别老年人,窦房结功能处于临界状态,对抗心律失常药物特别敏感,长期用药后显示窦房结功能不全。一旦快速心律失常控制,停用有关药物,不会再次出现过缓性心律失常。

上述原因导致窦房结起搏功能低下或衰竭后,心脏下部的起搏点发出较窦房结频率为慢的逸搏,以保证心脏继续搏动而不致停跳,但临床上病态窦房结综合征患者常因心脏停搏而引起急性脑缺血综合征。这反映其下部起搏点不能发出逸搏,可以理解其病变范围包括了下部传导系统。这种房室交界区也有功能失常者被称为双结病变或双结综合征。

二、临床表现

病态窦房结综合征病程发展大多缓慢,从出现症状到症状严重可长达 10 年或更久。各个年龄组均可发生,以老年人居多。临床表现轻重不一,可呈间歇发作性。症状多以心率缓慢所致脑、心、肾等脏器供血不足为主。

(一)脑症状

头晕、眼花、失眠、瞬间记忆力障碍、反应迟钝或易激动等,进一步发展可有黑蒙、眩晕、晕厥或阿-斯综合征。

(二)心脏症状

主要表现为心悸。无论心动过缓、过速或心律不齐,患者均可感到心悸。部分患者合并短阵室上性心动过速发作,又称慢-快综合征。慢-快综合征房性快速心律失常持续时间长者,易致心力衰竭。一般规律为心动过速突然终止后可有心脏暂停伴或不伴晕厥发作;心动过缓转为过速,则出现心悸、心绞痛甚至心力衰竭加重。

(三)肾脏和胃肠道症状

心排血量过低,可以影响肾血流灌注,使肾血流量降低,引起尿量减少;胃肠道供血不足,表现为食欲缺乏、消化吸收不良、胃肠道不适。

三、心电图表现

心电图表现主要包括窦房结功能障碍本身及继发于窦房结功能失常的逸搏和/或逸搏心律,还可以并发短阵快速心律失常和/或传导系统其他部位受累的表现。

(一)过缓性心律失常

病态窦房结综合征的基本特征:①单纯的窦性心动过缓,心率多在 60 次/分以下,有时低至 40 次/分;②窦房传导阻滞;③窦性停搏,它可自发也可发生于心动过速后,持续时间短者为数秒,长者为十几秒。

(二)过速性心律失常

常见:①阵发性房性心动过速,常由房内或房室交界区形成折返所致;②阵发性交界性心动过速,也是因折返机制所致;③心房扑动;④心房颤动。

(三)心动过缓-过速综合征

阵发或反复发作短阵心房颤动、心房扑动或房性心动过速,与缓慢的窦性心律形成所谓慢-快综合征。快速心律失常自动停止后,窦性心律常于 2 秒以上的间歇后出现(图 5-3)。

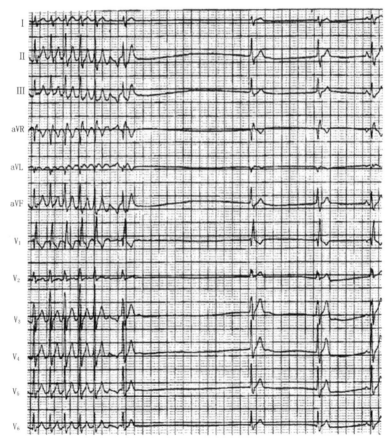

图 5-3　病态窦房结综合征患者快速心律失常停止后出现长间歇

上述这些心律失常可以单独存在、相继出现,也可合并存在,因此病态窦房结综合征患者心律和心率变化明显。

四、诊断

患者有心动过缓伴头晕、晕厥或有心动过缓-心动过速表现者应首先考虑本综合征的可能，但必须排除某些生理性表现、药物的作用及其他病变的影响。诊断主要基于窦房结功能障碍的心电图表现。早期或不典型病例的窦房结功能障碍可能呈间歇性发作，或以窦性心动过缓为主要或唯一表现，常难以确诊本病。下列检查有助于评估窦房结功能。

（一）动态心电图

可发现心脏节律变化的特征，借以得到更为有意义的资料，提高病态窦房结综合征的诊断率，结果阴性时可于短期内重复检查。

（二）窦房结功能激发试验

通过分析病史、连续观察心电图不能确定诊断者，则需要做窦房结功能激发试验。常用的试验有以下几种。

（1）运动试验：窦房结功能不全者，可以显示运动负荷试验不能使窦性节律加速，而呈现异常反应，包括踏车次极量负荷试验和活动平板次极量负荷试验，病态窦房结综合征患者的最高心率显著低于对照组，但这不能作为一种排除或诊断病窦综合征的有识别力的方法。

（2）阿托品试验：阿托品是抗胆碱药，主要作用是阻断 M 型胆碱反应系统，使迷走神经张力减小，消除迷走神经对窦房结的影响。因此如果心动过缓是由于迷走神经张力过高导致的，注射阿托品后（静脉注射阿托品 1～2 mg）心率可立即提高；如果与迷走神经张力无关，是窦房结本身功能低下所致，则注射阿托品后心率不能显著提高（<90 次/分）或诱发心律失常。对于青光眼患者和前列腺肥大患者，此试验禁用。高温季节也应避免使用。

（3）异丙肾上腺素试验：通过刺激 β 受体，兴奋窦房结，提高窦房结的自律性。静脉推注或滴注 1～2 μg，心率<90 次/分或增加<25％提示窦房结功能低下。冠心病、甲状腺功能亢进、高血压、严重室性心律失常者禁用。

（4）窦房结功能电生理检查：主要有心脏固有心率（IHR）、窦房结电图、窦房结恢复时间（SNRT）和矫正窦房结恢复时间（CSNRT）及窦房结传导时间（SACT）测定。病窦综合征患者的 SNRT 和 SACT 常显著超过正常高限。

（5）Fisher 结合电生理检查：将 SSS 分为起搏障碍、传导阻滞及迷走神经过敏 3 种类型（表 5-1）。

表 5-1　明显的 SSS 患者的窦房结功能障碍的类型

类型	迷走神经张力	窦房结实验	结果
起搏障碍（固有自律性低下）	降低	SNRT	延长
		SACT	正常
窦房结传导阻滞或正常	降低	SNRT	延长
		SACT	延长
迷走神经过敏症	增加	SNRT	可变
迷走神经张力亢进	过度增加	SACT	延长
对正常张力的敏感	降低	SNRT	正常
		SACT	正常

迷走神经张力增高延长 SA 传导时间,此时进行 SNRT 试验,快速起搏未能进入窦房结,因此不能产生超速抑制,但是窦性激动传出也会受阻。起搏激发的心动过速所致的迷走神经张力增高可使 SNRT 延长,当迷走神经张力增高是由于窦性心律恢复的第一心跳产生的高血压所致时,有可能产生第二次停搏。

五、治疗

治疗应针对病因,无症状者可以定期随访,密切观察病情。

(一)药物治疗

心率缓慢显著或伴自觉症状者可以试用药物。但是用于提高心率的药物缺乏长期治疗作用,仅能作为暂时的应急处理,为起搏治疗争取时间。常用的药物有阿托品、沙丁胺醇、异丙肾上腺素、氨茶碱。当快速心律失常发作时,可慎用洋地黄、胺碘酮。心房扑动或心房颤动发作时不宜进行电复律。

(二)起搏治疗

有下列情况的患者需进行起搏治疗(《ACC/NASPE 指南》)。

Ⅰ类适应证:①病态窦房结综合征表现为症状性心动过缓,或必须使用某些类型和剂量的药物进行治疗,而这些药物又引起或加重心动过缓并产生症状者;②因窦房结变时性不佳而引起症状者。

Ⅱ类适应证:①Ⅱa:自发或药物诱发的窦房结功能低下,心率<40 次/分,虽有心动过缓的症状,但未证实与所发生的心动过缓有关;不明原因的晕厥,经电生理检查发现窦房结功能不全。②Ⅱb:清醒状态下心率长期低于 40 次/分,但症状轻微。

Ⅲ类适应证:①无症状的患者,包括长期应用药物所致的窦性心动过缓(心率<40 次/分);②虽有类似心动过缓的症状,但已证实该症状并不是由窦性心动过缓造成的;③非必须应用的药物引起的症状性心动过缓。

病态窦房结综合征患者约 50% 有双结病变,因此以 VVI 或房室序贯型起搏较好。有条件者可以应用程控式 VVI 起搏器。DVI、DDD 起搏器虽能按需起搏心房,并备有按需心室起搏功能,附以多参数程控装置可达到生理起搏与抗 SVT、心房扑动的目的,但仍无法终止心房颤动。带有程控自动扫描功能的起搏器是治疗慢-快综合征的一种较理想的起搏器,心动过缓时按 VVI 起搏,心动过速发作时则由 VVI 转为 VVT,发放扫描刺激或短阵快速刺激终止心动过速的发作。

(张晓永)

第五节　窦房传导阻滞

窦房传导阻滞是窦房结与心房之间发生的阻滞,属于传导障碍,是窦房结内形成的激动不能使心房除极或使心房除极延迟,属较为少见的心律失常。由于窦房结的激动受阻没有下传至心房,心房和心室都不能激动,使心电图上消失一个或数个心动周期,P 波、QRS 波及 T 波都不能看到。急性窦房传导阻滞的病因为急性心肌梗死、急性心肌炎、洋地黄或奎尼丁类药物作用和迷走神经张力过高。慢性窦房传导阻滞常见于冠心病、原发性心肌病、迷走神经张力过高或原因不明的窦房结综合征。按阻滞的程度不同,窦房传导阻滞分为3度。

一、一度窦房传导阻滞

一度窦房传导阻滞为激动自窦房结发出后,延迟传至心房,即窦房传导的延迟现象。由于常规体表心电图上看不见窦房结激动,故一度窦房传导阻滞在心电图上无法诊断。

二、二度窦房传导阻滞

二度窦房传导阻滞是窦房结激动有部分被阻滞,而未能全部下传至心房,心电图上消失一个或数个P波,又可以分为2型。

(一)二度窦房传导阻滞Ⅰ型(即莫氏或 MobitzⅠ型)

心电图表现:①PP间距较长的间歇之前的PP间距逐渐缩短,以脱漏前的PP间距最短;②较长间距的PP间距短于其前的PP间距的2倍;③窦房激动脱漏后的P-P间距长于脱漏前的P-P间距,P-R间期正常且固定。此型应与窦性心律不齐相鉴别,后者无以上规律并且往往随呼吸而有相应的变化。

(二)二度窦房传导阻滞Ⅱ型(即莫氏或 MobitzⅡ型)

心电图上表现为窦性P波脱漏,间歇长度约为正常P-P间距的2倍或数倍(图5-4)。

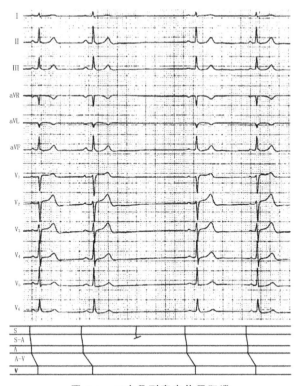

图5-4 二度Ⅱ型窦房传导阻滞

三、三度窦房传导阻滞(完全性窦房传导阻滞)

此型心电图上无窦性P波。若无窦房结电图难以确定诊断。此型在体表心电图上无法和房室交界性心律(P 波与 QRS 波相重叠)或窦性静止相区别。但如果用阿托品后出现二度窦房传导阻滞则可考虑该型。

治疗主要针对病因。轻者无须治疗,心动过缓严重者可以用麻黄碱、阿托品或异丙肾上腺素等治疗。顽固而持久并伴有晕厥或阿-斯综合征的患者应安装起搏器。

(苏田甜)

第六节　房室传导阻滞

房室间的传导障碍统称房室传导阻滞,是指冲动从心房传到心室的过程中异常延迟,传导被部分阻断或完全阻断。

房室传导过程中(即心房内、房室结、房室束及束支-普肯耶系统),任何部位的传导阻滞都可以引起房室传导阻滞。从解剖生理的角度看,房室结、房室束与束支的近端为传导阻滞的好发部位。房室结的结区传导速度慢而且不均匀,房室束的主干(或称穿入部分)位于两个房室瓣的瓣环间,手术损伤、先天性缺损或瓣环钙化均可累及这个部分,并且房室束的主干、分支、终末部分及左束支前后分支与右束支的近端均呈小束支状,范围不大的病变可以累及全支,甚至同时累及二、三支。

来自心房的冲动经房室束及三分支快速地同时传导至左右心室。三分支的一支或两支传导阻滞并不引起房室传导阻滞,当三分支同时发生同等或不同程度的传导阻滞时,可以形成不同程度的房室传导阻滞合并束支传导阻滞。

房室传导阻滞的分类如下。①按照阻滞程度分类:分为不全性与完全性房室传导阻滞;②按照阻滞部位分类:分为房室束分支以上与房室束分支以下阻滞两类,其病因、临床表现、发病规律和治疗各不相同;③按照病程分类:分为急性和慢性房室传导阻滞,慢性还可以分为间断发作型与持续发作型;④按照病因分类:分为先天性与后天性房室传导阻滞。从临床角度看,按阻滞程度和阻滞部位分类不但有利于估计阻滞的病因、病变范围和发展规律,还能指导治疗,比较切合临床实际。

一、病因

(一)先天性房室传导阻滞

主要见于孤立性先天性房室传导阻滞、合并其他心脏畸形的先天性心脏传导系统缺损、Kearns-Sayre综合征。

(二)原发性房室传导阻滞

主要见于特发性双束支纤维化、特发性心脏支架退行性变。

(三)继发性房室传导阻滞

主要见于各种急性心肌炎性病变(如急性风湿热、细菌性和病毒性心肌炎)、急性心肌缺血或坏死性病变(如急性心肌梗死)、迷走神经功能亢进、缺氧、电解质紊乱(如高血钾)、药物作用(如洋地黄、奎尼丁、普鲁卡因胺等)、损伤性病变(心脏外科手术及射频消融术)及传导系统钙化等原因导致的房室传导阻滞。

儿童及青少年房室传导阻滞的主要原因为急性心肌炎和炎症所致的纤维性病变,少数为先天性。老年人持续房室传导阻滞的病因以原因不明的传导系统退行性变较为多见。

二、病理

一度及二度Ⅰ型房室传导阻滞,其阻滞部位多在房室结(或房室束),病理改变多不明显或为暂时性的房室结缺血、缺氧、水肿或轻度炎症;二度Ⅱ型房室传导阻滞部位多在两侧束支;三度房室传导阻滞部位多在两侧束支,病理改变较广泛而严重,且持久存在,包括传导系统的炎症或局限性纤维化。急性大面积心肌梗死时,累及房室束、左右束支,引起坏死的病理改变。如果病理改变为可逆的,则阻滞可以在短期内恢复,否则呈持续性。此外,先天性房室传导阻滞患者中可见房室结或房室束的传导组织完全中断或缺如。

三、分型

房室传导阻滞可以发生在窦性心律或房性、交界性、室性异位心律中。冲动自心房向心室方向发生传导阻滞(前向传导或下传阻滞)时,心电图表现为 P-R 间期延长,或部分甚至全部 P 波后无 QRS 波群。

(一)一度房室传导阻滞

一度房室传导阻滞(A-VB)是指激动从窦房结发出后,可以经心房传到心室,并产生规则的心室律,仅传导时间延长。心电图上 P-R 间期在成人超过 0.20 秒,老年人超过 0.21 秒,儿童超过0.18秒。一度房室传导阻滞可以发生于心房、房室结、房室束、左右束支及末梢纤维的传导系统中的任何部位。据统计发生在房室结的阻滞约占 90%,因为房室结的传导纤维呈网状交错,激动在传导中相互干扰,易使传导延迟。在房室束中,由于传导纤维呈纵行排列,所以传导速度较快,正常不易受到阻滞,但在房室束发生病变时,也可使房室传导延迟。发生在束支及末梢部位的阻滞约占 6%,发生机制多为传导系统相对不应期的病理性延长。心房率的加速或颈动脉窦按摩引起的迷走神经张力增高可导致一度房室传导阻滞转化为二度Ⅰ型房室传导阻滞,反之,二度Ⅰ型房室传导阻滞在窦性心律时的心率减慢时可以演变为一度房室传导阻滞。

1.心电图特点

P-R 间期大于 0.20 秒,每次窦性激动都能传到心室,即每个 P 波后都有一个下传的 QRS 波(图 5-5)。P-R 间期显著延长时,P 波可以隐伏在前一个心搏的 T 波内,引起 T 波增高、畸形、切迹,或延长超过 P-P 间距,而形成一个 P 波越过另一个 P 波传导。后者多见于快速房性异位心律。显著窦性心律不齐伴二度Ⅰ型房室传导阻滞时,P-R 间期可以随着其前面的 R-P 间期的长或短而相应地缩短或延长。如果体表心电图显示 QRS 波群的时间与形态正常,则房室传导延迟几乎均发生于房室结,而非希氏束本身;如果 QRS 波群呈现束支阻滞图形,传导延迟可能发生于房室结和/或希浦系统,希氏束电图有助于后一类型的传导阻滞的正确定位。

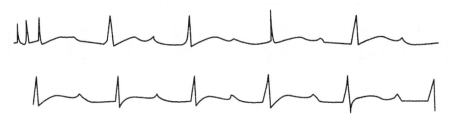

图 5-5 一度房室传导阻滞

2.希氏束电图特点

希氏束电图可反映阻滞部位。①心房内阻滞:P-A 间期>60 ms,而 A-H 和 H-V 间期都正常;②房室结传导阻滞(最常见):A-H 间期延长(>140 ms),而 P-A、H-V 间期正常;③希氏束内阻滞:H-H′间期延长(>20 ms);④束支阻滞:H-V 间期延长>60 ms。

3.鉴别希氏束近端阻滞与希氏束远端阻滞的临床意义

绝大多数一度房室传导阻滞系希氏束近端阻滞,见于各种感染性心肌炎、风心病和冠心病患者,或迷走神经张力亢进的正常人,表现为 A-H 间期延长而 H-V 间期正常,预后良好。而当希氏束电图示 H-V 间期延长,则提示希氏束远端阻滞,预后较前者差。

(二)二度房室传导阻滞

二度房室传导阻滞是激动自心房至心室的传导有中断,即一部分室上性激动因阻滞而发生 QRS 波群脱漏,同时也可伴有房室传导的现象,属于不完全性房室传导阻滞中最常见的一种类型。P 波与 QRS 波群可成规则的比例(如 3∶1,5∶4 等)或不规则比例。二度房室传导阻滞的心电图表现可以分为两型,即莫氏Ⅰ型(MobitzⅠ型)和莫氏Ⅱ型(MobitzⅡ型)。

1.莫氏Ⅰ型房室传导阻滞

该型又称文氏阻滞。心电图的基本特点是:P-R 间期逐渐延长,以致出现一个 P 波后 QRS 波脱漏,其后的 P-R 间期重新回到最短(可以正常,也可不正常)。从 P-R 间期最短的心动周期开始到出现 QRS 波脱漏的心动周期为止,称为一个文氏周期。这种文氏周期反复出现,称为文氏现象。

(1)心电图特点:P 波和下传的 QRS 波的比例可以用数字表示,如 4∶3 阻滞,表示每 4 个 P 波有 3 个下传,脱漏 1 个。其特征可归纳如下:①P-R 间期逐渐延长,直至脱漏一次,脱漏前 P-R间期最长,脱漏后的 PR 间期最短;②P-R 间期逐渐延长的增加量逐次减少,由此出现 R-R 间期逐渐缩短的现象;③含有未下传的 QRS 波的 R-R 间期小于最短的 R-R 间期的 2 倍(图 5-6)。

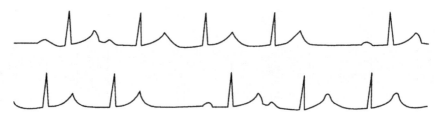

图 5-6　Ⅱ度一型房室传导阻滞

(2)希氏束电图特点:莫氏Ⅰ型房室传导阻滞的部位约 80% 在希氏束的近端,表现为 A-H 间期进行性延长,直至完全阻滞,而 H-V 间期正常。少数患者也可以在希氏束本身或希氏束远端阻滞,H-H′间期或 H-V 逐渐延长直至完全阻滞。

(3)临床意义:注意鉴别不典型的文氏阻滞。对于 P-R 间期不是逐渐延长而是相对稳定的文氏阻滞,易误诊为莫氏Ⅱ型房室传导阻滞,此时应仔细测量 QRS 波脱落前的一个 P-R 间期与脱落后的一个 P-R 间期,如果后者短于前者,应属于莫氏Ⅰ型房室传导阻滞。莫氏Ⅰ型房室传导阻滞一般预后良好,只需针对病因治疗而不需要特殊处理。对于远端阻滞而伴有晕厥等临床症状者,应引起重视,随访观察。

2.莫氏Ⅱ型房室传导阻滞

房、室呈比例的传导中断,多发生于房室结以下的传导系统病变时,其次为房室结,主要由于心脏的传导系统绝对不应期呈病理性延长,少数的相对不应期也有延长,致使 P-R 间期延长。如房室呈 3∶1 或3∶1以上阻滞,称为高度房室传导阻滞。

(1)心电图特点:P-R 间期固定(多数情况下 P-R 间期正常,但也可以延长),若干个心动周期后出现一个 QRS 波脱漏,长 R-R 间期等于短 R-R 间期的 2 倍。房室传导比例可固定,如 3∶1 或 3∶2,也可不定,如 3∶2 到 5∶4 等。下传的 QRS 波可正常或宽大畸形(图 5-7)。

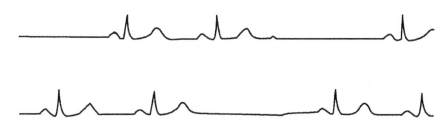

图 5-7 二度Ⅱ型房室传导阻滞

(2)希氏束电图特点:莫氏Ⅱ型阻滞部位大多在希氏束远端,约占 70%。①希氏束近端阻滞的特点:A-H 间期延长,但下传的 H-V 间期正常,QRS 波也正常,说明冲动可下传,在房室结呈不完全阻滞,而QRS 波不能下传时 A 波后无 V 波。②希氏束远端阻滞:A-H 间期正常,H-V 间期延长,冲动不能下传时,心搏的 H 波后无 V 波。

(3)临床意义:莫氏Ⅱ型房室传导阻滞多发生在希氏束远端,常为广泛的不可逆性病变所致,易发展为持续的高度或完全性房室传导阻滞。预后较莫氏Ⅰ型房室传导阻滞差,有晕厥者需安装心脏起搏器治疗。

莫氏Ⅰ型和莫氏Ⅱ型房室传导阻滞需进行鉴别,尽管两者都属于二度房室传导阻滞,但是由于阻滞部位多不相同,前者大部分在房室结,而后者几乎都在希氏束-浦肯野系统,因而,两者的治疗和预后显著不同。在心电图中的鉴别关键是有下传的 QRS 波的 P-R 间期是否恒定。在 P-P 间期恒定的情况下,凡P-R 间期固定不变者,可判断为莫氏Ⅱ型房室传导阻滞。如果 P-P 间期不恒定,P-R 间期在莫氏Ⅱ型房室传导阻滞中的变化也不会超过 5 ms。具体鉴别见表5-2。

表 5-2 二度房室传导阻滞Ⅰ型和Ⅱ型的比较

鉴别要点	Ⅰ型	Ⅱ型
病变性质	多见于功能改变、炎症、水肿	多见于坏死、纤维化、钙化、退行性病变
病因	下壁心肌梗死、心肌炎、药物、迷走神经功能亢进	前间壁心肌梗死、原发性传导系统疾病、心肌病
P-R 间期	脱漏前 P-R 间期逐渐延长,至少脱漏前 P-R 间期比脱漏后的第一次 P-R 间期延长	下传搏动的 P-R 间期固定
QRS 波群	多正常	长宽大畸形(可呈束支阻滞图形)
对血流动力学影响	较少,症状不明显	较严重,可出现晕厥、黑朦、阿-斯综合征
治疗	病因治疗,一般不需人工起搏器	病因治疗和对症治疗,必要时考虑人工起搏
预后	常为一过性,多能恢复,预后较好	多为永久性并进行性加重,预后较差

(三)近乎完全性房室传导阻滞

绝大多数 P 波后无 QRS 波群,心室基本由房室交界处或心室自主心律控制,QRS 波群形态正常或呈束支传导阻滞型畸形增宽。在少数 P 波后有 QRS 波群,形成一个较交界处或心室自主心律提早的心搏,称为心室夺获。心室夺获的 QRS 波群形态与交界处的自主心律相同,而与心室自主心律不同。

(四)三度房室传导阻滞

三度房室传导阻滞又称完全性房室传导阻滞。心房的冲动完全不能下传到心室,因此心房受窦房结或房颤、房扑、房速控制而独自搏动,心室则受阻滞部位以下的逸搏点控制,形成缓慢而匀齐的搏动,在心电图表现为 P 波与 QRS 波完全无关,各自搏动的现象,即房室分离。

三度房室传导阻滞多发生在房室交界部,房室束分叉以上(高位)约占 28%,房室束分叉以下(低位)约占 72%。三度房室传导阻滞多为严重的传导系统病变,少数为暂时性的完全性房室传导阻滞,多为高位阻滞,即 QRS 波群不增宽,可由传导系统暂时缺血引起。而低位的完全性房室传导阻滞 QRS 波群增宽畸形,且心室频率缓慢,几乎都是持久性的完全性房室传导阻滞。常见于冠心病、心肌炎后心肌病变、心脏手术后或其他器质性心脏病等。

1.心电图特点

心房激动完全不能下传到心室。即全部 P 波不能下传,P 波和 QRS 波没有固定关系,P-P 间距和RR 间距基本规则,心房频率较快,PP 间期较短,而心室由低位起搏点激动,心室频率缓慢,每分钟30~50 次。心室自主心律的 QRS 波群形态与心室起搏部位有关。如果完全阻滞在房室结内,则起搏点在希氏束附近,心电图特点是 QRS 波不宽,心室率在 40 次/分以上。如果完全阻滞在希氏束以下或三束支处,则起搏点低,QRS 波增宽畸形,心室率在 40 次/分以下,且易伴发室性心律失常(图 5-8、图 5-9)。如起搏点位于左束支,QRS 波群呈右束支传导阻滞型;如起搏点位于右束支,QRS 波群呈左束支传导阻滞型。心室起搏点不稳定时,QRS 波形态和 RR 间距可多变。心室起搏点自律功能暂停则引起心室停搏,心电图上仅表现为一系列 P 波。在房颤的心电图中,如果出现全部导联中 R-R 间期都相等,则应考虑有三度房室传导阻滞的存在。完全性房室传导阻滞时偶有短暂的超常传导表现。心电图表现为一次交界处或心室逸搏后出现一次或数次 P 波下传至心室的现象,称为韦金斯基现象。发生机制为逸搏作为对房室传导阻滞部位的刺激,可使该处心肌细胞的阈电位降低,应激性增高,传导功能短暂改善。

2.希氏束电图特点

完全性房室传导阻滞的希氏束电图可以确定阻滞的具体部位,分为希氏束近端、希氏束内和希氏束远端。

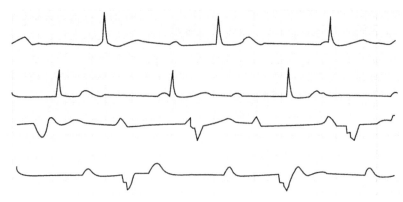

图 5-8　三度房室传导阻滞

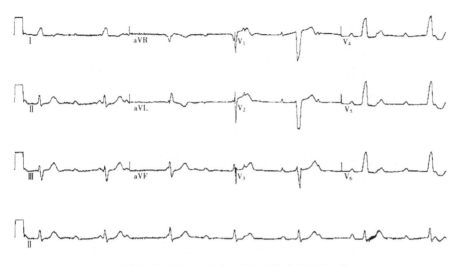

1.窦性心律不齐;2.三度房室传导阻滞,室性逸搏心律

图 5-9 心电图诊断

(1)希氏束近端阻滞:少见,多为先天性疾病引起。希氏束电图表现为 AH 阻滞(房室结内阻滞),A 波后无 H 波,而 V 波前有 H 波,HV 固定,A 波与 V 波无固定关系。

(2)希氏束内阻滞:A 波后有 H 波,AH 固定且正常,A 波与 V 波无关,HH′中断,每个 V 波前有 H′波,V 波可以正常。

(3)希氏束远端阻滞:表现为 HV 阻滞,绝大多数为完全性房室传导阻滞。特征为 A 波后无 V 波,AH 固定,但 H 波不能下传,其后无 V 波,完全阻滞于 HV 之间。

3.鉴别诊断

希氏束近端阻滞和远端阻滞的鉴别:①临床症状:有晕厥或阿-斯综合征者,多为希氏束远端阻滞;长期稳定,症状轻的多为希氏束近端阻滞。②心电图 QRS 波宽大畸形者多为远端阻滞,而 QRS 波<0.11 秒多为近端阻滞。③室性逸搏心率>45 次/分多为近端阻滞,而心率在 40 次/分左右或以下者多为远端阻滞。三度房室传导阻滞还应与干扰性房室分离相鉴别,后者是一种生理性传导阻滞。二者的鉴别要点在于前者的心房率大于心室率,而后者的心房率小于心室率。

四、临床表现

一度房室传导阻滞很少有症状,听诊第一心音可略减弱。二度房室传导阻滞可有心脏停顿或心悸感,听诊可有心音脱漏,脉搏也相应脱漏,心室率缓慢时可有头晕、乏力、易疲倦、活动后气足,甚至短暂晕厥。三度房室传导阻滞时症状较明显,除上述症状外,还可以进一步出现心脑供血不足的表现,如智力减退、心力衰竭等。三度房室传导阻滞造成血流动力学的影响取决于心室逸搏频率的快慢。在希氏束分支以上的三度房室传导阻滞起搏点频率较快,可达 60 次/分,且心室除极顺序正常,对血流动力学影响较小,患者多不出现晕厥。而在希氏束分支以下的三度房室传导阻滞,逸搏心率缓慢,20～40 次/分,甚至更低,且心室收缩协调性差,血流动力学影响显著,患者出现晕厥、阿-斯综合征,甚至猝死,此外尚可有收缩压增高、脉压增宽、颈静脉搏动、心音不一致,以及心脏增大等体征,偶可闻及心房音。三度房室传导阻滞的特异性体征是心室率缓慢且规则,并伴有第一心音强弱不等,特别是突然出现的增强的第一心音,即"大炮音",是由于房室收缩不同步造成的,当房室收缩相距较近时(P-R 间期 0.04～0.10 秒),第一心音明显增强。

心室率过慢、心室起搏点不稳定或心室停搏时,可有短暂的意识丧失。当心室停搏较长时间,可出现晕厥、抽搐和发绀,即所谓的阿-斯综合征发作。迅速恢复心室自主心率可立即终止发作,神志也可立即恢复,否则将导致死亡。

五、治疗

房室传导阻滞的治疗方法原则上取决于房室传导阻滞发生的原因(病因是否能消除)、病程(急性还是慢性)、阻滞的程度(完全性阻滞还是不完全性阻滞)及伴随症状。房室束分支以上阻滞形成的一度至二度房室传导阻滞并不影响血流动力学状态,主要针对病因治疗。房室束分支以下阻滞者,不论是否引起房室传导阻滞,均必须结合临床表现和阻滞的发展情况慎重考虑电起搏治疗。

急性房室传导阻滞的病因常为急性下壁心肌梗死,急性心肌炎或其他心外因素,如药物影响或电解质紊乱等。多数情况传导系统的损伤是可以恢复的。因此,对于无明显血流动力学障碍的一度或二度 I 型房室传导阻滞可以不必处理。二度 II 型和三度房室传导阻滞应根据阻滞部位和心室率采取相应的措施。如果心率能达到 50 次/分、QRS 波正常者,可以给予阿托品,每 4 小时口服 0.3 mg,尤其适于迷走神经张力过高引起的阻滞,必要时肌内或静脉注射,每 4～6 小时0.5～1.0 mg;对于血压偏低的患者可以选用异丙肾上腺素滴注;对于心室率不足 40 次/分、QRS 波宽大畸形者,房室传导阻滞部位在希氏束以下的,对药物反应差,应考虑临时起搏器治疗。预防或治疗房室传导阻滞引起的阿-斯综合征发作,宜用异丙肾上腺素溶液静脉滴注,使心率控制在60～70 次/分。

慢性房室传导阻滞的治疗,主要视阻滞部位、阻滞程度及伴随症状而定,无症状的一度或二度 I 型房室传导阻滞一般不需治疗。若下传的 QRS 波宽大,不能排除有双束支阻滞的,应加强观察,定期随访,必要时进行心电生理检查,特别是已经发生晕厥的患者。慢性二度 II 型房室传导阻滞,因阻滞部位多在希氏束分支以下,心室率缓慢,常伴有头晕、乏力等症状,当发展为三度房室传导阻滞时,易发生阿-斯综合征,故应早期植入永久起搏器治疗。慢性三度房室传导阻滞,心室率不超过 60 次/分,在希氏束分支以下者心率仅为 20～40 次/分,可频繁发生晕厥,应尽快安装永久心脏起搏器治疗。

(苏田甜)

第六章

冠状动脉粥样硬化性心脏病

第一节　稳定型心绞痛

一、概述

心绞痛是由于暂时性心肌缺血引起的以胸痛为主要特征的临床综合征,是冠状动脉粥样硬化性心脏病(冠心病)的最常见表现。通常见于冠状动脉至少一支主要分支管腔直径狭窄在50%以上的患者,当应激时,冠状动脉血流不能满足心肌代谢的需要,导致心肌缺血,而引起心绞痛发作,休息或含服硝酸甘油可缓解。

稳定型心绞痛(stable angina pectoris,SAP)是指心绞痛发作的程度、频度、性质及诱发因素在数周内无显著变化的患者。心绞痛也可发生在瓣膜病(尤其是主动脉瓣病变)、肥厚型心肌病和未控制的高血压及甲状腺功能亢进、严重贫血等患者。冠状动脉"正常"者也可由于冠状动脉痉挛或内皮功能障碍等原因发生心绞痛。某些非心脏性疾病如食道、胸壁或肺部疾病也可引起类似心绞痛的症状,临床上需注意鉴别。

二、流行病学

心绞痛是基于病史的主观诊断,因此它的发病率和患病率很难进行评估,而且评估结果也会因为依据的标准不同产生差异。

一项基于欧洲社区心绞痛患病率的调查研究显示:45～54岁年龄段女性患病率为0.1%～1.0%,男性为2%～5%;而65～74岁年龄段女性高达10%～15%,男性高达10%～20%。由此可见,每百万个欧洲人中有2万～4万人罹患心绞痛。

最近的一项调查,其标准为静息或运动时胸痛发作伴有动脉造影、运动试验或心电图异常证据,研究结果证实了心绞痛的地域差异性,且其与已知的全球冠心病死亡率的分布平行。例如,心绞痛作为初始冠脉病变的发病率,贝尔法斯特是法国的2倍。

稳定型心绞痛患者有发生急性冠脉综合征的危险,如不稳定型心绞痛、非ST段抬高型心肌梗死或ST段抬高型心肌梗死。Framingham研究结果显示,稳定型心绞痛的患者,两年内发生非致死性心肌梗死和充血性心脏病的概率,男性为 14.3% 和 5.5%,女性为 6.2% 和 3.8%。稳定型心绞痛的患者的预后取决于临床、功能和解剖因素,个体差别很大。

左室功能是慢性稳定性冠脉疾病存活率最有力的预测因子。其次是冠脉狭窄的部位和严重程度。左冠状动脉主干病变最为严重,据国外统计,年病死率可高达 30% 左右。此后依次为3 支、2 支与 1 支病变。左前降支病变一般较其他两大支严重。

三、病因和发病机制

稳定型心绞痛是一种以胸、下颌、肩、背或臂的不适感为特征的临床综合征,其典型表现为劳累、情绪波动或应激后发作,休息或服用硝酸甘油后可缓解。有些不典型的稳定型心绞痛以上腹部不适感为临床表现。William Heberden 在 1772 年首次提出"心绞痛的概念",并将之描述为与运动有关的胸区压抑感和焦虑,不过那时还不清楚它的病因和病理机制。现在我们知道它由心肌缺血引起。心肌缺血最常见的原因是粥样硬化性冠状动脉疾病,其他原因还包括肥厚型或扩张型心肌病、动脉硬化及其他较少见的心脏疾病。

心肌供氧和需氧的不平衡产生了心肌缺血。心肌氧供取决于动脉氧饱和度、心肌氧扩散度和冠脉血流,而冠脉血流又取决于冠脉管腔横断面积和冠脉微血管的调节。管腔横断面积和微血管都受到管壁内粥样硬化斑块的影响,从而因运动时心率增快、心肌收缩增强及管壁紧张度增加导致心肌需氧增加,最终引起氧的供需不平衡。心肌缺血激活交感神经,产生心肌耗氧增加、冠状动脉收缩等一系列效应从而进一步加重缺血。缺血持续加重,导致心脏代谢紊乱、血流重分配、区域性以至整体性舒张和收缩功能障碍,心电图改变,最终引起心绞痛。缺血心肌释放的腺苷能激活心脏神经末梢的 A_1 受体,是导致心绞痛(胸痛)的主要中介。

心肌缺血也可以无症状。无痛性心肌缺血可能因为缺血时间短或不甚严重,或因为心脏传入神经受损,或缺血性疼痛在脊的和脊上的部位受到抑制。患者显示出无痛性缺血表现、气短及心悸都提示心绞痛存在。

对大多数患者来说,稳定型心绞痛的病理因素是动脉粥样硬化、冠脉狭窄。正常血管床能自我调节,例如在运动时冠脉血流增加为平时的 5~6 倍。动脉粥样化斑块减少了血管腔横断面积,使得运动时冠脉血管床自我调节的能力下降,从而产生不同严重程度的缺血。若管腔径减少>50%,当运动或应激时,冠脉血流不能满足心脏代谢需要从而导致心肌缺血。内皮功能受损也是心绞痛的病因之一。心肌桥是心绞痛的罕见病因。

用血管内超声(IVUS)观察稳定型心绞痛患者的冠状动脉斑块。发现 1/3 的患者至少有1 个斑块破裂,6% 的患者有多个斑块破裂。合并糖尿病的患者更易发生斑块破裂。临床上应重视稳定型心绞痛患者的治疗,防止其发展为急性冠脉综合征(ACS)。

四、诊断

胸痛患者应根据年龄、性别、心血管危险因素、疼痛的特点来估计冠心病的可能性,并依据病史、体格检查、相关的无创检查及有创检查结果做出诊断及分层危险的评价。

(一)病史及体格检查

1.病史

详尽的病史是诊断心绞痛的基石。在大多数病例中,可以通过病史就能得出心绞痛的诊断。

(1)部位:典型的心绞痛部位是在胸骨后或左前胸,范围常不局限,可以放射到颈部、咽部、颌部、上腹部、肩背部、左臂及左手指侧,也可以放射至其他部位,心绞痛还可以发生在胸部以外如上腹部、咽部、颈部等。每次心绞痛发作部位往往是相似的。

(2)性质:常呈紧缩感、绞榨感、压迫感、烧灼感、胸憋、胸闷或有窒息感、沉重感,有的患者只述为胸部不适,主观感觉个体差异较大,但一般不会是针刺样疼痛,有的表现为乏力、气短。

(3)持续时间:呈阵发性发作,持续数分钟,一般不会超过 10 分钟,也不会转瞬即逝或持续数小时。

(4)诱发因素及缓解方式:慢性稳定型心绞痛的发作与劳力或情绪激动有关,如走快路、爬坡时诱发,停下休息即可缓解,多发生在劳力当时而不是之后。舌下含服硝酸甘油可在 2~5 分钟内迅速缓解症状。

非心绞痛的胸痛通常无上述特征,疼痛通常局限于左胸的某个部位,持续数个小时甚至数天;不能被硝酸甘油缓解甚至因触诊加重。胸痛的临床分类见表 6-1,加拿大心血管学会分级法见表 6-2 所示。

表 6-1 胸痛的临床分类

典型心绞痛	符合下述 3 个特征
	胸骨下疼痛伴特殊性质和持续时间
	运动及情绪激动诱发
	休息或含服硝酸甘油缓解
非典型心绞痛	符合上述两个特征
非心性胸痛	符合上述 1 个特征或完全不符合

表 6-2 加拿大心血管学会分级法

级别	症状程度
Ⅰ级	一般体力活动不引起心绞痛,例如行走和上楼,但紧张、快速或持续用力可引起心绞痛的发作
Ⅱ级	日常体力活动稍受限制,快步行走或上楼、登高、饭后行走或上楼、寒冷或风中行走、情绪激动可发作心绞痛或仅在睡醒后数小时内发作。在正常情况下以一般速度平地步行 200 m 以上或登一层以上的楼梯受限
Ⅲ级	日常体力活动明显受限,在正常情况下以一般速度平地步行 100~200 m 或登一层楼梯时可发作心绞痛
Ⅳ级	轻微活动或休息时即可出现心绞痛症状

2.体格检查

稳定型心绞痛体检常无明显异常,心绞痛发作时可有心率增快、血压升高、焦虑、出汗,有时可闻及第四心音、第三心音或奔马律,或出现心尖部收缩期杂音,第二心音逆分裂,偶闻双肺底啰音。体检尚能发现其他相关情况,如心脏瓣膜病、心肌病等非冠状动脉粥样硬化性疾病,也可发现高血压、脂质代谢障碍所致的黄色瘤等危险因素,颈动脉杂音或周围血管病变有助于动脉粥样硬化的诊断。体检尚需注意肥胖(体重指数及腰围),有助于了解有无代谢综合征。

(二)基本实验室检查

(1)了解冠心病危险因素,空腹血糖、血脂检查,包括血总胆固醇(TC)、高密度脂蛋白胆固醇(HDL-C)、低密度脂蛋白胆固醇(LDL-C)及甘油三酯(TG)。必要时做糖耐量试验。

(2)了解有无贫血(可能诱发心绞痛),检查血红蛋白是否减少。

(3)甲状腺,必要时检查甲状腺功能。

(4)行尿常规、肝肾功能、电解质、肝炎相关抗原、人类免疫缺陷病毒(HIV)检查及梅毒血清试验,需在冠状动脉造影前进行。

(5)胸痛较明显患者,需查血心肌肌钙蛋白(cTnT 或 cTnI)、肌酸激酶(CK)及同工酶(CK-MB),从而与急性冠状动脉综合征(acute coronary syndrome,ACS)相鉴别。

(三)胸部 X 线检查

胸部 X 线检查常用于可疑心脏病患者的检查,然而,对于稳定型心绞痛患者,该检查并不能提供有效特异的信息。

(四)心电图检查

1.静息心电图检查

所有可疑心绞痛患者均应常规行静息 12 导联心电图。怀疑血管痉挛的患者于疼痛发作时行心电图尤其有意义。心电图同时可以发现诸如左室肥厚、左束支传导阻滞、预激、心律失常及传导障碍等情况,这些信息可发现胸痛的可能机制,并能指导治疗措施。静息心电图对危险分层也有意义。但不主张重复此项检查除非当时胸痛发作或功能分级有改变。

2.心绞痛发作时心电图检查

在胸痛发作时争取心电图检查,缓解后立即复查。静息心电图正常不能排除冠心病心绞痛的诊断,但如果有 ST-T 改变符合心肌缺血时,特别是在疼痛发作时检出,则支持心绞痛的诊断。心电图显示陈旧性心肌梗死时,则心绞痛可能性增加。静息心电图有 ST 段压低或 T 波倒置但胸痛发作时呈"假性正常化",也有利于冠心病心绞痛的诊断。24 小时动态心电图表现如有与症状相一致 ST-T 变化,则对诊断有参考价值。

(五)核素心室造影

1.^{201}Tl 心肌显像

铊随冠脉血流被正常心肌细胞摄取,休息时铊显像所示主要见于心肌梗死后瘢痕部位。在冠状动脉供血不足部位的心肌,则明显的灌注缺损仅见于运动后缺血区。变异型心绞痛发作时心肌急性缺血区常显示特别明显的灌注缺损。

2.放射性核素心腔造影

红细胞被标记上放射性核素,得到心腔内血池显影,可测定左心室射血分数及显示室壁局部运动障碍。

3.正电子发射断层心肌显像(PET)

除可判断心肌血流灌注外,还可了解心肌代谢状况,准确评估心肌活力。

(六)负荷试验

1.心电图运动试验

(1)适应证:①有心绞痛症状怀疑冠心病,可进行运动,静息心电图无明显异常的患者,为达到诊断目的;②确定稳定性冠心病的患者心绞痛症状明显改变者;③确诊的稳定性冠心病患者用于危险分层。

(2)禁忌证:急性心肌梗死早期、未经治疗稳定的急性冠状动脉综合征、未控制的严重心律失常或高度房室传导阻滞、未控制的心力衰竭、急性肺动脉栓塞或肺梗死、主动脉夹层、已知左冠状动脉主干狭窄、重度主动脉瓣狭窄、肥厚型梗阻性心肌病、严重高血压、活动性心肌炎、心包炎、电解质异常等。

(3)方案(Burce 方案):运动试验的阳性标准为运动中出现典型心绞痛,运动中或运动后出现 ST 段水平或下斜型下降≥1 mm(J 点后 60～80 毫秒),或运动中出现血压下降者。

(4)需终止运动试验的情况,包括:①出现明显症状(如胸痛、乏力、气短、跛行);症状伴有意义的ST 段变化。②ST 段明显压低(压低>2 mm 为终止运动相对指征;≥4 mm 为终止运动绝对指征)。③ST 段抬高≥1 mm。④出现有意义的心律失常;收缩压持续降低 1.3 kPa(10 mmHg)(1 mmHg=0.133 kPa)或血压明显升高[收缩压>33.3 kPa(250 mmHg)或舒张压>15.3 kPa(115 mmHg)]。⑤已达目标心率者。有上述情况一项者需终止运动试验。

2.核素负荷试验(心肌负荷显像)

(1)核素负荷试验的适应证:①静息心电图异常、LBBB、ST 段下降>1 mm、起搏心律、预激综合征等心电图运动试验难以精确评估者;②心电图运动试验不能下结论,而冠状动脉疾病可能性较大者。

(2)药物负荷试验:包括双嘧达莫、腺苷或多巴酚丁胺药物负荷试验,用于不能运动的患者。

(七)多层 CT 或电子束 CT 扫描

多层 CT 或电子束 CT 平扫可检出冠状动脉钙化并进行积分。人群研究显示钙化与冠状动脉病变的高危人群相联系,但钙化程度与冠状动脉狭窄程度却并不相关,因此,不推荐将钙化积分常规用于心绞痛患者的诊断评价。

CT 造影为显示冠状动脉病变及形态的无创检查方法。有较高阴性预测价值,若 CT 冠状动脉造影未见狭窄病变,一般可不进行有创检查。但 CT 冠状动脉造影对狭窄病变及程度的判断仍有一定限度,特别当钙化存在时会显著影响狭窄程度的判断,而钙化在冠心病患者中相当普遍,因此,仅能作为参考。

(八)有创性检查

1.冠状动脉造影

冠状动脉造影至今仍是临床上评价冠状动脉粥样硬化和相对较为少见的非冠状动脉粥样硬化性疾病所引起的心绞痛的最精确的检查方法。对糖尿病、年龄>65 岁老年患者、年龄>55 岁女性的胸痛患者冠状动脉造影更有价值。

(1)适应证:①严重稳定型心绞痛(CCS 分级 3 级或以上者),特别是药物治疗不能很好缓解症状者;②无创方法评价为高危的患者,不论心绞痛严重程度如何;③心脏停搏存活者;④患者有严重的室性心律失常;⑤血管重建(PCI,CABG)的患者有早期中等或严重的心绞痛复发;⑥伴有慢性心力衰竭或左室射血分数(LVEF)明显减低的心绞痛患者;⑦无创评价属中、高危的心绞痛患者需考虑大的非心脏手术,尤其是血管手术(如主动脉瘤修复、颈动脉内膜剥脱术、股动脉搭桥术等)。

(2)不推荐行冠状动脉造影:严重肾功能不全、造影剂过敏、精神异常不能合作者或合并其他严重疾病,血管造影的得益低于风险者。

2.冠状动脉内超声显像

血管内超声检查可较为精确地了解冠状动脉腔径,血管腔内及血管壁粥样硬化病变情况,指导介入治疗操作并评价介入治疗效果,但不是一线的检查方法,只在特殊的临床情况及为科研目的而进行。

五、治疗

(一)治疗目标

1.防止心肌梗死和死亡,改善预后

防止心肌梗死和死亡,主要是减少急性血栓形成的发生率,阻止心室功能障碍的发展。上述目标需通过生活方式的改善和药物干预来实现：①减少斑块形成；②稳定斑块，减轻炎症反应，保护内皮功能；③对于已有内皮功能受损和斑块破裂，需阻止血栓形成。

2.减轻或消除症状

改善生活方式、药物干预和血管再通术均是减轻和消除症状的手段，根据患者的个体情况选择合适的治疗方法。

（二）一般治疗

1.戒烟

大量数据表明对于许多患者而言，吸烟是冠心病起源的最重要的可逆性危险因子，因此，强调戒烟是非常必要的。

2.限制饮食和酒精摄入

对确诊的冠心病患者，限制饮食是有效的干预方式。推荐食用水果、蔬菜、谷类、谷物制品、脱脂奶制品、鱼、瘦肉等，也就是所谓的"地中海饮食"。具体食用量需根据患者总胆固醇及低密度脂蛋白胆固醇来制定。超重患者应减轻体重。

适量饮酒是有益的，但大量饮酒肯定有害，尤其对于有高血压和心力衰竭的患者。很难定义适量饮酒的酒精量，因此提倡限酒。稳定的冠心病患者可饮少量（<50 g/d）低度酒（如葡萄酒）。

3.ω-3 不饱和脂肪酸

鱼油中富含的 ω-3 不饱和脂肪酸能降低血中甘油三酯，被证实能降低近期心肌梗死患者的猝死率，同时它也有抗心律失常作用，能降低高危患者的死亡率和危险因素，可用作此类患者的二级预防。但该脂肪酸的治疗只用于高危人群，如近期心梗患者，对于稳定型心绞痛伴高危因素患者较少应用。目前只提倡患者每星期至少吃一次鱼以保证该脂肪酸的正常摄入。

4.维生素和抗氧化剂

目前尚无研究证实维生素的摄入能减少冠心病患者的心血管危险因素，同样，许多大型试验也没有发现抗氧化剂能给患者带来益处。

5.积极治疗高血压、糖尿病及其他疾病

稳定型心绞痛患者也应积极治疗高血压、糖尿病、代谢综合征等疾病，因这些疾病本身有促进冠状动脉疾病发展的危险性。

确诊冠心病的患者血压应降至 17.3/11.3 kPa(130/85 mmHg)；如合并糖尿病或肾脏疾病，血压还应降至 17.3/10.7 kPa(130/80 mmHg)。糖尿病是心血管并发症的危险因子，需多方干预。研究显示，心血管病伴 2 型糖尿病患者在应用降糖药的基础上加用吡格列酮，其非致死性心肌梗死、脑卒中（中风）和病死率减少了 16％。

6.运动

鼓励患者在可耐受范围内进行运动，运动能提高患者运动耐量、减轻症状，对减轻体重、降低血脂和血压、增加糖耐量和胰岛素敏感性都有明显效益。

7.缓解精神压力

精神压力是心绞痛发作的重要促发因素，而心绞痛的诊断又给患者带来更大的精神压力。缓解紧张情绪，适当放松可以减少药物的摄入和手术的必要。

8.开车

稳定型心绞痛患者可以允许开车，但是要限定车载重和避免商业运输。高度紧张的开车是应该避免的。

(三)急性发作时治疗

发作时应立即休息,至少应迅速停止诱发心绞痛的活动。随即舌下含服硝酸甘油以缓解症状。对初次服用硝酸甘油的患者应嘱其坐下或平卧,以防发生低血压,还有诸如头晕、头胀痛、面红等不良反应。

应告知患者,若心绞痛发作>20分钟,休息和舌下含服硝酸甘油不能缓解,应警惕发生心肌梗死并应及时就医。

(四)药物治疗

1.对症治疗,改善缺血

(1)短效硝酸酯制剂:硝酸酯类药为内皮依赖性血管扩张剂,能减少心肌需氧和改善心肌灌注,从而缓解心绞痛症状。快速起效的硝酸甘油能使发作的心绞痛迅速缓解。口服该药因肝脏首过效应,在肝内被有机硝酸酯还原酶降解,生物利用度极低。舌下给药吸收迅速完全,生物利用度高。硝酸甘油片剂暴露在空气中会变质,因而宜在开盖后3个月内使用。

硝酸甘油引起剂量依赖性血管舒张不良反应,如头痛、面红等。过大剂量会导致低血压和反射性交感神经兴奋引起心动过速。对硝酸甘油无效的心绞痛患者应怀疑心肌梗死的可能。

(2)长效硝酸酯制剂:长效硝酸酯制剂能降低心绞痛发作的频率和严重程度,并能增加运动耐量。长效制剂只是对症治疗,并无研究显示它能改善预后。血管舒张不良反应如头痛、面红与短效制剂类似。其代表药有硝酸异山梨酯、单硝酸异山梨酯醇。

当机体内硝酸酯类浓度达到并超过阈值,其对心绞痛的治疗作用减弱,缓解疼痛的作用大打折扣,即发生硝酸酯类耐药。因此,患者服用长效硝酸酯制剂时应有足够长的间歇期以保证治疗的高效。

(3)β受体阻滞剂:β受体阻滞剂能抑制心脏β肾上腺素能受体,从而减慢心率、减弱心肌收缩力、降低血压,以减少心肌耗氧量,可以减少心绞痛发作和增加运动耐量。用药后要求静息心率降至55~60次/分,严重心绞痛患者如无心动过缓症状,可降至50次/分。

只要无禁忌证,β受体阻滞剂应作为稳定型心绞痛的初始治疗药物。β受体阻滞剂能降低心肌梗死后稳定型心绞痛患者死亡和再梗死的风险。目前可用于治疗心绞痛的β受体阻滞剂有很多种,当给予足够剂量时,均能有效预防心绞痛发作。更倾向于使用选择性β$_1$受体阻滞剂,如美托洛尔、阿替洛尔及比索洛尔。同时具有α受体和β受体阻滞的药物,在慢性稳定型心绞痛的治疗中也有效。

在有严重心动过缓和高度房室传导阻滞、窦房结功能紊乱、明显的支气管痉挛或支气管哮喘的患者,禁用β受体阻滞剂。外周血管疾病及严重抑郁是应用β受体阻滞剂的相对禁忌证。慢性肺心病的患者可小心使用高度选择性β$_1$受体阻滞剂。没有固定狭窄的冠状动脉痉挛造成的缺血,如变异型心绞痛,不宜使用β受体阻滞剂,这时钙通道阻滞剂是首选药物。

推荐使用无内在拟交感活性的β受体阻滞剂。β受体阻滞剂的使用剂量应个体化,从较小剂量开始。

(4)钙通道阻滞剂:钙通道阻滞剂通过改善冠状动脉血流和减少心肌耗氧起缓解心绞痛作用,对变异型心绞痛或以冠状动脉痉挛为主的心绞痛,钙通道阻滞剂是一线药物。地尔硫䓬和维拉帕米能减慢房室传导,常用于伴有心房颤动或心房扑动的心绞痛患者,而不应用于已有严重心动过缓、高度房室传导阻滞和病态窦房结综合征的患者。

长效钙通道阻滞剂能减少心绞痛的发作。ACTION试验结果显示,硝苯地平控释片没有显著降低一级疗效终点(全因死亡、急性心肌梗死、顽固性心绞痛、新发心力衰竭、致残性脑卒中及外周血管成形术的联合终点)的相对危险,但对于一级疗效终点中的多个单项终点而言,硝苯地平控释片组降低达到统计学差异或有降低趋势。值得注意的是,亚组分析显示,占52%的合并高血压的冠心病患者中,一级终点相对危险下降13%。CAMELOT 试验结果显示,氨氯地平组主要终点事件(心血管性死亡、非致死性心肌梗死、冠状血管重建、由于心绞痛而入院治疗、慢性心力衰竭入院、致死或非致死性卒中及新诊断的周围血管疾病)与安慰剂组比较相对危险降低达31%,差异有统计学意义。长期应用长效钙通道阻滞剂的安全性在ACTION及大规模降压试验ALLHAT及ASCOT中都得到了证实。

外周水肿、便秘、心悸、面部潮红是所有钙通道阻滞剂常见的不良反应,低血压也时有发生,其他不良反应还包括头痛、头晕、虚弱无力等。

当稳定型心绞痛合并心力衰竭而血压高且难于控制者必须应用长效钙通道阻滞剂时,可选择氨氯地平、硝苯地平控释片或非洛地平。

(5)钾通道开放剂:钾通道开放剂的代表药物为尼克地尔,除了抗心绞痛外,该药还有心脏保护作用。一项针对尼克地尔的试验证实稳定型心绞痛患者服用该药能显著减少主要冠状动脉事件的发生。但是,尚没有降低治疗后死亡率和非致死性心肌梗死发生率的研究,因此,该药的临床效益还有争议。

(6)联合用药:β受体阻滞剂和长效钙通道阻滞剂联合用药比单用一种药物更有效。此外,两药联用时,β受体阻滞剂还可减轻二氢吡啶类钙通道阻滞剂引起的反射性心动过速不良反应。非二氢吡啶类钙通道阻滞剂地尔硫䓬或维拉帕米可作为对β受体阻滞剂有禁忌的患者的替代治疗。但非二氢吡啶类钙通道阻滞剂和β受体阻滞剂的联合用药能使传导阻滞和心肌收缩力的减弱更明显,要特别警惕。老年人、已有心动过缓或左室功能不良的患者应尽量避免合用。

2.改善预后的药物治疗

与稳定型心绞痛并发的疾病如糖尿病和高血压应予以积极治疗,同时还应纠正高脂血症。HMG-CoA还原酶抑制剂(他汀类药物)和血管紧张素转换酶抑制剂(ACEI)除各自的降脂和降压作用外,还能改善患者预后。对缺血性心脏病患者,还需加用抗血小板药物。

阿司匹林通过抑制血小板内环氧化酶使血栓素 A_2 合成减少,达到抑制血小板聚集的作用。其应用剂量为每天75~150 mg。CURE 研究发现每天阿司匹林剂量若>200 mg 或<100 mg 反而增加心血管事件发生的风险。

所有患者如无禁忌证(活动性胃肠道出血、阿司匹林过敏或既往有阿司匹林不耐受的病史),给予阿司匹林75~100 mg/d。不能服用阿司匹林者,则可应用氯吡格雷作为替代。

所有冠心病患者应用他汀类药物。他汀类降脂治疗减少动脉粥样硬化性心脏病并发症,可同时应用于患者的一级和二级预防。他汀类除了降脂作用外,还有抗炎作用和防血栓形成,能低心血管危险性。血脂控制目标为:总胆固醇(TC)<4.5 mmol/L,低密度脂蛋白胆固醇(LDL-C)至少应<2.59 mmol/L;建议逐步调整他汀类药物剂量以达到上述目标。

ACEI 可防止左心室重塑,减少心力衰竭发生的危险,降低病死率,如无禁忌可常规使用。在稳定型心绞痛患者中,合并糖尿病、心力衰竭或左心室收缩功能不全的高危患者应该使用ACEI。所有冠心病患者均能从 ACEI 治疗中获益,但低危患者获益可能较小。

(五)非药物治疗(血运重建)

血运重建的主要指征:有冠状动脉造影指征及冠状动脉严重狭窄;药物治疗失败,不能满意控制症状;无创检查显示有大量的危险心肌;成功的可能性很大,死亡及并发症危险可接受;患者倾向于介入治疗,并且对这种疗法的危险充分知情。

1.冠状动脉旁路移植手术(CABG)

40多年来,CABG逐渐成了治疗冠心病的最普通的手术,CABG对冠心病的治疗的价值已进行了较深入的研究。对于低危患者(年病死率<1%)CABG并不比药物治疗给患者更多的预后获益。在比较CABG和药物治疗的临床试验的荟萃分析中,CABG可改善中危至高危患者的预后。对观察性研究及随机对照试验数据的分析表明,某些特定的冠状动脉病变解剖类型手术预后优于药物治疗,这些情况包括:①左主干的明显狭窄;②3支主要冠状动脉近段的明显狭窄;③2支主要冠状动脉的明显狭窄,其中包括左前降支(LAD)近段的高度狭窄。

根据研究人群不同,CABG总的手术死亡率在1%~4%,目前已建立了很好的评估患者个体风险的危险分层工具。尽管左胸廓内动脉的远期通畅率很高,大隐静脉桥发生阻塞的概率仍较高。血栓阻塞可在术后早期发生,大约10%在术后1年发生,5年以后静脉桥自身会发生粥样硬化改变。静脉桥10年通畅率为50%~60%。

CABG指征:①心绞痛伴左主干病变(ⅠA);②心绞痛伴三支血管病变,大面积缺血或心室功能差(ⅠA);③心绞痛伴双支或三支血管病变,包括左前降支(LAD)近端严重病变(ⅠA);④CCSⅠ~Ⅳ,多支血管病变、糖尿病(症状治疗ⅡaB)(改善预后ⅠB);⑤CCSⅠ~Ⅳ,多支血管病变、非糖尿病(ⅠA);⑥药物治疗后心绞痛分级CCSⅠ~Ⅳ,单支血管病变,包括LAD近端严重病变(ⅠB);⑦心绞痛经药物治疗分级CCSⅠ~Ⅳ,单支血管病变,不包括LAD近端严重病变(ⅡaB);⑧心绞痛经药物治疗症状轻微(CCSⅠ),单支、双支、三支血管病变,但有大面积缺血的客观证据(ⅡbC)。

2.经皮冠状动脉介入治疗(PCI)

30多年来,PCI日益普遍应用于临床,由于创伤小、恢复快、危险性相对较低,易于被医师和患者所接受。PCI的方法包括单纯球囊扩张、冠状动脉支架术、冠状动脉旋磨术、冠状动脉定向旋切术等。随着经验的积累、器械的进步,特别是支架极为普遍的应用和辅助用药的发展,这一治疗技术的应用范围得到了极大的拓展。近年来,冠心病的药物治疗也获较大发展,对于稳定型心绞痛并且冠状动脉解剖适合行PCI患者的成功率提高,手术相关的死亡风险为0.3%~1.0%。对于低危的稳定型心绞痛患者,包括强化降脂治疗在内的药物治疗在减少缺血事件方面与PCI一样有效。对于相对高危险患者及多支血管病变的稳定型心绞痛患者,PCI缓解症状更为显著,生存率获益尚不明确。

经皮冠脉血运重建的指征:①药物治疗后心绞痛CCS分级Ⅰ~Ⅳ,单支血管病变(ⅠA);②药物治疗后心绞痛CCS分级Ⅰ~Ⅳ,多支血管病变,非糖尿病(ⅠA);③稳定型心绞痛,经药物治疗症状轻微(CCS分级Ⅰ),为单支、双支或3支血管病变,但有大面积缺血的客观证据(ⅡbC)。

成功的PCI使狭窄的管腔狭窄程度减少至20%~50%,血流达到TIMIⅢ级,心绞痛消除或显著减轻,心电图变化改善;但半年后再狭窄率达20%~30%。如不成功需急症行主动脉-冠状动脉旁路移植手术。

(付广涛)

第二节 ST 段抬高型心肌梗死

心肌梗死(MI)是在冠状动脉病变的基础上,发生冠状动脉血供急剧减少或中断,使相应的心肌严重而持久地急性缺血所致的部分心肌急性坏死。临床表现为胸痛,急性循环功能障碍,反映心肌急性缺血、损伤和坏死一系列特征性心电图演变及血清心肌酶和心肌结构蛋白的变化。MI 的原因常是在冠状动脉粥样硬化病变的基础上继发血栓形成所致,本节主要阐述 ST 段抬高型心肌梗死(STEMI)。其他非动脉粥样硬化的原因如冠状动脉栓塞、主动脉夹层累及冠状动脉开口、冠状动脉炎、冠状动脉先天性畸形等所导致的 MI 在此不做介绍。

一、发病情况

本病在欧美国家常见。WHO 报告 1986—1988 年 35 个国家每 10 万人口急性 MI 年死亡率以瑞典、爱尔兰、挪威、芬兰、英国最高,男性分别为 253.4、236.2、234.7、230.0、229.2,女性分别为 154.7、143.6、144.6、148.0、171.3。美国居中,男、女性分别为 118.3 和 90.7。我国和韩国居末 2 位,男性分别为 15.0 和 5.3,女性分别为 11.7 和 3.4。美国每年约有 110 万人发生心肌梗死,其中 45 万人为再梗死。本病在我国过去少见,近年逐渐增多,现患心肌梗死约 200 万人,每年新发 50 万人。其中城市多于农村,各地比较以华北地区尤其是北京、天津两市最多。北京地区 16 所大中型医院每年收住院的急性心肌梗死病例,1991 年(1492 例)病例数为 1972 年(604 例)的 2.47 倍。上海 10 所大医院 1989 年(300 例)病例数为 1970 年(78 例)的 3.84 倍。

近年来,虽然本病的急性期住院病死率有所下降,但对少数患者而言,此病仍然致命。

本病男性多于女性,国内资料比例在 1.9:1 至 5:1。患病年龄在 40 岁以上者占 87.0%～96.5%。女性发病较男性晚 10 年,男性患病的高峰年龄为 51～60 岁,女性则为 61～70 岁,随年龄增长男女比例的差别逐渐缩小。60%～89% 的患者伴有或在发病前有高血压,近半数的患者以往有心绞痛。吸烟、肥胖、糖尿病和缺少体力活动者,较易患病。

二、病理解剖

若冠状动脉管腔急性完全闭塞,血供完全停止,导致所供区域心室壁心肌透壁性坏死,临床上表现为典型的 STEMI,即传统的 Q 波型 MI。在冠状动脉闭塞后 20～30 分钟,受其供血的心肌即有少数坏死,开始了 AMI 的病理过程。1～2 小时后绝大部分心肌呈凝固性坏死,心肌间质则充血、水肿,伴多量炎性细胞浸润。以后,坏死的心肌纤维逐渐溶解,形成肌溶灶,随后渐有肉芽组织形成。坏死组织 1～2 周后开始吸收,并逐渐纤维化,在 6～8 周进入慢性期形成瘢痕而愈合,称为陈旧性或愈合性 MI。瘢痕大者可逐渐向外凸出而形成室壁膨胀瘤。梗死附近心肌的血供随侧支循环的建立而逐渐恢复。病变可波及心包出现反应性心包炎,波及心内膜引起附壁血栓形成。在心腔内压力的作用下,坏死的心壁可破裂(心脏破裂),破裂可发生在心室游离壁、乳头肌或心室间隔处。

病理学上,MI 可分为透壁性和非透壁性(或心内膜下)。前者坏死累及心室壁全层,多由冠状动脉持续闭塞所致;后者坏死仅累及心内膜下或心室壁内,未达心外膜,多是冠状动脉短暂闭塞而持续开通的结果。不规则片状非透壁 MI 多见于 STEMI 在未形成透壁 MI 前早期再灌注（溶栓或 PCI 治疗）成功的患者。

尸解资料表明，AMI 患者 75% 以上有一支以上的冠状动脉严重狭窄；1/3～1/2 所有 3 支冠状动脉均存在有临床意义的狭窄。STEMI 发生后数小时所做的冠状动脉造影显示，90% 以上的 MI 相关动脉发生完全闭塞。少数 AMI 患者冠状动脉正常，可能为血管腔内血栓的自溶、血小板一过性聚集造成闭塞或严重的持续性冠状动脉痉挛的发作使冠状动脉血流减少所致。左冠状动脉前降支闭塞最多见，可引起左心室前壁、心尖部、下侧壁、前间隔和前内乳头肌梗死；左冠状动脉回旋支闭塞可引起左心室高侧壁、膈面及左心房梗死，并可累及房室结；右冠状动脉闭塞可引起左心室膈面、后间隔及右心室梗死，并可累及窦房结和房室结。右心室及左、右心房梗死较少见。左冠状动脉主干闭塞则引起左心室广泛梗死。

MI 时冠状动脉内血栓既有白血栓（富含血小板），又有红血栓（富含纤维蛋白和红细胞）。STEMI 的闭塞性血栓是白、红血栓的混合物，从堵塞处向近端延伸部分为红血栓。

三、病理生理

ACS 具有共同的病理生理基础（详见前文"不稳定型心绞痛和非 ST 段抬高型心肌梗死"段）。STEMI 的病理生理特征是由心肌丧失收缩功能所产生的左心室收缩功能降低、血流动力学异常和左心室重构所致。

（一）左心室功能

冠状动脉急性闭塞时相关心肌依次发生 4 种异常收缩形式：①运动同步失调，即相邻心肌节段收缩时相不一致；②收缩减弱，即心肌缩短幅度减小；③无收缩；④反常收缩，即矛盾运动，收缩期膨出。于梗死部位发生功能异常同时，正常心肌在早期出现收缩增强。由于非梗死节段发生收缩加强，使梗死区产生矛盾运动。然而，非梗死节段出现代偿性收缩运动增强，对维持左室整体收缩功能的稳定有重要意义。若非梗死区有心肌缺血，即"远处缺血"存在，则收缩功能也可降低，主要见于非梗死区域冠状动脉早已闭塞，供血主要依靠此次 MI 相关冠状动脉者。同样，若 MI 区心肌在此次冠状动脉闭塞以前就已有冠状动脉侧支循环形成，则对于 MI 区乃至左室整体收缩功能的保护也有重要意义。

（二）心室重构

MI 致左室节段和整体收缩、舒张功能降低的同时，机体启动了交感神经系统兴奋、肾素-血管紧张素-醛固酮系统激活和 Frank-Starling 等代偿机制，一方面通过增强非梗死节段的收缩功能、增快心率、代偿性增加已降低的心搏量（SV）和心排血量（CO），并通过左室壁伸展和肥厚增加左室舒张末容积（LVEDV）进一步恢复 SV 和 CO，降低升高的左室舒张末期压（LVEDP）；但另一方面，也同时开启了左心室重构的过程。

MI 发生后，左室腔大小、形态和厚度发生变化，总称为心室重构。重构过程反过来影响左室功能和患者的预后。重构是左室扩张和非梗死心肌肥厚等因素的综合结果，使心室变形（球形变）。除了梗死范围以外，另两个影响左室扩张的重要因素是左室负荷状态和梗死相关动脉的通畅程度。左室压力升高有导致室壁张力增加和梗死扩张的危险，而通畅的梗死区相关动脉可加快瘢痕形成，增加梗死区组织的修复，减少梗死的扩展和心室扩张的危险。

1.梗死扩展

梗死扩展是指梗死心肌节段随后发生的面积扩大，而无梗死心肌量的增加。导致梗死扩展的原因有:①肌束之间的滑动,致使单位容积内心肌细胞减少;②正常心肌细胞碎裂;③坏死区内组织丧失。梗死扩展的特征为梗死区不成比例的变薄和扩张。心尖部是心室最薄的部位,也是最容易受到梗死扩展损伤的区域。梗死扩展后,心力衰竭和室壁瘤等致命性并发症发生率增高,严重者可发生心室破裂。

2.心室扩大

心室心肌存活部分的扩大也与重构有重要关联。心室重构在梗死发生后立即开始,并持续数月甚至数年。在大面积梗死的情况下,为维持心搏量,有功能的心肌增加了额外负荷,可能会发生代偿性肥厚,这种适应性肥厚虽能代偿梗死所致的心功能障碍,但存活的心肌最终也受损,导致心室的进一步扩张,心脏整体功能障碍,最后发生心力衰竭。心室的扩张程度与梗死范围、梗死相关动脉的开放迟早和心室非梗死区的局部肾素-血管紧张素系统的激活程度有关。心室扩大及不同部位的心肌电生理特性的不一致,使患者有患致命性心律失常的危险。

四、临床表现

按临床过程和心电图的表现,本病可分为急性期、演变期和慢性期 3 期,但临床症状主要出现在急性期,部分患者还有一些先兆表现。

(一)诱发因素

本病在春、冬季发病较多,与气候寒冷、气温变化大有关,常在安静或睡眠时发病,以清晨 6 时至午间 12 时发病最多。大约有 1/2 的患者能查明诱发因素,如剧烈运动、过重的体力劳动、创伤、情绪激动、精神紧张或饱餐、急性失血、出血性或感染性休克,主动脉瓣狭窄、发热、心动过速等引起的心肌耗氧增加、血供减少都可能是 MI 的诱因。在变异型心绞痛患者中,反复发作的冠状动脉痉挛也可发展为 AMI。

(二)先兆

半数以上患者在发病前数天有乏力、胸部不适,活动时心悸、气急、烦躁、心绞痛等前驱症状,其中以新发生心绞痛(初发型心绞痛)或原有心绞痛加重(恶化型心绞痛)最为突出。心绞痛发作较以往频繁、性质较剧、持续较久、硝酸甘油疗效差、诱发因素不明显;疼痛时伴有恶心、呕吐、大汗和心动过速,或伴有心功能不全、严重心律失常、血压大幅度波动等;同时心电图示 ST 段一过性明显抬高(变异型心绞痛)或压低,T 波倒置或增高("假性正常化"),应警惕近期内发生 MI 的可能。发现先兆及时积极治疗,有可能使部分患者避免发生 MI。

(三)症状

随梗死的大小、部位、发展速度和原来心脏的功能情况等而轻重不同。

1.疼痛

疼痛是最先出现的症状,疼痛部位和性质与心绞痛相同,但常发生于安静或睡眠时,疼痛程度较重,范围较广,持续时间可长达数小时或数天,休息或含用硝酸甘油片多不能缓解,患者常烦躁不安、出汗、恐惧,有濒死之感。在我国,1/6~1/3 的患者疼痛的性质及部位不典型,如位于上腹部,常被误认为胃溃疡穿孔或急性胰腺炎等急腹症;位于下颌或颈部,常被误认为牙病或骨关节病。部分患者无疼痛,多为糖尿病患者或老年人,一开始即表现为休克或急性心力衰竭;少数患者在整个病程中都无疼痛或其他症状,而事后才发现患过 MI。

2.全身症状

主要是发热,伴有心动过速、白细胞计数增高和血细胞沉降率增快等,由坏死物质吸收所引起。一般在疼痛发生后24～48小时出现,程度与梗死范围常呈正相关,体温一般在38℃上下,很少超过39℃,持续1周左右。

3.胃肠道症状

约1/3有疼痛的患者,在发病早期伴有恶心、呕吐和上腹胀痛,与迷走神经受坏死心肌刺激和心排血量降低组织灌注不足等有关;肠胀气也不少见;重症者可发生呃逆(以下壁心肌梗死多见)。

4.心律失常

心律失常见于75%～95%的患者,多发生于起病后1～2周内,尤以24小时内最多见。各种心律失常中以室性心律失常为最多,尤其是室性期前收缩,如室性期前收缩频发(每分钟5次以上),成对出现,心电图上表现为多源性或落在前一心搏的易损期时,常预示即将发生室性心动过速或心室颤动。冠状动脉再灌注后可能出现加速性室性自主心律与室性心动过速,多数历时短暂,自行消失。室上性心律失常则较少,阵发性心房颤动比心房扑动和室上性心动过速更多见,多发生在心力衰竭患者中。窦性心动过速的发生率为30%～40%,发病初期出现的窦性心动过速多为暂时性,持续性窦性心动过速是梗死面积大、心排血量降低或左心功能不全的反应。各种程度的房室传导阻滞和束支传导阻滞也较多,严重者发生完全性房室传导阻滞。发生完全性左束支传导阻滞时MI的心电图表现可被掩盖。前壁MI易发生室性心律失常。下壁(膈面)MI易发生房室传导阻滞,其阻滞部位多在房室束以上,预后较好。前壁MI而发生房室传导阻滞时,往往是多个束支同时发生传导阻滞的结果,其阻滞部位在房室束以下,且常伴有休克或心力衰竭,预后较差。

5.低血压和休克

疼痛期血压下降常见,可持续数周后再上升,但常不能恢复以往的水平,未必是休克。如疼痛缓解而收缩压低于10.7 kPa(80 mmHg),患者烦躁不安、面色苍白、皮肤湿冷、脉细而快、大汗淋漓、尿量减少(<20 mL/h)、神志迟钝,甚至昏厥者,则为休克的表现。休克多在起病后数小时至1周内发生,见于20%的患者,主要是心源性,为心肌广泛(40%以上)坏死、心排血量急剧下降所致,神经反射引起的周围血管扩张为次要的因素,有些患者还有血容量不足的因素参与。严重的休克可在数小时内致死,一般持续数小时至数天,可反复出现。

6.心力衰竭

主要是急性左心衰竭,可在起病最初数天内发生或在疼痛、休克好转阶段出现,为梗死后心脏舒缩力显著减弱或不协调所致,发生率为20%～48%。患者出现呼吸困难、咳嗽、发绀、烦躁等,严重者可发生肺水肿或进而发生右心衰竭的表现,出现颈静脉怒张、肝肿痛和水肿等。右心室MI者,一开始即可出现右心衰竭的表现。

发生于AMI时的心力衰竭称为泵衰竭,根据临床上有无心力衰竭及其程度,常按Killip分级法分级:第Ⅰ级为左心衰竭代偿阶段,无心力衰竭征象,肺部无啰音,但肺楔压可升高;第Ⅱ级为轻至中度左心衰竭,肺啰音的范围小于肺野的50%,可出现第三心音奔马律、持续性窦性心动过速、有肺淤血的X线表现;第Ⅲ级为重度心力衰竭,急性肺水肿,肺啰音的范围大于两肺野的50%;第Ⅳ级为心源性休克,血压12.0 kPa(90 mmHg),少尿,皮肤湿冷、发绀,呼吸加速,脉搏快。

AMI时,重度左心室衰竭或肺水肿与心源性休克同样是左心室排血功能障碍所引起。在血流动力学上,肺水肿是以左心室舒张末期压及左房压与肺楔压的增高为主,而在休克则心排血量和动脉压的降低更为突出,心排血指数比左心室衰竭时更低。因此,心源性休克较左心室衰竭更严重。此两者可以不同程度合并存在,是泵衰竭的最严重阶段。

(四)血流动力学分型

AMI 时心脏的泵血功能并不能通过一般的心电图、胸片等检查而完全反映出来,及时进行血流动力学监测,能为早期诊断和及时治疗提供很重要依据。Forrester 等根据血流动力学指标肺楔压(PCWP)和心脏指数(CI)评估有无肺淤血和周围灌注不足的表现,从而将 AMI 分为 4 个血流动力学亚型。

Ⅰ型:既无肺淤血又无周围组织灌注不足,心功能处于代偿状态。CI>2.2 L/(min・m²),PCWP≤2.4 kPa(18 mmHg),病死率约为 3%。

Ⅱ型:有肺淤血,无周围组织灌注不足,为常见临床类型。CI>2.2 L/(min・m²),PCWP>2.4 kPa(18 mmHg),病死率约为 9%。

Ⅲ型:有周围组织灌注不足,无肺淤血,多见于右心室梗死或血容量不足者。CI≤2.2 L/(min・m²),PCWP≤2.4 kPa(18 mmHg),病死率约为 23%。

Ⅳ型:兼有周围组织灌注不足与肺淤血,为最严重类型。CI≤2.2 L/(min・m²),PCWP>2.4 kPa(18 mmHg),病死率约为 51%。

由于 AMI 时影响心脏泵血功能的因素较多,因此 Forrester 分型基本反映了血流动力学变化的状况,不能包括所有泵功能改变的特点。AMI 血流动力学紊乱的临床表现主要包括低血压状态、肺淤血、急性左心衰竭、心源性休克等状况。

(五)体征

AMI 时心脏体征可在正常范围内,体征异常者大多数无特征性:心脏可有轻至中度增大;心率增快或减慢;心尖区第一心音减弱,可出现第三或第四心音奔马律。前壁心肌梗死的早期,可能在心尖区和胸骨左缘之间扪及迟缓的收缩期膨出,是心室壁反常运动所致,常在几天至几周内消失。10%~20%的患者在发病后 2~3 天出现心包摩擦音,多在 1~2 天内消失,少数持续 1 周以上。发生二尖瓣乳头肌功能失调者,心尖区可出现粗糙的收缩期杂音;发生心室间隔穿孔者,胸骨左下缘出现响亮的收缩期杂音,常伴震颤。右室梗死较重者可出现颈静脉怒张,深吸气时更为明显。除发病极早期可出现一过性血压增高外,几乎所有患者在病程中都会有血压降低,起病前有高血压者,血压可降至正常;起病前无高血压者,血压可降至正常以下,且可能不再恢复到起病之前的水平。

五、并发症

并发症可分为机械性、缺血性、栓塞性和炎症性。

(一)机械性并发症

1.心室游离壁破裂

3%的 MI 患者可发生心室游离壁破裂,是心脏破裂最常见的一种,占 MI 患者死亡的 10%。心室游离壁破裂常在发病 1 周内出现,早高峰在 MI 后 24 小时内,晚高峰在 MI 后 3~5 天。早期破裂与胶原沉积前的梗死扩展有关,晚期破裂与梗死相关室壁的扩展有关。心脏破裂多发生在第 1 次 MI、前壁梗死、老年和女性患者中。其他危险因素包括 MI 急性期的高血压、既往无心绞痛和心肌梗死、缺乏侧支循环、心电图上有 Q 波、应用糖皮质激素或非甾类固醇消炎药、MI 症状出现后 14 小时以后的溶栓治疗。心室游离壁破裂的典型表现包括持续性心前区疼痛、心电图

ST-T 改变、迅速进展的血流动力学衰竭、急性心包填塞和电机械分离。心室游离壁破裂也可为亚急性,即心肌梗死区不完全或逐渐破裂,形成包裹性心包积液或假性室壁瘤,患者能存活数月。

2.室间隔穿孔

比心室游离壁破裂少见,有 0.5%～2.0% 的 MI 患者会发生室间隔穿孔,常发生于 AMI 后 3～7 天。AMI 后,胸骨左缘突然出现粗糙的全收缩期杂音或可触及收缩期震颤,或伴有心源性休克和心力衰竭,应高度怀疑室间隔穿孔,此时应进一步做 Swan-Ganz 导管检查与超声心动图检查。

3.乳头肌功能失调或断裂

乳头肌功能失调总发生率可高达 50%,二尖瓣乳头肌因缺血、坏死等使收缩功能发生障碍,造成不同程度的二尖瓣脱垂或关闭不全,心尖区出现收缩中晚期喀喇音和吹风样收缩期杂音,第一心音可不减弱,可引起心力衰竭。轻症者可以恢复,其杂音可以消失。乳头肌断裂极少见,多发生在二尖瓣后内乳头肌,故在下壁 MI 中较为常见。后内乳头肌大多是部分断裂,可导致严重二尖瓣反流伴有明显的心力衰竭;少数完全断裂者则发生急性二尖瓣大量反流,造成严重的急性肺水肿,约 1/3 的患者迅速死亡。

4.室壁膨胀瘤

室壁膨胀瘤或称室壁瘤。绝大多数并发于 STEMI,多累及左心室心尖部,发生率为 5%～20%。为在心室腔内压力影响下,梗死部位的心室壁向外膨出而形成。见于 MI 范围较大的患者,常于起病数周后才被发现。发生较小室壁瘤的患者可无症状与体征;但发生较大室壁瘤的患者,可出现顽固性充血性心力衰竭及复发性、难治的致命性心律失常。体检可发现心浊音界扩大,心脏搏动范围较广泛或心尖抬举样搏动,可有收缩期杂音。心电图上除了有 MI 的异常 Q 波外,约 2/3 的患者同时伴有持续性 ST 段弓背向上抬高。X 线透视和摄片、超声心动图、放射性核素心脏血池显像、磁共振成像及左心室选择性造影可见局部心缘突出,搏动减弱或有反常搏动。室壁瘤按病程可分为急性和慢性室壁瘤。急性室壁瘤在 MI 后数天内形成,易发生心脏破裂和形成血栓。慢性室壁瘤多见于 MI 愈合期,由于其瘤壁为致密的纤维瘢痕所替代,所以一般不会引起破裂。

(二)缺血性并发症

1.梗死延展

梗死延展指同一梗死相关冠状动脉供血部位的 MI 范围的扩大,可表现为心内膜下 MI 转变为透壁性 MI 或 MI 范围扩大到邻近心肌,多有梗死后心绞痛和缺血范围的扩大。梗死延展多发生在 AMI 后的 2～3 周内,多数原梗死区相应导联的心电图有新的梗死性改变且 CK 或肌钙蛋白升高时间延长。

2.再梗死

再梗死指 AMI 4 周后再次发生的 MI,既可发生在原来梗死的部位,也可发生在任何其他心肌部位。如果再梗死发生在 AMI 后 4 周内,则其心肌坏死区一定受另一支有病变的冠状动脉所支配。通常再梗死发生在与原梗死区不同的部位,诊断多无困难;若再梗死发生在与原梗死区相同的部位,尤其是 NSTEMI 的再梗死、反复多次的灶性梗死,常无明显的或特征性的心电图改变,可使诊断发生困难,此时迅速上升且又迅速下降的酶学指标如 CK-MB 比肌钙蛋白更有价值。CK-MB 恢复正常后又升高或超过原先水平的 50% 对再梗死具有重要的诊断价值。

(三)栓塞性并发症

MI 并发血栓栓塞主要是指心室附壁血栓或下肢静脉血栓破碎脱落所致的体循环栓塞或肺动脉栓塞。左心室附壁血栓形成在 AMI 患者中较多见,尤其在急性大面积前壁 MI 累及心尖部时,其发生率可高达 60％左右,而体循环栓塞并不常见,国外一般发生率在 10％左右,我国一般在 2％以下。附壁血栓的形成和血栓栓塞多发生在梗死后的第 1 周内。最常见的体循环栓塞为脑卒中,也可产生肾、脾或四肢等动脉栓塞;如栓子来自下肢深部静脉,则可产生肺动脉栓塞。

(四)炎症性并发症

1.早期心包炎

早期心包炎发生于 MI 后 1～4 天内,发生率约为 10％。早期心包炎常发生在透壁性 MI 患者中,系梗死区域心肌表面心包并发纤维素性炎症所致。临床上可出现一过性的心包摩擦音,伴有进行性加重的胸痛,疼痛随体位而改变。

2.后期心包炎(心肌梗死后综合征或 Dressier 综合征)

后期心包炎发病率为 1％～3％,于 MI 后数周至数月内出现,并可反复发生。其发病机制迄今尚不明确,推测为自身免疫反应所致;而 Dressler 认为它是一种变态反应,是机体对心肌坏死物质所形成的自身抗原的变态反应。临床上可表现为突然起病,发热,胸膜性胸痛,白细胞计数升高和血沉增快,心包或胸膜摩擦音可持续 2 周以上,超声心动图常可发现心包积液,少数患者可伴有少量胸腔积液或肺部浸润。

六、危险分层

STEMI 的患者具有以下任何 1 项者可被确定为高危患者。

(1)年龄＞70 岁。

(2)前壁 MI。

(3)多部位 MI(指 2 个部位以上)。

(4)伴有血流动力学不稳定如低血压、窦性心动过速、严重室性心律失常、快速心房颤动、肺水肿或心源性休克等。

(5)左、右束支传导阻滞源于 AMI。

(6)既往有 MI 病史。

(7)合并糖尿病和未控制的高血压。

七、辅助检查

(一)心电图检查

虽然一些因素限制了心电图对 MI 的诊断和定位的能力,如心肌损伤的范围、梗死的时间及其位置、传导阻滞的存在、陈旧性 MI 的存在、急性心包炎、电解质浓度的变化及服用对心电有影响的药物等。然而,标准 12 导联心电图的系列观察(必要时 18 导联),仍然是临床上对 STEMI 检出和定位的有用方法。

1.特征性改变

在面向透壁心肌坏死区的导联上出现以下特征性改变:①宽而深的 Q 波(病理性Q波)。②ST 段抬高呈弓背向上型。③T 波倒置,往往宽而深,两支对称;在背向梗死区的导联上则出现相反的改变,即R 波增高,ST 段压低,T 波直立并增高。

2.动态性改变

(1)起病数小时内,可尚无异常,或出现异常高大、两支不对称的 T 波。

(2)数小时后,ST 段明显抬高,弓背向上,与直立的 T 波连接,形成单向曲线。数小时到2 天内出现病理性 Q 波(又称Q 波型 MI),同时 R 波减低,为急性期改变。Q 波在 3~4 天内稳定不变,以后70％~80％永久存在。

(3)如不进行治疗干预,ST 段抬高持续数天至 2 周左右,逐渐回到基线水平,T 波则变为平坦或倒置,是为亚急性期改变。

(4)数周至数月以后,T 波呈 V 形倒置,两支对称,波谷尖锐,为慢性期改变,T 波倒置可永久存在,也可在数月到数年内逐渐恢复(图 6-1、图 6-2)。合并束支传导阻滞尤其左束支传导阻滞或在原来部位再次发生 AMI 时,心电图表现多不典型,不一定能反映 AMI。

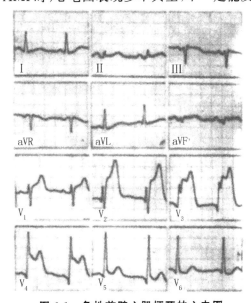

图 6-1 急性前壁心肌梗死的心电图

图示 V_3、V_4 导联 QRS 波呈 qR 型,ST 段明显抬高,V_2 导联呈 qRS
型,ST 段明显抬高,V_1 导联 ST 段亦抬高

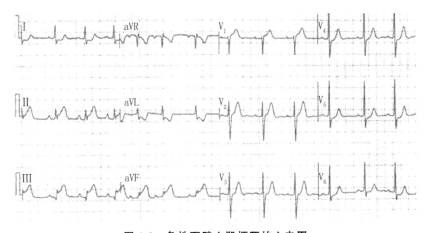

图 6-2 急性下壁心肌梗死的心电图

图示Ⅱ、Ⅲ、aVF 导联 ST 段抬高,Ⅲ导联 QRS 波呈 qR 型,Ⅰ、aVL 导联 ST 段压低

微型的和多发局灶型 MI,心电图中既不出现 Q 波也始终无 ST 段抬高,但有心肌坏死的血清标志物升高,属 NSTEMI 范畴。

3.定位和定范围

STEMI 的定位和定范围可根据出现特征性改变的导联数来判断(表 6-3)。

表 6-3　ST 段抬高型心肌梗死的心电图定位诊断

导联	前间隔	局限前壁	前侧壁	广泛前壁下壁*	下间壁	下侧壁	高侧壁**	正后壁***
V_1	+			+	+			
V_2	+			+	+			
V_3	+	+		+	+			
V_4		+		+				
V_5		+	+	+		+		
V_6			+					
V_7			+			+		+
V_8								+
aVR								
AVL		±	+	±	−	−	−	+
aVF		···	···	···	+	+	+	−
I		±	+	±	−	−	−	+
II		···	···	···	+	+	+	−
III		···	···	···	+	+	+	−

注:①+:正面改变,表示典型 Q 波、ST 段抬高及 T 波倒置等变化;②−:反面改变,表示与+相反的变化;③±:可能有正面改变;④···:可能有反面改变。* 即膈面,右心室 MI 不易从心电图得到诊断,但此时 CR4R(或 V_{4R})导联的 ST 段抬高,可作为下壁 MI 扩展到右心室的参考指标。** 在 V_5、V_6、V_7 导联高 1~2 肋间处有正面改变。*** V_1、V_2、V_3 导联 R 波增高。

(二)心脏标志物测定

1.血清酶学检查

以往用于临床诊断 MI 的血清酶学指标包括:肌酸磷酸激酶(CK 或 CPK)及其同工酶 CK-MB、天门冬酸氨基转移酶(AST,曾称 GOT)、乳酸脱氢酶(LDH)及其同工酶,但因 AST 和 LDH 分布于全身许多器官,对 MI 的诊断特异性较差,目前临床已不推荐应用。AMI 发病后,血清酶活性随时而相应变化。CK 在起病 6 小时内增高,24 小时内达高峰,3~4 天恢复正常。

CK 的同工酶 CK-MB 诊断 AMI 的敏感性和特异性均极高,分别达到 100% 和 99%,在起病后 4 小时内增高,16~24 小时达高峰,3~4 天恢复正常。STEMI 静脉内溶栓治疗时,CK 及其同工酶 CK-MB 可作为阻塞的冠状动脉再通的指标之一。冠状动脉再通,心肌血流再灌注时,坏死心肌内积聚的酶被再灌注血流"冲刷",迅速进入血液循环,从而使酶峰距 STEMI 发病时间提早出现,酶峰活性水平高于阻塞冠状动脉未再通者。用血清 CK-MB 活性水平增高和峰值前移来判断 STEMI 静脉溶栓治疗后冠状动脉再通,约有 95% 的敏感性和 88% 的特异性。

2.心肌损伤标志物测定

在心肌坏死时,除了血清心肌酶活性的变化外,心肌内含有的一些蛋白质类物质也会从心肌组织内释放出来,并出现在外周循环血液中,因此可作为心肌损伤的判定指标。这些物质主要包括肌钙蛋白和肌红蛋白。

肌钙蛋白(Tn)是肌肉组织收缩的调节蛋白,心肌肌钙蛋白(cTn)与骨骼肌中的 Tn 在分子结构和免疫学上是不同的,因此它是心肌所独有,具有很高的特异性。cTn 共有 cTnT、cTnI、cTnC 3 个亚单位。

cTnT 在健康人血清中的浓度一般小于 0.06 ng/L。通常,在 AMI 后 3~4 小时开始升高,2~5天达到峰值,持续 10~14 天;其动态变化过程与 MI 时间、梗死范围大小、溶栓治疗及再灌注情况有密切关系。由于血清 cTnT 的高度敏感性和良好重复性,它对早期和晚期 AMI 及 UA 患者的灶性心肌坏死均具有很高的诊断价值。

cTnI 也是一种对心肌损伤和坏死确具高度特异性的血清学指标,其正常值上限为 3.1 ng/L,在 AMI 后 4~6 小时或更早即可升高,24 小时后达到峰值,约 1 周后降至正常。

肌红蛋白在 AMI 发病后 2~3 小时内即已升高,12 小时内多达峰值,24~48 小时内恢复正常,由于其出现时间均较 cTn 和 CK-MB 早,故它是目前能用来最早诊断 AMI 的生化指标。但是肌红蛋白广泛存在于心肌和骨骼肌中,两者在免疫学上也是相同的,而且又主要经肾脏代谢清除,因而与血清酶学指标相似,也存在特异性较差的问题,如慢性肾功能不全、骨骼肌损伤时,肌红蛋白水平均会增高,此时应予以仔细鉴别。

3.其他检查

组织坏死和炎症反应的非特异性指标 AMI 发病 1 周内白细胞可增至 $10 \times 10^9/L \sim 20 \times 10^9/L$,中性粒细胞多在 75%~90%,嗜酸性粒细胞减少或消失。血细胞沉降率增快,可持续1~3周,能较准确地反映坏死组织被吸收的过程。血清游离脂肪酸、C-反应蛋白在 AMI 后均增高。血清游离脂肪酸显著增高者易发生严重室性心律失常。此外,AMI 时,由于应激反应,血糖可升高,糖耐量可暂降低,2~3 周后恢复正常。STEMI 患者在发病 24~48 小时内血胆固醇保持或接近基线水平,但以后会急剧下降。因此所有 STEMI 患者应在发病 24~48 小时内测定血脂谱,超过 24~48 小时者,要在 AMI 发病 8 周后才能获得更准确的血脂结果。

(三)放射性核素心肌显影

利用坏死心肌细胞中的钙离子能结合放射性锝焦磷酸盐或坏死心肌细胞的肌凝蛋白可与其特异性抗体结合的特点,静脉注射 ^{99m}Tc-焦磷酸盐或 ^{111}In-抗肌凝蛋白单克隆抗体进行"热点"显像;利用坏死心肌血供断绝和瘢痕组织中无血管以至 ^{201}Tl 或 ^{99m}Tc-MIBI 不能进入细胞的特点,静脉注射这些放射性核素进行"冷点"显像;均可显示 MI 的部位和范围。前者主要用于急性期,后者用于慢性期。用门电路 γ 闪烁显像法进行放射性核素心腔造影(常用 ^{99m}Tc-标记的红细胞或清蛋白),可观察心室壁的运动和左心室的射血分数。有助于判断心室功能,判断梗死后造成的室壁运动失调和室壁瘤。目前多用单光子发射计算机断层显像(SPECT)来检查,新的方法正电子发射计算机断层扫描(PET)可观察心肌的代谢变化,判断心肌是否存活。如心脏标志物或心电图阳性,做诊断时不需要做心肌显像。出院前或出院后不久,症状提示 ACS 但心电图无诊断意义和心脏标志物正常的患者应接受负荷心肌显像检查(药物或运动负荷的放射性核素或超声心动图心肌显像)。显像异常的患者提示在以后的 3~6 个月内发生并发症的危险增加。

(四)超声心动图检查

根据超声心动图上所见的室壁运动异常可对心肌缺血区域做出判断。在评价有胸痛而无特征性心电图变化时,超声心动图有助于除外主动脉夹层。对 MI 患者,床旁超声心动图对发现机械性并发症很有价值,如评估心脏整体和局部功能、乳头肌功能不全、室壁瘤和室间隔穿孔等。

多巴酚丁胺负荷超声心动图检查还可用于评价心肌存活性。

(五)选择性冠状动脉造影

需施行各种介入性治疗时,可先行选择性冠状动脉造影,明确病变情况,制订治疗方案。

八、诊断和鉴别诊断

WHO 的 AMI 诊断标准依据典型的临床表现、特征性的心电图改变、血清心肌坏死标志物水平动态改变,3 项中具备 2 项特别是后 2 项即可确诊,一般并不困难。无症状的患者,诊断较困难。凡年老患者突然发生休克、严重心律失常、心力衰竭、上腹胀痛或呕吐等表现而原因未明者,或原有高血压而血压突然降低且无原因可寻者,都应想到 AMI 的可能。此外有较重而持续较久的胸闷或胸痛者,即使心电图无特征性改变,也应考虑本病的可能,都宜先按 AMI 处理,并在短期内反复进行心电图观察和血清肌钙蛋白或心肌酶等测定,以确定诊断。当存在左束支传导阻滞图形时,MI 的心电图诊断较困难,因它与 STEMI 的心电图变化相类似,此时,与 QRS 波同向的 ST 段抬高和至少 2 个胸导联 ST 段抬高>5 mm,强烈提示 MI。一般来说,有疑似症状并新出现的左束支传导阻滞应按 STEMI 来治疗。无病理性 Q 波的心内膜下 MI 和小的透壁性或非透壁性或微型 MI,鉴别诊断参见前文"不稳定型心绞痛和非 ST 段抬高型心肌梗死"段。血清肌钙蛋白和心肌酶测定的诊断价值更大。

2007 年欧洲和美国心脏病学会对 MI 制定了新的定义,将 MI 分为急性进展性和陈旧性两类,把血清心肌坏死标志物水平动态改变列为诊断急性进展性 MI 的首要和必备的条件。

(一)急性进展性 MI 的定义

(1)心肌坏死生化标志物典型的升高和降低,至少伴有下述情况之一:①心肌缺血症状;②心电图病理性 Q 波形成;③心电图 ST 段改变提示心肌缺血;④做过冠状动脉介入治疗,如血管成形术。

(2)病理发现 AMI。

(二)陈旧性 MI 的定义

(1)系列心电图检查提示新出现的病理性 Q 波,患者可有或可不记得有任何症状,心肌坏死生化标志物已降至正常。

(2)病理发现已经或正在愈合的 MI,然后将 MI 再分为 5 种临床类型。Ⅰ型:自发性 MI,与原发的冠状动脉事件如斑块糜烂、破裂、夹层形成等而引起的心肌缺血相关;Ⅱ型:MI 继发于心肌的供氧和耗氧不平衡所导致的心肌缺血,如冠状动脉痉挛、冠状动脉栓塞、贫血、心律失常、高血压或低血压;Ⅲ型:心脏性猝死,有心肌缺血的症状和新出现的 ST 段抬高或新的左束支传导阻滞,造影或尸检证实冠状动脉内有新鲜血栓,但未及采集血样之前或血液中心肌坏死生化标志物升高之前患者就已死亡;Ⅳa 型:MI 与 PCI 相关;Ⅳb 型:MI 与支架内血栓有关,经造影或尸检证实;Ⅴ型:MI 与 CABG 相关。

此外,还需与变异型心绞痛相鉴别。本病由 Prinzmetal 于 1959 年首先描述,心绞痛几乎都在静息时发生,常呈周期性,多发生在午夜至上午 8 时之间,常无明显诱因,历时数十秒至 30 分钟。发作时心电图显示有关导联的 ST 段短时抬高、R 波增高,相对应导联的 ST 段压低,T 波可有高尖表现(图 6-3),常并发各种心律失常。本病是冠状动脉痉挛所引起,多发生在已有冠状动脉狭窄的基础上,但其临床表现与冠状动脉狭窄程度不成正比,少数患者冠状动脉造影可以正常。吸烟是本病的重要危险因素,麦角新碱或过度换气试验可诱发冠状动脉痉挛。药物治疗以钙通道阻滞剂和硝酸酯类最有效。病情稳定后根据冠状动脉造影结果再定是否需要血运重建治疗。

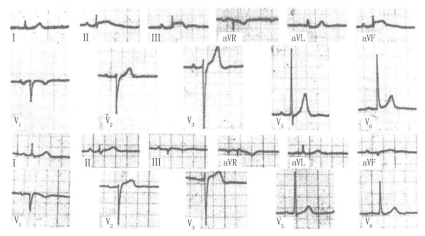

图 6-3 变异型心绞痛的心电图

上两行为心绞痛发作时,示 Ⅱ、Ⅲ、aVF ST 段抬高,aVL ST 段稍压低,V_2、V_3、V_5、V_6、T 波增高。下两行心绞痛发作过后上述变化消失

九、预后

STEMI 的预后与梗死范围的大小、侧支循环产生的情况、有无其他疾病并存及治疗是否及时有关。总病死率约为 30%,住院死亡率约为 10%,发生严重心律失常、休克或心力衰竭者病死率尤高,其中休克患者病死率可高达 80%。死亡多在第 1 周内,尤其是在数小时内。出院前或出院 6 周内进行负荷心电图检查,运动耐量好不伴有心电图异常者预后良好,运动耐量差者预后不良。MI 长期预后的影响因素中主要为患者的心功能状况、梗死后心肌缺血及心律失常、梗死的次数和部位及患者的年龄、是否合并高血压和糖尿病等。AMI 再灌注治疗后梗死相关冠状动脉再通与否是影响 MI 急性期良好预后和长期预后的重要独立因素。

十、防治

治疗原则是保护和维持心脏功能,挽救濒死的心肌,防止梗死面积扩大,缩小心肌缺血范围及时处理各种并发症,防止猝死,使患者不但能度过急性期,且康复后还能保持尽可能多的有功能的心肌。

(一)一般治疗

参见"不稳定型心绞痛和非 ST 段抬高型心肌梗死"段。

(二)再灌注治疗

及早再通闭塞的冠状动脉,使心肌得到再灌注,挽救濒死的心肌或缩小心肌梗死的范围,是一种关键的治疗措施。它还可极有效地解除疼痛。

1.溶栓治疗

纤维蛋白溶解(纤溶)药物被证明能减小冠状动脉内血栓,早期静脉应用溶栓药物能提高 STEAMI 患者的生存率,其临床疗效已被公认,故明确诊断后应尽早用药,来院至开始用药时间应<30 分钟。而对于非 ST 段抬高型 ACS,溶栓治疗不仅无益反而有增加 AMI 的倾向,因此标准溶栓治疗目前仅用于 STEAMI 患者。

(1)溶栓治疗的适应证:①持续性胸痛超过 30 分钟,含服硝酸甘油片症状不能缓解。②相邻

2个或更多导联 ST 段抬高＞0.2 mV。③发病 6 小时以内者。若发病 6～24 小时内,患者仍有胸痛,并且 ST 段抬高导联有 R 波者,也可考虑溶栓治疗。发病至溶栓药物给予的时间是影响溶栓治疗效果的最主要因素,最近有研究认为如果在发病 3 小时内给予溶栓药物,则溶栓治疗的效果和直接 PCI 治疗效果相当,但 3 小时后进行溶栓其效果不如直接 PCI 术,且出血等并发症增加。④年龄在 70 岁以下者。对于年龄＞75 岁的 AMI 患者,溶栓治疗会增加脑出血的并发症,是否溶栓治疗需权衡利弊,如患者为广泛前壁 AMI,具有很高的心源性休克和死亡的发生率,在无条件行急诊介入治疗的情况下仍应进行溶栓治疗。反之,如患者为下壁 AMI,血流动力学稳定可不进行溶栓治疗。

(2)溶栓治疗的禁忌证:①近期(14 天内)有活动性出血(胃肠道溃疡出血、咯血、痔疮出血等),做过外科手术或活体组织检查,心肺复苏术后(体外心脏按压、心内注射、气管插管),不能实施压迫的血管穿刺及外伤史者;②高血压患者血压＞24.0/14.7 kPa(180/110 mmHg),或不能排除主动脉夹层分离者;③有出血性脑血管意外史,或半年内有缺血性脑血管意外(包括 TIA)史者;④对扩容和升压药无反应的休克;⑤妊娠、感染性心内膜炎、二尖瓣病变合并心房颤动且高度怀疑左心房内有血栓者;⑥糖尿病合并视网膜病变者;⑦出血性疾病或有出血倾向者,严重的肝肾功能障碍及进展性疾病(如恶性肿瘤)者。

(3)治疗步骤:①溶栓前检查血常规、血小板计数、出凝血时间、APTT 及血型,配血备用;②即刻口服阿司匹林 300 mg,以后每天 100 mg,长期服用;③进行溶栓治疗。

(4)溶栓药物:①非特异性溶栓剂,对血栓部位或体循环中纤溶系统均有作用的尿激酶(UK 或 r-UK)和链激酶(SK 或 rSK);②选择性作用于血栓部位纤维蛋白的药物,有组织型纤维蛋白溶酶原激活剂(tPA),重组型组织纤维蛋白溶酶原激活剂(rt-PA);③单链尿激酶型纤溶酶原激活剂(SCUPA)、甲氧苯基化纤溶酶原链激酶激活剂复合物(APSAC);④新的溶栓剂还有 TNK-组织型纤溶酶原激活剂(TNK-tPA)、瑞替普酶(rPA)、拉诺普酶(nPA)、葡激酶(SAK)等。

(5)给药方案:①UK,30 分钟内静脉滴注 100 万～150 万 U;或冠状动脉内注入 4 万 U,继以每分钟 0.6 万～2.4 万 U 的速度注入,血管再通后用量减半,继续注入 30～60 分钟,总量 50 万 U 左右。②SK,150 万 U 静脉滴注,60 分钟内滴完;冠状动脉内给药先给 2 万 U,继以 0.2 万～0.4 万 U 注入,共 30 分钟,总量 25 万～40 万 U。对链激酶过敏者,宜于治疗前半小时用异丙嗪(非那根)25 mg 肌内注射,并与少量的地塞米松(2.5～5.0 mg)同时滴注,可防止其引起的寒战、发热不良反应。③rt-PA,100 mg 在 90 分钟内静脉给予,先静脉注射 15 mg,继而 30 分钟内静脉滴注 50 mg,其后 60 分钟内再给予 35 mg(国内有报道,用上述剂量的一半也能奏效)。冠状动脉内用药剂量减半。用 rt-PA 前,先用肝素 5 000 U,静脉推注;然后,700～1 000 U/h,静脉滴注 48 小时;以后改为皮下注射 7 500 U,每 12 小时 1 次,连用 3～5 天,用药前注意出血倾向。④TNK-tPA,40 mg 静脉一次性注入,无须静脉滴注。溶栓药应用期间密切注意出血倾向,并需监测 APTT 或 ACT。冠状动脉内注射药物需通过周围动脉置入导管达冠状动脉口处才能实现,因此比较费时,只宜用于介入性诊治过程中并发的冠状动脉内血栓栓塞;而静脉注射药物可以迅速实行,故目前多选静脉注射给药。

(6)溶栓治疗期间的辅助抗凝治疗:UK 和 SK 为非选择性的溶栓剂,故在溶栓治疗后短时间内(6～12 小时内)不存在再次血栓形成的可能,对于溶栓有效的 AMI 患者,可于溶栓治疗 6～12 小时后开始给予低分子量肝素皮下注射。对于溶栓治疗失败者,辅助抗凝治疗则无明显临床益处。rt-PA 和葡激酶等为选择性的溶栓剂,故溶栓使血管再通后仍有再次血栓形成的可能,因此在溶栓治疗前后均应给予充分的肝素治疗。溶栓前先给予 5 000 U 肝素冲击量,然后以 1 000 U/h 的肝素持续静脉滴注 24～48 小时,以出血时间延长 2 倍为基准,调整肝素用量。也可选择低分子量肝素替代普通肝素治疗,其临床疗效相同,如依诺肝素,首先静脉推注 30 mg,然后以 1 mg/kg 的剂量皮下注射,每 12 小时 1 次,用 3～5 天为宜。

(7)溶栓再通的判断指标如下。

直接指征:冠状动脉造影观察血管再通情况,冠状动脉造影所示血流情况通常采用 TIMI 分级。TIMI 0 级:梗死相关冠状动脉完全闭塞,远端无造影剂通过。TIMI 1 级:少量造影剂通过血管阻塞处,但远端冠状动脉不显影。TIMI 2 级:梗死相关冠状动脉完全显影但与正常血管相比血流较缓慢。TIMI 3 级:梗死相关冠状动脉完全显影且血流正常。根据 TIMI 分级达到 2、3 级者表明血管再通,但 2 级者通而不畅。

间接指征:①心电图抬高的 ST 段于 2 小时内回降＞50%;②胸痛于 2 小时内基本消失;③2 小时内出现再灌注性心律失常(短暂的加速性室性自主节律,房室或束支传导阻滞突然消失,或下后壁心肌梗死的患者出现一过性窦性心动过缓、窦房传导阻滞)或低血压状态;④血清 CK-MB 峰值提前出现在发病 14 小时内。具备上述 4 项中 2 项或 2 项以上者,考虑再通;但②和③两项组合不能被判定为再通。

2.介入治疗

直接经皮冠状动脉介入术(PCI)是指 AMI 的患者未经溶栓治疗直接进行冠状动脉血管成形术,其中支架植入术的效果优于单纯球囊扩张术。近年试用冠状动脉内注射自体干细胞希望有助于心肌的修复。目前直接 PCI 已被公认为首选的最安全有效的恢复心肌再灌注的治疗手段,梗死相关血管的开通率高于药物溶栓治疗,尽早应用可恢复心肌再灌注,降低近期病死率,预防远期的心力衰竭发生,尤其对来院时发病时间已超过 3 小时或对溶栓治疗有禁忌的患者。一般要求患者到达医院至球囊扩张时间＜90 分钟。在适宜于做 PCI 的患者中,PCI 之前应给予抗血小板药和抗凝治疗。施行 PCI 的适应证还包括血流动力学不稳定、有溶栓禁忌证、恶性心律失常、需要安装经静脉临时起搏或需要反复电复律及年龄＞75 岁。溶栓治疗失败者,即胸痛或 ST 段抬高在溶栓开始后持续≥60 分钟或胸痛和 ST 段抬高复发,则应考虑做补救性 PCI,但是只有在复发起病后 90 分钟内即能开始 PCI 者获益较大,否则应重复应用溶栓药,不过重复给予溶栓药物会增加严重出血并发症。直接 PCI 后,尤其是放置支架后,可应用 GPⅡb/Ⅲa 受体拮抗剂辅助治疗,持续用 24～36 小时。直接 PCI 的开展需要有经验的介入心脏病医师、完善的心血管造影设备、抢救设施和人员配备。我国 2001 年制定的《急性心肌梗死诊断和治疗指南》提出具备施行 AMI 介入治疗条件的医院应:①能在患者来院 90 分钟内施行 PTCA;②其心导管室每年施行 PTCA＞100 例并有心外科待命的条件;③施术者每年独立施行 PTCA＞30 例;④AMI 直接 PTCA 成功率在 90% 以上;⑤在所有送到心导管室的患者中,能完成 PTCA 者达 85% 以上。无条件施行介入治疗的医院宜迅速将患者送到测算能在患者起病 6 小时内施行介入治疗的医院治疗。如测算转送后患者无法在 6 小时内接受 PCI,则宜就地进行溶栓治疗或溶栓后转送。

发生 STEAMI 后再灌注策略的选择需要根据发病时间、施行直接 PCI 的能力(包括时间间隔)、患者的危险性(包括出血并发症)等综合考虑。优选溶栓的情况一般包括:就诊早,发病≤3 小时内,且不能及时进行 PCI;介入治疗不可行,如导管室被占用,动脉穿刺困难或不能转运到达有经验的导管室;介入治疗不能及时进行,如就诊至球囊扩张时间＞90 分钟。优选急诊介入治疗的情况包括:①就诊晚,发病＞3 小时;②有经验丰富的导管室,就诊至球囊扩张时间

<90 分钟,就诊至球囊扩张时间较就诊至溶栓时间延长<60 分钟;③高危患者,如心源性休克,Killip 分级≥Ⅲ级;④有溶栓禁忌证,包括出血风险增加及颅内出血;⑤诊断有疑问。

3.冠状动脉旁路移植术(CABG)

下列患者可考虑进行急诊 CABG:①实行了溶栓治疗或 PCI 后仍有持续的或反复的胸痛;②冠状动脉造影显示高危冠状动脉病变(左冠状动脉主干病变);③有 MI 并发症如室间隔穿孔或乳头肌功能不全所引起的严重二尖瓣反流。

(三)其他药物治疗

1.抗血小板治疗

抗血小板治疗能减少 STEMI 患者的主要心血管事件(死亡、再发致死性或非致死性 MI 和卒中)的发生,因此除非有禁忌证,所有患者应给予本项治疗。其用法见前文"不稳定型心绞痛和非 ST 段抬高型心肌梗死"段。

2.抗凝治疗

除非有禁忌证,所有 STEMI 患者无论是否采用溶栓治疗,都应在抗血小板治疗的基础上常规接受抗凝治疗。抗凝治疗能建立和维持梗死相关动脉的通畅,并能预防深静脉血栓形成、肺动脉栓塞及心室内血栓形成。其用法见前文"不稳定型心绞痛和非 ST 段抬高型心肌梗死"段。

3.硝酸酯类药物

对于有持续性胸部不适、高血压、大面积前壁 MI、急性左心衰竭的患者,在最初24~48 小时的治疗中,静脉内应用硝酸甘油有利于控制心肌缺血发作,缩小梗死面积,降低短期甚至长期病死率。其用法见前文"不稳定型心绞痛和非 ST 段抬高型心肌梗死"段。有下壁 MI,可疑右室梗死或明显低血压的患者[收缩压低于 12.0 kPa(90 mmHg)],尤其合并明显心动过缓或心动过速时,硝酸酯类药物能降低心室充盈压,引起血压降低和反射性心动过速,应慎用或不用。无并发症的 MI 低危患者不必常规给予硝酸甘油。

4.镇痛剂

选择用药和用法见"不稳定型心绞痛和非 ST 段抬高型心肌梗死"段。

5.β 受体阻滞剂

MI 发生后最初数小时内静脉注射 β 受体阻滞剂可通过缩小梗死面积、降低再梗死率、降低室颤的发生率和病死率而改善预后。无禁忌证的 STEMI 患者应在 MI 发病的 12 小时内开始使用β受体阻滞剂治疗。其用法见"不稳定型心绞痛和非 ST 段抬高型心肌梗死"段。

6.血管紧张素转换酶抑制剂(ACEI)

近来大规模临床研究发现,ACEI 如卡托普利、雷米普利、群多普利等有助于改善恢复期心肌的重构,减少 AMI 的病死率,减少充血性心力衰竭的发生,特别是对前壁 MI、心力衰竭或心动过速的患者。因此,除非有禁忌证,所有 STEMI 患者都可选用 ACEI。给药时应从小剂量开始,逐渐增加至目标剂量。对于高危患者,ACEI 的最大益处在恢复期早期即可获得,故可在溶栓稳定后 24 小时以上使用,由于 ACEI 具有持续的临床益处,可长期应用。对于不能耐受 ACEI 的患者(如咳嗽反应),血管紧张素Ⅱ受体拮抗剂可能也是一种有效的选择,但目前不是 MI 后的一线治疗。

7.调脂治疗

见"不稳定型心绞痛和非 ST 段抬高型心肌梗死"段。

8.钙通道阻滞剂

非二氢吡啶类钙通道阻滞剂维拉帕米或地尔硫草用于急性期 STEMI,除了能控制室上性心律失常,对减少梗死范围或心血管事件并无益处。因此不建议对 STEMI 患者常规应用非二氢吡啶类钙通道阻滞剂。但非二氢吡啶类钙通道阻滞剂可用于硝酸酯和 β 受体阻滞剂之后仍有持续性心肌缺血或心房颤动伴心室率过快的患者。血流动力学表现在 Killip Ⅱ 级以上的 MI 患者应避免应用非二氢吡啶类钙通道阻滞剂。

9.葡萄糖-胰岛素-钾溶液(GIK)

应用 GIK 能降低血浆游离脂肪酸浓度和改善心脏做功,GIK 还给缺血心肌提供必要的代谢支持,对大面积 MI 和心源性休克患者尤为重要。氯化钾 1.5 g、普通胰岛素 8 U 加入 10％ 的葡萄糖液 500 mL 中静脉滴注,每天 1～2 次,1～2 周为 1 个疗程。近年,还有建议在上述溶液中再加入硫酸镁 5 g,但不主张常规补镁治疗。

(四)抗心律失常治疗

1.室性心律失常

应寻找和纠正导致室性心律失常可纠治的原因。血清钾低者推荐用氯化钾,通常可静脉滴注 10 mmol/h 以保持血钾在 4.0 mmol/L 以上,但对于严重的低钾血症(K$^+$<2.5 mmol/L),可通过中心静脉滴注 20～40 mmol/h。在 MI 早期静脉注射 β 受体阻滞剂继以口服维持,可降低室性心律失常(包括心室颤动)的发生率和无心力衰竭或低血压患者的病死率。预防性应用其他药物(如利多卡因)会增加死亡危险,故不推荐应用。室性异位搏动在心肌梗死后较常见,不需做特殊处理。非持续性(<30 秒)室性心动过速在最初 24～48 小时内常不需要治疗。多形性室速、持续性(≥3 秒)单形室速或任何伴有血流动力学不稳定(如心力衰竭、低血压、胸痛)症状的室速都应给予同步心脏电复律。血流动力学稳定的室速可给予静脉注射利多卡因、普鲁卡因胺或胺碘酮等药物治疗。

(1)利多卡因:50～100 mg 静脉注射(如无效,5～10 分钟后可重复),控制后静脉滴注,1～3 mg/min 维持(利多卡因 100 mg 加入 5％葡萄糖液 100 mL 中滴注,1～3 mL/min)。情况稳定后可考虑改用口服美西律 150～200 mg,每 6～8 小时一次维持。

(2)胺碘酮:静脉注射,首剂 75～150 mg 稀释于 20 mL 生理盐水中,于 10 分钟内注入;如有效继以 1.0 mg/min 维持静脉滴注 6 小时后改为 0.5 mg/min,总量<1 200 mg/d;静脉用药 2～3 天后改为口服,口服负荷量为 600～800 mg/d,7 天后酌情改为维持量 100～400 mg/d。

(3)索他洛尔:静脉注射,首剂用 1.0～1.5 mg/kg,用 5％葡萄糖液 20 mL 稀释,于 15 分钟内注入,疗效不明显时可再注射一剂 1.5 mg/kg,后可改为口服,160～640 mg/d。

无论血清镁是否降低,也可用硫酸镁(5 分钟内静脉注射 2 g)来治疗复杂性室性心律失常。发生心室颤动时,应立即进行非同步直流电除颤,用最合适的能量(一般 300 J),争取一次除颤成功。在无电除颤条件时可立即做胸外心脏按压和口对口人工呼吸,心腔内注射利多卡因 100～200 mg,并施行其他心脏复苏处理。急性期过后,仍有复杂性室性心律失常或非持续性室速尤其是伴有显著左心室收缩功能不全者,死亡危险增加,应考虑安装 ICD,以预防猝死。在 ICD 治疗前,应行冠状动脉造影和其他检查以了解有无复发性心肌缺血,若有则需要行 PCI 或 CABG。加速的心室自主心律一般无须处理,但如由于心房输送血液入心室的作用未能发挥而引起血流动力学失调,则可用阿托品以加快窦性心律而控制心脏搏动,仅在偶然情况下需要用人工心脏起搏或抑制异位心律的药物来治疗。

2.缓慢的窦性心律失常

除非存在低血压或心率＜50 次/分，一般不需要治疗。对于伴有低血压的心动过缓(可能减少心肌灌注)，可静脉注射硫酸阿托品 0.5～1.0 mg，如疗效不明显，几分钟后可重复注射。最好是多次小剂量注射，因大剂量阿托品会诱发心动过速。虽然静脉滴注异丙肾上腺素也有效，但由于它会增加心肌的氧需量和心律失常的危险，因此不推荐使用。药物无效或发生明显不良反应时也可考虑应用人工心脏起搏器。

3.房室传导阻滞

二度Ⅰ型和Ⅱ型房室传导阻滞 QRS 波不宽者及并发于下壁 MI 的三度房室传导阻滞，心率＞50 次/分且 QRS 波不宽者，无须处理，但应严密监护。下列情况是安置临时起搏器的指征：①二度Ⅱ型或三度房室传导阻滞 QRS 波增宽者；②二度或三度房室传导阻滞出现过心室停搏；③三度房室传导阻滞心率＜50 次/分，伴有明显低血压或心力衰竭，经药物治疗效果差；④二度或三度房室传导阻滞合并频发室性心律失常。AMI 后 2～3 周进展为三度房室传导阻滞或阻滞部位在希氏束以下者应安置永久起搏器。

4.室上性快速心律失常

如窦性心动过速、频发房性期前收缩、阵发性室上性心动过速、心房扑动和心房颤动等，可选用β受体阻滞剂、洋地黄类、维拉帕米、胺碘酮等药物治疗。对后三者治疗无效时可考虑应用同步直流电复律器或人工心脏起搏器复律，尽量缩短快速心律失常持续的时间。

5.心脏停搏

立即做胸外心脏按压和人工呼吸，注射肾上腺素、异丙肾上腺素、乳酸钠和阿托品等，并施行其他心脏复苏处理。

(五)抗低血压和心源性休克治疗

根据休克纯属心源性，抑或尚有周围血管舒缩障碍，或血容量不足等因素存在，而分别处理。

1.补充血容量

约 20％的患者由于呕吐、出汗、发热、使用利尿剂和不进饮食等原因而有血容量不足，需要补充血容量来治疗，但又要防止补充过多而引起心力衰竭。可根据血流动力学监测结果来决定输液量。如中心静脉压低，在 0.49～0.98 kPa(5～10 cmH_2O)，肺楔压在 0.8～1.6 kPa(6～12 mmHg)以下，心排血量低，提示血容量不足，可静脉滴注低分子右旋糖酐或 5％～10％葡萄糖液，输液后如中心静脉压上升＞1.76 kPa(18 cmH_2O)，肺楔压 2.4 kPa(18 mmHg)，则应停止。右心室梗死时，中心静脉压的升高则未必是补充血容量的禁忌。

2.应用升压药

补充血容量，血压仍不升，而肺楔压和心排血量正常时，提示周围血管张力不足，可选用血管收缩药。①多巴胺：10～30 mg 加入 5％葡萄糖液 100 mL 中静脉滴注，也可和间羟胺同时滴注。②多巴酚丁胺：20～25 mg 溶于 5％葡萄糖液 100 mL 中，以 2.5～10 μg/(kg·min)的剂量静脉滴注，作用与多巴胺相类似，但增加心排血量的作用较强，增快心率的作用较轻，无明显扩张肾血管的作用。③间羟胺：10～30 mg 加入 5％葡萄糖液 100 mL 中静脉滴注，或 5～10 mg 肌内注射。但对长期服用胍乙啶或利血平的患者疗效不佳。④去甲肾上腺素：作用与间羟胺相同，但较快、较强而较短，对长期服用胍乙啶或利血平的人仍有效。0.5～1.0 mg(1～2 mg 重酒石酸盐)加入 5％葡萄糖液 100 mL 中静脉滴注。渗出管外易引起局部损伤及坏死，如同时加入 2.5～5.0 mg 酚妥拉明可减轻局部血管收缩的作用。

3.应用血管扩张剂

经上述处理,血压仍不升,而肺楔压增高,心排血量低,或周围血管显著收缩,以致四肢厥冷,并有发绀时,可用血管扩张药以减低周围循环阻力和心脏的后负荷,降低左心室射血阻力,增强收缩功能,从而增加心排血量,改善休克状态。血管扩张药要在血流动力学严密监测下谨慎应用,可选用硝酸甘油(50~100 μg/min静脉滴注)或单硝酸异山梨酯(每次 2.5~10 mg,舌下含服或 30~100 μg/min 静脉滴注)、硝普钠(15~400 μg/min 静脉滴注)、酚妥拉明(0.25~1 mg/min静脉滴注)等。

4.治疗休克的其他措施

其他措施包括纠正酸中毒、纠正电解质紊乱、避免脑缺血、保护肾功能,必要时应用糖皮质激素和洋地黄制剂。

上述治疗无效时可用主动脉内球囊反搏术(IABP)以增高舒张期动脉压而不增加左心室收缩期负荷,并有助于增加冠状动脉灌流,使患者获得短期的循环支持。对持续性心肌缺血、顽固性室性心律失常、血流动力学不稳定或休克的患者如存在合适的冠状动脉解剖学病变,应尽早做选择性冠状动脉造影,随即施行 PCI 或 CABG,可挽救一些患者的生命。

5.中医中药治疗

中医学用于"回阳救逆"的四逆汤(熟附子、干姜、炙甘草)、独参汤或参附汤,对治疗本病伴血压降低或休克者有一定疗效。患者如兼有阴虚表现时可用生脉散(人参、五味子、麦冬)。这些方剂均已制成针剂,紧急使用也较方便。

(六)心力衰竭治疗

主要是治疗左心室衰竭。

治疗取决于病情的严重性。病情较轻者,给予袢利尿剂(如静脉注射呋塞米 20~40 mg,每天 1 次或 2 次),它可降低左心室充盈压,一般即可见效。病情严重者,可应用血管扩张剂(如静脉注射硝酸甘油)以降低心脏前负荷和后负荷。治疗期间,常通过带球囊的右心导管(Swan-Ganz 导管)监测肺动脉楔压。只要体动脉收缩压持续>13.3 kPa(100 mmHg),即可用 ACEI。开始治疗最好给予小剂量的短效 ACEI(如口服卡托普利 3.125~6.25 mg,每 4~6 小时 1 次;如能耐受,则逐渐增加剂量)。一旦达到最大剂量(卡托普利的最大剂量为 50 mg,每天 3 次),即用长效 ACEI(如福辛普利、赖诺普利、雷米普利)取代作为长期应用。如心力衰竭持续在 NYHA心功能分级Ⅱ级或Ⅱ级以上,应加用醛固酮拮抗剂(如依普利酮、螺内酯)。严重心力衰竭者给予动脉内球囊反搏可提供短期的血流动力学支持。若血管重建或外科手术修复不可行时,应考虑心脏移植。永久性左心室或双心室植入式辅助装置可用作心脏移植前的过渡;如不可能做心脏移植,左心室辅助装置有时可作为一种永久性治疗。这种装置偶可使患者康复并可在 3~6 个月内去除。

(七)并发症治疗

对于有附壁血栓形成者,抗凝治疗可减少栓塞的危险,如无禁忌证,治疗开始即静脉应用足量肝素,随后给予华法林 3~6 个月,使 INR 维持在 2~3。当左心室扩张伴弥漫性收缩活动减弱、存在室壁膨胀瘤或慢性心房颤动时,应长期应用抗凝药和阿司匹林。室壁膨胀瘤形成伴左心室衰竭或心律失常时可行外科切除术。AMI 时 ACEI 的应用可减轻左心室重构和降低室壁膨胀瘤的发生率。并发心室间隔穿孔、急性二尖瓣关闭不全都可导致严重的血流动力改变或心律失常,宜积极采用手术治疗,但手术应延迟至 AMI 后 6 周以上,因此时梗死心肌可得到最大程度的愈合。如血流动力学不稳定持续存在,尽管手术死亡危险很高,也宜早期进行。急性的心室游离壁破裂外科手术的成功率极低,几乎都是致命的。假性室壁瘤是左心室游离壁的不完全破裂,可通过外科手术修补。心肌梗死后综合征严重病例必须用其他非甾体抗炎药(NSAIDs)或皮质类固醇短程冲击治疗,但大剂量 NSAIDs 或皮质类固醇的应用不宜超过数天,因它们可能干扰 AMI 后心室肌的早期愈合。肩手综合征可用理疗或体疗。

(八)右室心肌梗死的处理

治疗措施与左心室 MI 略有不同,右室 MI 时常表现为下壁 MI 伴休克或低血压而无左心衰竭的表现,其血流动力学检查常显示中心静脉压、右心房和右心室充盈压增高,而肺楔压、左心室充盈压正常甚至下降。治疗宜补充血容量,从而增高心排血量和动脉压。在血流动力学监测下,静脉滴注输液,直到低血压得到纠治,但肺楔压如达 2.0 kPa(15 mmHg),即应停止。如此时低血压未能纠正,可用正性肌力药物。不能用硝酸酯类药和利尿剂,它们可降低前负荷(从而减少心排血量),引起严重的低血压。伴有房室传导阻滞时,可予以临时起搏。

(九)康复和出院后治疗

出院后最初 3~6 周体力活动应逐渐增加。鼓励患者恢复中等量的体力活动(步行、体操、太极拳等)。如 AMI 后 6 周仍能保持较好的心功能,则绝大多数患者都能恢复其所有正常的活动。与生活方式、年龄和心脏状况相适应的有规律的运动计划可降低缺血事件发生的风险,增强总体健康状况。对患者的生活方式提出建议,进一步控制危险因素,可改善患者的预后。

十一、出院前评估

(一)出院前的危险分层

出院前应对 MI 患者进行危险分层以决定是否需要进行介入性检查。对早期未行介入性检查而考虑进行血运重建治疗的患者,应及早评估左心室射血分数和进行负荷试验,根据负荷试验的结果发现心肌缺血者应进行心导管检查和血运重建治疗。仅有轻微或无缺血发作的患者只需给予药物治疗。

(二)左心室功能的评估

左心室功能状况是影响 ACS 预后最主要的因素之一,也是心血管事件最准确的预测因素之一。评估左心室功能包括患者症状(劳力性呼吸困难等)的评估、物理检查结果(如肺部啰音、颈静脉压升高、心脏扩大、第三心音奔马律等)及心室造影、放射性核素心室显像和超声心动图。MI 后左心室射血分数<40% 是一项比较敏感的指标。无创性检查中以核素测值最为可靠,超声心动图的测值也可作为参考。

(三)心肌存活的评估

MI 后左室功能异常部分是由于坏死和瘢痕形成所致,部分是由存活但功能异常的心肌细胞即冬眠或顿抑心肌所致,后者通过血管重建治疗可明显改善左室功能。因此鉴别纤维化但功能异常的心肌细胞所导致的心室功能异常具有重要的预后和治疗意义。评价心肌存活力常用的无创性检查包括核素成像和多巴酚丁胺超声心动图负荷试验等,这些检查能准确评估节段性室壁运动异常的恢复。近几年正逐渐广泛应用的正电子发射体层摄影及造影剂增强 MRI 能更准确预测心肌局部功能的恢复。

(崔 磊)

第三节 不稳定型心绞痛和非 ST 段抬高型心肌梗死

不稳定型心绞痛（UA）指介于稳定型心绞痛和急性心肌梗死之间的临床状态，包括了除稳定性劳力性心绞痛以外的初发型、恶化型劳力性心绞痛和各型自发性心绞痛。它是在粥样硬化病变的基础上，发生了冠状动脉内膜下出血、斑块破裂、破损处血小板与纤维蛋白凝集形成血栓、冠状动脉痉挛及远端小血管栓塞引起的急性或亚急性心肌供氧减少。它是 ACS 中的常见类型。若 UA 伴有血清心肌坏死标志物明显升高，此时可确立非 ST 段抬高型心肌梗死（NSTEMI）的诊断。

一、发病机制

ACS 有着共同的病理生理学基础，即在冠状动脉粥样硬化的基础上，粥样斑块松动、裂纹或破裂，使斑块内高度致血栓形成的物质暴露于血流中，引起血小板在受损表面黏附、活化、聚集，形成血栓，导致病变血管完全性或非完全性闭塞。冠状动脉病变的严重程度，主要取决于斑块的稳定性，与斑块的大小无直接关系。不稳定斑块具有如下特征：脂质核较大，纤维帽较薄，含大量的巨噬细胞和 T 细胞，血管平滑肌细胞含量较少。UA/NSTEMI 的特征是心肌供氧和需氧之间平衡失调，目前发现其最常见病因是心肌血流灌注减少，这是由粥样硬化斑块破裂发生的非阻塞性血栓引发冠状动脉狭窄所致。血小板聚集和破裂斑块碎片导致的微血管栓塞，使得许多患者的心肌标志物释放。其他原因包括动力性阻塞（冠状动脉痉挛或收缩）、进行性机械性阻塞、炎症和/或感染、继发性 UA 即心肌氧耗增加或氧输送障碍的情况（包括贫血、感染、甲状腺功能亢进、心律失常、血液高黏滞状态或低血压等），实际上这 5 种病因相互关联。

近年来的研究发现，导致粥样斑块破裂的机制如下。

（1）斑块内 T 细胞通过合成细胞因子 γ-干扰素（IFN-γ）能抑制平滑肌细胞分泌间质胶原使斑块纤维帽结构变薄弱。

（2）斑块内巨噬细胞、肥大细胞可分泌基质金属蛋白酶如胶原酶、凝胶酶、基质溶解酶等，加速纤维帽胶原的降解，使纤维帽变得更易受损。

（3）冠状动脉管腔内压力升高、冠状动脉血管张力增加或痉挛、心动过速时心室过度收缩和扩张所产生的剪切力及斑块滋养血管破裂均可诱发与正常管壁交界处的斑块破裂。由于收缩压、心率、血液黏滞度、内源性组织纤溶酶原激活剂（tPA）活性、血浆肾上腺素和皮质激素水平的昼夜节律性变化一致，使每天晨起后6 时至 11 时最易诱发冠状动脉斑块破裂和血栓形成，由此产生了每天凌晨和上午 MI 高发的规律。

二、病理解剖

冠状动脉病变或粥样硬化斑块的慢性进展，即使可导致冠状动脉严重狭窄甚至完全闭塞，由于侧支循环的逐渐形成，通常不一定产生 MI。若冠状动脉管腔未完全闭塞，仍有血供，临床上表现为 NSTEMI 即非 Q 波型 MI 或 UA，心电图仅出现 ST 段持续压低或 T 波倒置。如果冠状动脉闭塞时间短，累计心肌缺血＜20 分钟，组织学上无心肌坏死，也无心肌酶或其他标志物的释出,心电图呈一过性心肌缺血改变,临床上就表现为 UA;如果冠状动脉严重阻塞时间较长,累计心肌缺血>20 分钟,组织学上有心肌坏死,血清心肌坏死标志物也会异常升高,心电图上呈持续性心肌缺血改变而无 ST 段抬高和病理性 Q 波出现,临床上即可诊断为 NSTEMI 或非 Q 波型 MI。NSTEMI虽然心肌坏死面积不大,但心肌缺血范围往往不小,临床上依然很高危;这可以是冠状动脉血栓性闭塞已有早期再通,或痉挛性闭塞反复发作,或严重狭窄的基础上急性闭塞后已有充分的侧支循环建立的结果。NSTEMI 时的冠状动脉内附壁血栓多为白血栓;也有可能是斑块成分或血小板血栓向远端栓塞所致;偶有由破裂斑块疝出而堵塞冠状动脉管腔者被称为斑块灾难。

三、临床表现

UA 的临床表现一般具有以下 3 个特征之一:①静息时或夜间发生心绞痛常持续 20 分钟以上;②新近发生的心绞痛(病程在 2 个月内)且程度严重;③近期心绞痛逐渐加重(包括发作的频度、持续时间、严重程度和疼痛放射到新的部位)。发作时可有出汗、皮肤苍白湿冷、恶心、呕吐、心动过速、呼吸困难、出现第三或第四心音等表现。而原来可以缓解心绞痛的措施此时变得无效或不完全有效。UA 患者中约 20% 发生 NSTEMI 需通过血肌钙蛋白和心肌酶检查来判定。UA 和 NSTEMI 中很少有严重的左心室功能不全所致的低血压(心源性休克)。

UA 或 NSTEMI 的 Braunwald 分级是根据 UA 发生的严重程度将之分为 Ⅰ、Ⅱ、Ⅲ 级,而根据其发生的临床环境将之分为 A、B、C 级。

Ⅰ级:初发的、严重或加剧性心绞痛。发生在就诊前 2 个月内,无静息时疼痛。每天发作 3 次或 3 次以上,或稳定型心绞痛患者心绞痛发作更频繁或更严重,持续时间更长,或诱发体力活动的阈值降低。

Ⅱ级:静息型亚急性心绞痛。在就诊前 1 个月内发生过 1 次或多次静息性心绞痛,但近 48 小时内无发作。

Ⅲ级:静息型急性心绞痛。在 48 小时内有 1 次或多次静息性心绞痛发作。

A 级:继发性 UA。在冠状动脉狭窄的基础上,同时伴有冠状动脉血管床以外的疾病引起心肌氧供和氧需之间平衡的不稳定,加剧心肌缺血。这些因素包括:贫血、感染、发热、低血压、快速性心律失常、甲状腺功能亢进、继发于呼吸衰竭的低氧血症。

B 级:原发性 UA。无可引起或加重心绞痛发作的心脏以外的因素,且患者 2 周内未发生过 MI。这是 UA 的常见类型。

C 级:MI 后 UA。在确诊 MI 后 2 周内发生的 UA。约占 MI 患者的 20%。

四、危险分层

由于不同的发病机制造成不同类型 ACS 的近、远期预后有较大的差别,因此正确识别 ACS 的高危人群并给予及时和有效的治疗可明显改善其预后,具有重要的临床意义。对于 ACS 的危险性评估遵循以下原则:首先是明确诊断,然后进行临床分类和危险分层,最终确定治疗方案。

(一)高危非 ST 段抬高型 ACS 患者的评判标准

美国心脏病学会/美国心脏病协会(ACC/AHA)将具有以下临床或心电图情况中的 1 条作为高危非 ST 段抬高型 ACS 患者的评判标准。

(1)缺血症状在 48 小时内恶化。

(2)长时间进行性静息性胸痛(>20分钟)。

(3)低血压,新出现杂音或杂音突然变化、心力衰竭,心动过缓或心动过速,年龄>75岁。

(4)心电图改变:静息性心绞痛伴一过性 ST 段改变(>0.05 mV),新出现的束支传导阻滞,持续性室性心动过速。

(5)心肌标志物(cTnI、cTnT)明显增高(>0.1 μg/L)。

(二)中度危险性 ACS 患者的评判标准

中度危险为无高度危险特征但具备下列中的 1 条。

(1)既往 MI、周围或脑血管疾病,或冠状动脉搭桥,既往使用阿司匹林。

(2)长时间(>20分钟)静息性胸痛已缓解,或过去2周内新发CCS分级Ⅲ级或Ⅳ级心绞痛,但无长时间(>20分钟)静息性胸痛,并有高度或中度冠状动脉疾病可能;夜间心绞痛。

(3)年龄>70岁。

(4)心电图改变:T 波倒置>0.2 mV,病理性 Q 波或多个导联静息 ST 段压低<0.1 mV。

(5)TnI 或 TnT 轻度升高(即<0.1 μg/L,但>0.01 μg/L)。

(三)低度危险性 ACS 患者的评判标准

低度危险性为无上述高度、中度危险特征,但有下列特征。

(1)心绞痛的频率、程度和持续时间延长,诱发胸痛阈值降低,2周至2个月内新发心绞痛。

(2)胸痛期间心电图正常或无变化。

(3)心脏标志物正常。近年来,在结合上述指标的基础上,将更为敏感和特异的心肌生化标志物用于危险分层,其中最具代表性的是心肌特异性肌钙蛋白、C-反应蛋白、高敏 C-反应蛋白、脑钠肽和纤维蛋白原。

五、辅助检查

(一)心电图检查

应在症状出现 10 分钟内进行。UA 发作时心电图有一过性 ST 段偏移和/或 T 波倒置;如心电图变化持续 12 小时以上,则提示发生 NSTEMI。NSTEMI 时不出现病理性 Q 波,但有持续性 ST 段压低≥0.1 mV(aVR 导联有时还有 V$_1$ 导联则 ST 段抬高),或伴对称性 T 波倒置,相应导联的 R 波电压进行性降低,ST 段和 T 波的这种改变常持续存在(图 6-4)。

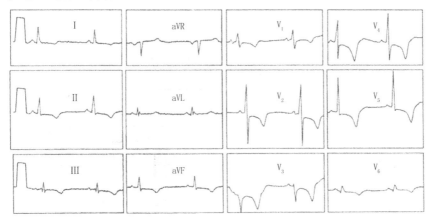

图 6-4 急性非 Q 波性心肌梗死的心电图

图示除Ⅰ、aVL、aVR 外各导联 ST 段压低伴 T 波倒置

(二)心脏标志物检查

UA 时,心脏标志物一般无异常增高;NSTEMI 时,血 CK-MB 或肌钙蛋白常有明显升高。肌钙蛋白 T 或 I 及 C-反应蛋白升高是协助诊断和提示预后较差的指标。

(三)其他

需施行各种介入性治疗时,可先行选择性冠状动脉造影,必要时行血管内超声或血管镜检查,明确病变情况。

六、诊断

对年龄>30 岁的男性和年龄>40 岁的女性(糖尿病患者更年轻)主诉符合上述临床表现的心绞痛时应考虑 ACS,但须先与其他原因引起的疼痛相鉴别。随即进行一系列的心电图和心脏标志物的检测,以判别为 UA、NSTEMI 抑或是 STEMI。

七、鉴别诊断

(一)急性心包炎

急性心包炎,尤其是急性非特异性心包炎,可有较剧烈而持久的心前区疼痛,心电图有 ST 段和 T 波变化。但心包炎患者在疼痛的同时或以前已有发热和血白细胞计数增高,疼痛常于深呼吸和咳嗽时加重,坐位前倾时减轻。体检可发现心包摩擦音,心电图除 aVR 外,各导联均有 ST 段弓背向下的抬高,无异常 Q 波出现。

(二)急性肺动脉栓塞

肺动脉大块栓塞常可引起胸痛、咯血、气急和休克,但有右心负荷急剧增加的表现,如发绀、肺动脉瓣区第二心音亢进、三尖瓣区出现收缩期杂音、颈静脉充盈、肝大、下肢水肿等。发热和白细胞增多出现也较早,多在 24 小时内。心电图示电轴右偏,Ⅰ导联出现 S 波或原有的 S 波加深,Ⅲ导联出现 Q 波和 T 波倒置,aVR 导联出现高 R 波,胸导联过渡区向左移,右胸导联 T 波倒置等。血乳酸脱氢酶总值增高,但其同工酶和肌酸磷酸激酶不增高,D-二聚体可升高,其敏感性高但特异性差。肺部 X 线检查、放射性核素肺通气-灌注扫描、X 线 CT 和必要时选择性肺动脉造影有助于诊断。

(三)急腹症

急性胰腺炎、消化性溃疡穿孔、急性胆囊炎、胆石症等,患者可有上腹部疼痛及休克,可能与 ACS 患者疼痛波及上腹部者混淆。但仔细询问病史和体格检查,不难做出鉴别。心电图检查和血清肌钙蛋白、心肌酶等测定有助于明确诊断。

(四)主动脉夹层分离

以剧烈胸痛起病,颇似 ACS。但疼痛一开始即达高峰,常放射到背、肋、腹、腰和下肢,两上肢血压及脉搏可有明显差别,少数有主动脉瓣关闭不全,可有下肢暂时性瘫痪或偏瘫。胸部 X 线片示主动脉增宽,X 线、CT 或 MRI 主动脉断层显像及超声心动图探测到主动脉壁夹层内的液体,可确立诊断。

(五)其他疾病

急性胸膜炎、自发性气胸、带状疱疹等心脏以外疾病引起的胸痛,依据特异性体征、胸部 X 线片和心电图特征不难鉴别。

八、预后

约 30% 的 UA 患者在发病 3 个月内发生 MI,猝死较少见,其近期死亡率低于 NSTEMI 或 STEMI。但 UA 或 NSTEMI 的远期死亡率和非致死性事件的发生率高于 STEMI,这可能与其冠状动脉病变更严重有关。

九、治疗

ACS 是内科急症,治疗结局主要受是否迅速诊断和治疗的影响,因此应及早发现,及早住院,并加强住院前的就地处理。UA 或 NSTEMI 的治疗目标是稳定斑块、治疗残余心肌缺血、进行长期的二级预防。溶栓治疗不宜用于 UA 或 NSTEMI。

(一)一般治疗

UA 或 NSTEMI 患者应住入冠心病监护病室,卧床休息至少 12～24 小时,给予持续心电监护。病情稳定或血运重建后症状控制,应鼓励早期活动。下肢作被动运动可防止静脉血栓形成。活动量的增加应循序渐进。应尽量对患者进行必要的解释和鼓励,使其能积极配合治疗而又解除焦虑和紧张,可以应用小剂量的镇静剂和抗焦虑药物,使患者得到充分休息和减轻心脏负担。保持大便通畅,便时避免用力,如便秘可给予缓泻剂。有明确低氧血症(动脉血氧饱和度低于92%)或存在左心室功能衰竭时才需补充氧气。在最初 2～3 天饮食应以流质为主,以后随着症状减轻而逐渐增加粥、面条等及其他容易消化的半流质,宜少量多餐,钠盐和液体的摄入量应根据汗量、尿量、呕吐量及有无心力衰竭而做适当调节。

(二)抗栓治疗

抗栓治疗可预防冠状动脉内进一步血栓形成、促进内源性纤溶活性溶解血栓和减少冠状动脉狭窄程度,从而可减少事件进展的风险和预防冠状动脉完全阻塞的进程。

1.抗血小板治疗

(1)环氧化酶抑制剂:阿司匹林可降低 ACS 患者的短期和长期病死率。若无禁忌证,ACS 患者入院时都应接受阿司匹林治疗,起始负荷剂量为 160～325 mg(非肠溶制剂),首剂应嚼碎,加快其吸收,以便迅速抑制血小板激活状态,以后改用小剂量维持治疗。除非对阿司匹林过敏或有其他禁忌证外,主张长期服用小剂量 75～100 mg/d 维持。

(2)二磷酸腺苷(ADP)受体拮抗剂:氯吡格雷和噻氯匹定能拮抗血小板 ADP 受体,从而抑制血小板聚集,可用于对阿司匹林不能耐受患者的长期口服治疗。氯吡格雷起始负荷剂量为300 mg,以后 75 mg/d 维持;噻氯匹定起效较慢,不良反应较多,已少用。对于非 ST 段抬高型 ACS 患者不论是否行介入治疗,阿司匹林加氯吡格雷均为常规治疗,应联合应用 12 个月,对于放置药物支架的患者这种联合治疗时间应更长。

(3)血小板膜糖蛋白Ⅱb/Ⅲa(GPⅡb/Ⅲa)受体拮抗剂:激活的 GPⅡb/Ⅲa 受体与纤维蛋白原结合,形成在激活血小板之间的桥梁,导致血小板血栓形成。阿昔单抗是直接抑制 GPⅡb/Ⅲa 受体的单克隆抗体,在血小板激活起重要作用的情况下,特别是患者进行介入治疗时,该药多能有效地与血小板表面的GPⅡb/Ⅲa受体结合,从而抑制血小板的聚集;一般使用方法是先静脉注射冲击量0.25 mg/kg,然后10 μg/(kg·h)静脉滴注 12～24 小时。合成的该类药物还包括替罗非班和依替巴肽。以上 3 种 GPⅡb/Ⅲa 受体拮抗剂静脉制剂均适用于 ACS 患者急诊 PCI(首选阿昔单抗,因目前其安全性证据最多),可明显降低急性和亚急性血栓形成的发生率,如果在

PCI 前 6 小时内开始应用该类药物，疗效更好。若未行 PCI，GP II b/III a 受体拮抗剂可用于高危患者，尤其是心脏标志物升高或尽管接受合适的药物治疗症状仍持续存在或两者兼而有之的患者。GP II b/III a 受体拮抗剂应持续应用 24～36 小时，静脉滴注结束之前进行血管造影。不推荐常规联合应用 GP II b/III a 受体拮抗剂和溶栓药。近年来还合成了多种 GP II b/III a 受体拮抗剂的口服制剂，如西拉非班、珍米洛非班、拉米非班等，但其在剂量、生物利用度和安全性方面均需进一步研究。

(4)环核苷酸磷酸二酯酶抑制剂：近年来一些研究显示西洛他唑加阿司匹林与噻氯匹定加阿司匹林在介入治疗中预防急性和亚急性血栓形成方面有同等的疗效，可作为噻氯匹定的替代药物。

2.抗凝治疗

除非有禁忌证(如活动性出血或已应用链激酶或复合纤溶酶链激酶)，所有患者应在抗血小板治疗的基础上常规接受抗凝治疗，抗凝治疗药物的选择应根据治疗策略及缺血和出血事件的风险。常用有的抗凝药包括普通肝素、低分子肝素、磺达肝癸钠和比伐芦定。需紧急介入治疗者，应立即开始使用普通肝素或低分子肝素或比伐芦定。对选择保守治疗且出血风险高的患者，应优先选择磺达肝癸钠。

(1)肝素和低分子肝素：肝素的推荐剂量是先给予 80 U/kg 静脉注射，然后以 18 U/(kg·h)的速度静脉滴注维持，治疗过程中需注意开始用药或调整剂量后 6 小时测定部分激活凝血酶时间(APTT)，根据 APTT 调整肝素用量，使 APTT 控制在 45～70 秒。但是，肝素对富含血小板的血栓作用较小，且肝素的作用可由于肝素结合血浆蛋白而受影响。未口服阿司匹林的患者停用肝素后可能使胸痛加重，与停用肝素后引起继发性凝血酶活性增高有关。因此，肝素以逐渐停用为宜。低分子肝素与普通肝素相比，具有更合理的抗 X a 因子及 II a 因子活性的作用，可以皮下应用，不需要实验室监测，临床观察表明，低分子肝素较普通肝素有疗效肯定、使用方便的优点。使用低分子肝素的参考剂量：依诺肝素 40 mg、那曲肝素 0.4 mL 或达肝素 5 000～7 500 U，皮下注射，每 12 小时一次，通常在急性期用 5～6 天。磺达肝癸钠是 X a 因子抑制剂，最近有研究表明在降低非 ST 段抬高型 ACS 的缺血事件方面效果和低分子肝素相当，但出血并发症明显减少，因此安全性较好，但不能单独用于介入治疗中。

(2)直接抗凝血酶的药物：在接受介入治疗的非 ST 段抬高型 ACS 人群中，用直接抗凝血酶药物比伐芦定较联合应用肝素/低分子肝素和 GP II b/III a 受体拮抗剂的出血并发症少，安全性更好，临床效益相当。但其远期效果尚缺乏随机双盲的对照研究。

(三)抗心肌缺血治疗

1.硝酸酯类药物

硝酸酯类药物可选择口服，舌下含服，经皮肤或经静脉给药。硝酸甘油为短效硝酸酯类，对有持续性胸部不适、高血压、急性左心衰竭的患者，在最初 24～48 小时的治疗中，静脉内应用有利于控制心肌缺血发作。先给予舌下含服 0.3～0.6 mg，继以静脉点滴，开始 5～10 $\mu g/min$，每 5～10 分钟增加 5～10 μg，直至症状缓解或平均压降低 10% 但收缩压不低于 12.0 kPa (90 mmHg)。目前推荐静脉应用硝酸甘油的患者症状消失 24 小时后，就改用口服制剂或应用皮肤贴剂。药物耐受现象可能在持续静脉应用硝酸甘油 24～48 小时内出现。由于在 NSTEMI 患者中未观察到硝酸酯类药物具有减少死亡率的临床益处，因此在长期治疗中此类药物应逐渐减量至停用。

2.镇痛剂

如硝酸酯类药物不能使疼痛迅速缓解,应立即给予吗啡,10 mg 稀释成 10 mL,每次 2～3 mL 静脉注射。哌替啶 50～100 mg 肌内注射,必要时 1～2 小时后再注射 1 次,以后每 4～6 小时可重复应用,注意呼吸功能的抑制。给予吗啡后如出现低血压,可仰卧或静脉滴注生理盐水来维持血压,很少需要用升压药。如出现呼吸抑制,应给予纳洛酮 0.4～0.8 mg。有使用吗啡禁忌证(低血压和既往过敏史)者,可选用哌替啶替代。疼痛较轻者可用罂粟碱,30～60 mg 肌内注射或口服。

3.β 受体阻滞剂

β 受体阻滞剂可用于所有无禁忌证(如心动过缓、心脏传导阻滞、低血压或哮喘)的 UA 和 NSTEMI 患者,可减少心肌缺血发作和心肌梗死的发展。使用 β 受体阻滞剂的方案如下:①首先排除有心力衰竭、低血压[收缩压低于 12.0 kPa(90 mmHg)]、心动过缓(心率低于 60 次/分)或有房室传导阻滞(PR 间期＞0.24 秒)的患者;②给予美托洛尔,静脉推注每次 5 mg,共 3 次;③每次推注后观察2～5分钟,如果心率低于 60 次/分或收缩压低于 13.3 kPa(100 mmHg),则停止给药,静脉注射美托洛尔的总量为 15 mg;④如血流动力学稳定,末次静脉注射后 15 分钟,开始改为口服给药,每 6 小时 50 mg,持续2 天,以后渐增为 100 mg,2 次/日。作用极短的 β 受体阻滞剂艾司洛尔静脉注射 50～250 μg/(kg·min),安全而有效,甚至可用于左心功能减退的患者,药物作用在停药后 20 分钟内消失,用于有 β 受体阻滞剂相对禁忌证,而又希望减慢心率的患者。β 受体阻滞剂的剂量应调整到患者安静时心率 50～60 次/分。

4.钙通道阻滞剂

钙通道阻滞剂与 β 受体阻滞剂一样能有效地减轻症状。但所有的大规模临床试验表明,钙通道阻滞剂应用于 UA,不能预防 AMI 的发生或降低病死率,目前仅推荐用于全量硝酸酯和β受体阻滞剂之后仍有持续性心肌缺血的患者或对 β 受体阻滞剂有禁忌的患者,应选用心率减慢型的非二氢吡啶类钙通道阻滞剂。对心功能不全的患者,应用 β 受体阻滞剂后再加用钙通道阻滞剂应特别谨慎。

5.血管紧张素转换酶抑制剂(ACEI)

近年来一些临床研究显示,对 UA 和 NSTEMI 患者,短期应用 ACEI 并不能获得更多的临床益处。但长期应用对预防再发缺血事件和死亡有益。因此除非有禁忌证(如低血压、肾衰竭、双侧肾动脉狭窄和已知的过敏),所有 UA 和 NSTEMI 患者都可选用 ACEI。

6.调脂治疗

所有 ACS 患者应在入院 24 小时之内评估空腹血脂谱。近年的研究表明,他汀类药物可以稳定斑块,改善内皮细胞功能,因此如无禁忌证,无论血基线 LDL-C 水平和饮食控制情况如何,均建议早期应用他汀类药物,使 LDL-C 水平降至 800 g/L 以下。常用的他汀类药物有辛伐他汀 20～40 mg/d、普伐他汀10～40 mg/d、氟伐他汀 40～80 mg/d、阿托伐他汀 10～80 mg/d或瑞舒伐他汀 10～20 mg/d。

(四)血运重建治疗

1.经皮冠状动脉介入术(PCI)

UA 和 NSTEMI 的高危患者,尤其是血流动力学不稳定、心脏标志物显著升高、顽固性或反复发作心绞痛伴有动态 ST 段改变、有心力衰竭或危及生命的心律失常者,应早期行血管造影术和 PCI(如可能,应在入院 72 小时内)。PCI 能改善预后,尤其是同时应用 GPⅡb/Ⅲa 受体拮抗剂时。对中危患者及有持续性心肌缺血证据的患者,也有早期行血管造影的指征,可以识别致病的病变、评估其他病变的范围和左心室功能。对中高危患者,PCI 或 CABG 具有明确的潜在益处。但对低危患者,不建议进行常规的介入性检查。

2.冠状动脉旁路移植术(CABG)

对经积极药物治疗而症状控制不满意及高危患者(包括持续ST 段压低、cTnT 升高等),应尽早(72 小时内)进行冠状动脉造影,根据下列情况选择治疗措施:①严重左冠状动脉主干病变(狭窄＞50%),最危及生命,应及时外科手术治疗;②有多支血管病变,且有左心室功能不全(LVEF＜50%)或伴有糖尿病者,应进行 CABG;③有 2 支血管病变合并左前降支近段严重狭窄和左心室功能不全(LVEF＜50%)或无创性检查显示心肌缺血的患者,建议施行 CABG;④对 PCI 效果不佳或强化药物治疗后仍有缺血的患者,建议施行 CABG;⑤弥漫性冠状动脉远端病变的患者,不适合行 PCI 或 CABG。

（付广涛）

第七章

心力衰竭

第一节　急性左心衰竭

急性心力衰竭（AHF）是临床医师面临的最常见的心脏急症之一。许多国家随着人口老龄化及急性心肌梗死患者存活率的升高，慢性心衰患者的数量快速增长，同时也增加了心功能失代偿患者的数量。AHF 60%～70%是由冠心病所致，尤其是在老年人。在年轻患者，AHF 的原因更多见于扩张型心肌病、心律失常、先天性或瓣膜性心脏病、心肌炎等。

AHF 患者预后不良。急性心肌梗死伴有严重心力衰竭患者病死率非常高，12 个月的病死率 30%。据报道，急性肺水肿院内病死率为 12%，1 年病死率 40%。

2008 年欧洲心脏病学会更新了急性和慢性心力衰竭指南。2010 年中华医学会心血管病分会公布了我国急性心力衰竭诊断和治疗指南。

一、急性心力衰竭的临床表现

AHF 是指由于心脏功能异常而出现的急性临床发作。无论既往有无心脏病病史，均可发生。心功能异常可以是收缩功能异常，亦可为舒张功能异常，还可以是心律失常或心脏前负荷和后负荷失调。它通常是致命的，需要紧急治疗。

急性心力衰竭可以在既往没有心功能异常者首次发病，也可以是慢性心力衰竭（CHF）的急性失代偿。急性心力衰竭患者的临床表现如下。

(一)基础心血管疾病的病史和表现

大多数患者有各种心脏病的病史，存在引起急性心衰的各种病因。老年人中的主要病因为冠心病、高血压和老年性退行性心瓣膜病，而在年轻人中多由风湿性心瓣膜病、扩张型心肌病、急性重症心肌炎等所致。

(二)诱发因素

常见的诱因：①慢性心衰药物治疗缺乏依从性；②心脏容量超负荷；③严重感染，尤其肺炎和败血症；④严重颅脑损害或剧烈的精神心理紧张与波动；⑤大手术后；⑥肾功能减退；⑦急性心律失常如室性心动过速（室速）、心室颤动（室颤）、心房颤动（房颤）或心房扑动（房扑）伴快速心室率、室上性心动过速及严重的心动过缓等;⑧支气管哮喘发作;⑨肺栓塞;⑩高心排血量综合征,如甲状腺功能亢进危象、严重贫血等;⑪应用负性肌力药物如维拉帕米、地尔硫草、β受体阻滞剂等;⑫应用非类固醇消炎药;⑬心肌缺血;⑭老年急性舒张功能减退;⑮吸毒;⑯酗酒;⑰嗜铬细胞瘤。这些诱因使心功能原来尚可代偿的患者骤发心衰,或者使已有心衰的患者病情加重。

(三)早期表现

原来心功能正常的患者出现急性失代偿的心衰(首发或慢性心力衰竭急性失代偿)伴有急性心衰的症状和体征,出现原因不明的疲乏或运动耐力明显降低及心率增加15~20次/分,可能是左心功能降低的最早期征兆。继续发展可出现劳力性呼吸困难、夜间阵发性呼吸困难、睡觉需用枕头抬高头部等,检查可发现左心室增大、闻及舒张早期或中期奔马律、肺动脉第二音亢进、两肺尤其肺底部有细湿啰音,还可有干性啰音和哮鸣音,提示已有左心功能障碍。

(四)急性肺水肿

起病急骤,病情可迅速发展至危重状态。突发的严重呼吸困难、端坐呼吸、喘息不止、烦躁不安并有恐惧感,呼吸频率可达30~50次/分;频繁咳嗽并咯出大量粉红色泡沫样血痰;听诊心率快,心尖部常可闻及奔马律;双肺满布湿啰音和哮鸣音。

(五)心源性休克

主要表现如下。

(1)持续低血压,收缩压降至12.0 kPa(90 mmHg)以下,或原有高血压的患者收缩压降幅≥8.0 kPa(60 mmHg),且持续30分钟以上。

(2)组织低灌注状态:①皮肤湿冷、苍白和发绀,出现紫色条纹;②心动过速>110次/分;③尿量显著减少(<20 mL/h),甚至无尿;④意识障碍,常有烦躁不安、激动焦虑、恐惧和濒死感;收缩压低于9.3 kPa(70 mmHg),可出现抑制症状如神志恍惚、表情淡漠、反应迟钝,逐渐发展至意识模糊甚至昏迷。

(3)血流动力学障碍:肺毛细血管楔压(PCWP)≥2.4 kPa(18 mmHg),心排血指数(CI)≤36.7 mL/(s·m²)[≤2.2 L/(min·m²)]。

(4)低氧血症和代谢性酸中毒。

二、急性左心衰竭严重程度分级

主要分级有Killip法(表7-1)、Forrester法(表7-2)和临床程度分级(表7-3)三种。Killip法主要用于急性心肌梗死患者,分级依据临床表现和胸部X线的结果。

表7-1 急性心肌梗死的Killip法分级

分级	症状与体征
Ⅰ级	无心衰
Ⅱ级	有心衰,两肺中下部有湿啰音,占肺野下1/2,可闻及奔马律。X线胸片有肺淤血
Ⅲ级	严重心衰,有肺水肿,细湿啰音遍布两肺(超过肺野下1/2)
Ⅳ级	心源性休克,低血压[收缩压<12.0 kPa(90 mmHg)]、发绀、出汗、少尿

注:1 mmHg=0.133 kPa。

Forrester分级依据临床表现和血流动力学指标,可用于急性心肌梗死后AHF,最适用于首次发作的急性心力衰竭。临床程度的分类法适用于心肌病患者,它主要依据临床发现,最适用于慢性失代偿性心衰。

表 7-2　急性左心衰竭的 Forrester 法分级

分级	PCWP(mmHg)	CI[mL/(s·m²)]	组织灌注状态
Ⅰ级	≤18	>36.7	无肺淤血,无组织灌注不良
Ⅱ级	>18	>36.7	有肺淤血
Ⅲ级	<18	≤36.7	无肺淤血,有组织灌注不良
Ⅳ级	>18	≤36.7	有肺淤血,有组织灌注不良

注:PCWP,肺毛细血管楔压;CI,心排血指数,其法定单位[mL/(s·m²)]与旧制单位[L/(min·m²)]的换算因数为16.67。1 mmHg=0.133 kPa

表 7-3　急性左心衰竭的临床程度分级

分级	皮肤	肺部啰音
Ⅰ级	干、暖	无
Ⅱ级	湿、暖	有
Ⅲ级	干、冷	无/有
Ⅳ级	湿、冷	有

三、急性心力衰竭的诊断

AHF 的诊断主要依据症状和临床表现,同时辅以相应的实验室检查,如 ECG、胸片、生化标志物、多普勒超声心动图等,诊断的流程如图 7-1 所示。

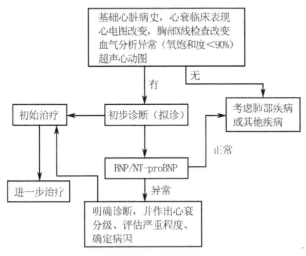

图 7-1　急性左心衰竭的诊断流程

在急性心衰患者,需要系统地评估外周循环、静脉充盈、肢端体温。

在心衰失代偿时,右心室充盈压通常可通过中心静脉压评估。AHF 时中心静脉压升高应谨慎分析,因为在静脉顺应性下降合并右心室顺应性下降时,即便右心室充盈压很低也会出现中心静脉压的升高。

左心室充盈压可通过肺部听诊评估,肺部存在湿啰音常提示左心室充盈压升高。进一步的确诊、严重程度的分级及随后可出现的肺淤血、胸腔积液应进行胸片检查。左心室充盈压的临床评估常被迅速变化的临床征象所误导。应进行心脏的触诊和听诊,了解有无室性和房性奔马律(S_3,S_4)。

四、实验室检查及辅助检查

(一)心电图(ECG)检查

急性心衰时 ECG 多有异常改变。ECG 可以辨别节律,可以帮助确定 AHF 的病因及了解心室的负荷情况。这在急性冠脉综合征中尤为重要。ECG 还可了解左右心室/心房的劳损情况、有无心包炎及既往存在的病变如左右心室的肥大。心律失常时应分析 12 导联心电图,同时应进行连续的 ECG 监测。

(二)胸片及影像学检查

对于所有 AHF 的患者,胸片和其他影像学检查宜尽早完成,以便及时评估已经存在的肺部和心脏病变(心脏的大小及形状)及肺淤血的程度。它不但可以用于明确诊断,还可用于了解随后的治疗效果。胸片还可用作左心衰的鉴别诊断,除外肺部炎症或感染性疾病。胸部 CT 或放射性核素扫描可用于判断肺部疾病和诊断大的肺栓塞。CT、经食管超声心动图可用于诊断主动脉夹层。

(三)实验室检查

AHF 时应进行一些实验室检查。动脉血气分析可以评估氧合情况(氧分压 PaO_2)、通气情况(二氧化碳分压 $PaCO_2$)、酸碱平衡(pH)和碱缺失,在所有严重 AHF 患者应进行此项检查。脉搏血氧测定及潮气末 CO_2 测定等无创性检测方法可以替代动脉血气分析,但不适用于低心排血量及血管收缩性休克状态。静脉血氧饱和度(如颈静脉内)的测定对于评价全身的氧供需平衡很有价值。

血浆脑钠尿肽(B 型钠尿肽,BNP)是在心室室壁张力增加和容量负荷过重时由心室释放的,现在已用于急诊室呼吸困难的患者作为排除或确立心力衰竭诊断的指标。BNP 对于排除心衰有着很高的阴性预测价值。如果心衰的诊断已经明确,升高的血浆 BNP 和 N 末端脑钠尿肽前体(NT-proBNP)可以预测预后。

(四)超声心动图检查

超声心动图对于评价基础心脏病变及与 AHF 相关的心脏结构和功能改变是极其重要的,同时对急性冠脉综合征也有重要的评估值。

多普勒超声心动图应用于评估左右心室的局部或全心功能改变、瓣膜结构和功能、心包病变、急性心肌梗死的机械性并发症和比较少见的占位性病变。通过多普勒超声心动图测定主动脉或肺动脉的血流时速曲线可以估测心排血量。多普勒超声心动图还可估计肺动脉压力(三尖瓣反流射速),同时可监测左心室前负荷。

(五)其他检查

在涉及与冠状动脉相关的病变,如不稳定性心绞痛或心肌梗死时,血管造影是非常重要的,现已明确血运重建能够改善预后。

五、急性心力衰竭患者的监护

急性心力衰竭患者应在进入急诊室后就尽快地开始监护,同时给予相应的诊断性检查以明确基础病因。

（一）无创性监护

在所有的危重患者,必须监测的项目有血压、体温、心率、呼吸、心电图。有些实验室检查应重复做,如电解质、肌酐、血糖及有关感染和代谢障碍的指标。必须纠正低钾或高钾血症。如果患者情况恶化,这些指标的监测频率也应增加。

1.心电监测

在急性失代偿阶段 ECG 的监测是必需的(监测心律失常和 ST 段变化),尤其是心肌缺血或心律失常是导致急性心衰的主要原因时。

2.血压监测

开始治疗时维持正常的血压很重要,其后也应定时测量(如每 5 分钟测量 1 次),直到血管活性药、利尿药、正性肌力药剂量稳定时。在并无强烈的血管收缩和不伴有极快心率时,无创性自动袖带血压测量是可靠的。

3.血氧饱和度监测

脉搏血氧计是测量动脉氧与血红蛋白结合饱和度的无创性装置（SaO_2）。通常从联合血氧计测得的 SaO_2 的误差在 2% 之内,除非患者处于心源性休克状态。

4.心排血量和前负荷

可应用多普勒超声的方法监测。

（二）有创性监测

1.动脉置管

置入动脉导管的指征是因血流动力学不稳定需要连续监测动脉血压或需进行多次动脉血气分析。

2.中心静脉置管

中心静脉置管联通了中心静脉循环,所以可用于输注液体和药物,也可监测中心静脉压（CVP）及静脉氧饱和度（SvO_2）(上腔静脉或右心房处),后者用以评估氧的运输情况。

在分析右房压力时应谨慎,避免过分注重右心房压力,因为右心房压力几乎与左心房压力无关,因此也与 AHF 时的左心室充盈压无关。CVP 也会受到重度三尖瓣关闭不全及呼气末正压通气（PEEP）的影响。

3.肺动脉导管

肺动脉导管（PAC）是一种漂浮导管,用于测量上腔静脉（SVC）、右心房、右心室、肺动脉压力、肺毛细血管楔压及心排血量。现代导管能够半连续性地测量心排血量及混合静脉血氧饱和度、右心室舒张末容积和射血分数。

虽然置入肺动脉导管用于急性左心衰的诊断通常不是必需的,但对于伴发有复杂心肺疾病的患者,它可以用来鉴别是心源性机制还是非心源性机制。对于二尖瓣狭窄、主动脉瓣关闭不全、高气道压或左心室僵硬(如左心室肥厚、糖尿病、纤维化、使用正性肌力药、肥胖、缺血)的患者,肺毛细血管楔压并不能真实反映左心室舒张末压。

建议 PAC 用于对传统治疗未产生预期疗效的血流动力学不稳定的患者,及合并淤血和低灌注的患者。在这些情况下,置入肺动脉导管以保证左心室最恰当的液体负荷量,并指导血管活性药物和正性肌力药的使用。

六、急性心力衰竭的治疗

(一)临床评估

对患者均应根据上述各种检查方法及病情变化做出临床评估:①基础心血管疾病;②急性心衰发生的诱因;③病情的严重程度和分级,并估计预后;④治疗的效果。此种评估应多次和动态进行,以调整治疗方案。

(二)治疗目标

(1)控制基础病因和矫治引起心衰的诱因:应用静脉和/或口服降压药物以控制高血压,选择有效抗生素控制感染,积极治疗各种影响血流动力学的快速性或缓慢性心律失常,应用硝酸酯类药物改善心肌缺血。糖尿病伴血糖升高者应有效控制血糖水平,又要防止出现低血糖。对血红蛋白含量<60 g/L 的严重贫血者,可输注浓缩红细胞悬液或全血。

(2)缓解各种严重症状。①低氧血症和呼吸困难:采用不同方式的吸氧,包括鼻导管吸氧、面罩吸氧及无创或气管插管的呼吸机辅助通气治疗。②胸痛和焦虑:应用吗啡。③呼吸道痉挛:应用支气管解痉药物。④淤血症状:利尿药有助于减轻肺淤血和肺水肿,也可缓解呼吸困难。

(3)稳定血流动力学状态,维持收缩压≥12.0 kPa(90 mmHg),纠正和防止低血压可应用各种正性肌力药物。血压过高者的降压治疗可选择血管扩张药物。

(4)纠正水、电解质紊乱和维持酸碱平衡。

(5)保护重要脏器如肺、肾、肝和大脑,防止功能损害。

(6)降低死亡危险,改善近期和远期预后。

(三)急性左心衰竭的处理流程

急性左心衰竭确诊后,即按图 7-2 的流程处理。初始治疗后症状未获明显改善或病情严重者应行进一步治疗。

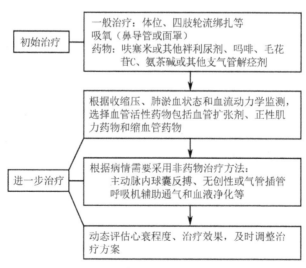

图 7-2　急性左心衰竭的处理流程

1.急性左心衰竭的一般处理

(1)体位:静息时明显呼吸困难者应半卧位或端坐位,双腿下垂以减少回心血量,降低心脏前负荷。

(2)四肢交换加压:四肢轮流绑扎止血带或血压计袖带,通常同一时间只绑扎三肢,每隔15~20分钟轮流放松一肢。血压计袖带的充气压力应较舒张压低1.3 kPa(10 mmHg),使动脉血流仍可顺利通过,而静脉血回流受阻。此法可降低前负荷,减轻肺淤血和肺水肿。

(3)吸氧:适用于低氧血症和呼吸困难明显(尤其指端血氧饱和度<90%)的患者。应尽早采用,使患者$SaO_2 \geqslant 95\%$(伴COPD者$SaO_2 > 90\%$)。①鼻导管吸氧:低氧流量(1~2 L/min)开始,如仅为低氧血症,动脉血气分析未见CO_2潴留,可采用高流量给氧6~8 L/min。酒精吸氧可使肺泡内的泡沫表面张力降低而破裂,改善肺泡的通气。方法是在氧气通过的湿化瓶中加50%~70%乙醇或有机硅消泡剂,用于肺水肿患者。②面罩吸氧:适用于伴呼吸性碱中毒患者。必要时还可采用无创性或气管插管呼吸机辅助通气治疗。

(4)做好救治的准备工作:至少开放2条静脉通道,并保持通畅。必要时可采用深静脉穿刺置管,以随时满足用药的需要。血管活性药物一般应用微量泵泵入,以维持稳定的速度和正确的剂量。固定和维护好漂浮导管、深静脉置管、心电监护的电极和导联线、鼻导管或面罩、导尿管及指端无创血氧仪测定电极等。保持室内适宜的温度、湿度,灯光柔和,环境幽静。

(5)饮食:进易消化食物,避免一次大量进食,在总量控制下,可少量多餐(6~8次/天)。应用袢利尿药情况下不要过分限制钠盐摄入量,以避免低钠血症,导致低血压。利尿药应用时间较长的患者要补充多种维生素和微量元素。

(6)出入量管理:肺淤血、体循环淤血及水肿明显者应严格限制饮水量和静脉输液速度,对无明显低血容量因素(大出血、严重脱水、大汗淋漓等)者的每天摄入液体量一般宜在1 500 mL以内,不要超过2 000 mL。保持每天水出入量负平衡约500 mL/d,严重肺水肿者的水负平衡为1 000~2 000 mL/d,甚至可达3 000~5 000 mL/d,以减少水钠潴留和缓解症状。3~5天后,如淤血、水肿明显消退,应减少水负平衡量,逐渐过渡到出入水量大体平衡。在水负平衡下应注意防止发生低血容量、低血钾和低血钠等。

2.药物治疗

(1)AHF时吗啡及其类似物的使用:吗啡一般用于严重AHF的早期阶段,特别是患者不安和呼吸困难时。吗啡能够使静脉扩张,也能使动脉轻度扩张,并降低心率。应密切观察疗效和呼吸抑制的不良反应。伴明显和持续低血压、休克、意识障碍、COPD等患者禁忌使用。老年患者慎用或减量。也可应用哌替啶50~100 mg肌内注射。

(2)AHF治疗中血管扩张药的使用:对大多数AHF患者,血管扩张药常作为一线药,它可以用来开放外周循环,降低前及或后负荷。

酸酯类药物:急性心衰时此类药在不减少每搏心排血量和不增加心肌氧耗情况下能减轻肺淤血,特别适用于急性冠状动脉综合征伴心衰的患者。临床研究已证实,硝酸酯类静脉制剂与呋塞米合用治疗急性心衰有效;应用大剂量硝酸酯类药物联合小剂量呋塞米的疗效优于单纯大剂量的利尿药。静脉应用硝酸酯类药物应十分小心滴定剂量,经常测量血压,防止血压过度下降。硝酸甘油静脉滴注起始剂量5~10 μg/min,每5~10分钟递增5~10 μg/min,最大剂量100~200 μg/min;亦可每10~15分钟喷雾一次(400 μg),或舌下含服0.3~0.6 mg/次。硝酸异山梨酯静脉滴注剂量5~10 mg/h,亦可舌下含服2.5 mg/次。

硝普钠(SNP):适用于严重心衰。临床应用宜从小剂量10 μg/min开始,可酌情逐渐增加剂量至50~250 μg/min。由于其强效降压作用,应用过程中要密切监测血压,根据血压调整合适的维持剂量。长期使用时其代谢产物(硫代氰化物和氰化物)会产生毒性反应,特别是在严重肝肾衰竭的患者应避免使用。减量时,硝普钠应该缓慢减量,并加用口服血管扩张药,以避免反跳。AHF 时硝普钠的使用尚缺乏对照试验,而且在 AMI 时使用,病死率增高。在急性冠脉综合征所致的心衰患者,因为 SNP 可引起冠脉窃血,故在此类患者中硝酸酯类的使用优于硝普钠。

奈西立肽:这是一类新的血管扩张药肽类,近期被用以治疗 AHF。它是人脑钠尿肽(BNP)的重组体,是一种内源性激素物质。它能够扩张静脉、动脉、冠状动脉,由此降低前负荷和后负荷,在无直接正性肌力的情况下增加心排血量。慢性心衰患者输注奈西立肽对血流动力学产生有益的作用,可以增加钠排泄,抑制肾素-血管紧张素-醛固酮和交感神经系统。它和静脉使用硝酸甘油相比,能更有效地促进血流动力学改善,并且不良反应更少。该药临床试验的结果尚不一致。近期的两项研究(VMAC 和 PROACTION)表明,该药的应用可以带来临床和血流动力学的改善,推荐应用于急性失代偿性心衰。国内一项Ⅱ期临床研究提示,该药较硝酸甘油静脉制剂能够更显著降低 PCWP,缓解患者的呼吸困难。应用方法:先给予负荷剂量 $1.500\ \mu g/kg$,静脉缓慢推注,继以 $0.0075 \sim 0.0150\ \mu g/(kg \cdot min)$ 静脉滴注;也可不用负荷剂量而直接静脉滴注。疗程一般 3 天,不建议超过 7 天。

乌拉地尔:该药具有外周和中枢双重扩血管作用,可有效降低血管阻力,降低后负荷,增加心排血量,但不影响心率,从而减少心肌耗氧量。适用于高血压心脏病、缺血性心肌病(包括急性心肌梗死)和扩张型心肌病引起的急性左心衰竭;可用于 CO 降低、PCWP>2.4 kPa(18 mmHg)的患者。通常静脉滴注 $100 \sim 400\ \mu g/min$,可逐渐增加剂量,并根据血压和临床状况予以调整。伴严重高血压者可缓慢静脉注射 $12.5 \sim 25.0$ mg。

应用血管扩张药的注意事项:下列情况下禁用血管扩张药物。①收缩压<12.0 kPa(90 mmHg),或持续低血压并伴症状尤其有肾功能不全的患者,以避免重要脏器灌注减少;②严重阻塞性心瓣膜疾病患者,例如主动脉瓣狭窄、二尖瓣狭窄患者,有可能出现显著的低血压,应慎用;③梗阻性肥厚型心肌病。

(3)急性心力衰竭时血管紧张素转化酶抑制剂(ACEI)的使用:ACEI 在急性心衰中的应用仍存在诸多争议。急性心衰的急性期、病情尚未稳定的患者不宜应用。急性心肌梗死后的急性心衰可以试用,但须避免静脉应用,口服起始剂量宜小。在急性期病情稳定 48 小时后逐渐加量,疗程至少 6 周,不能耐受 ACEI 者可以应用 ARB。

在心排血量处于边缘状况时,ACE 抑制剂应谨慎使用,因为它可以明显降低肾小球滤过率。当联合使用非类固醇消炎药,及出现双侧肾动脉狭窄时,不能耐受 ACE 抑制剂的风险增加。

(4)利尿药使用注意事项如下。①适应证:AHF 和失代偿心衰的急性发作,伴有液体潴留的情况是应用利尿药的指征。利尿药缓解症状的益处及其在临床上被广泛认可,无需再进行大规模的随机临床试验来评估。②作用效应:静脉使用袢利尿药也有扩张血管效应,在使用早期(5~30 分钟)它降低肺阻抗的同时也降低右房压和肺毛细血管楔压。如果快速静脉注射大剂量(>1 mg/kg)时,就有反射性血管收缩的可能。它与慢性心衰时使用利尿药不同,在严重失代偿性心衰使用利尿药能使容量负荷恢复正常,可以在短期内减少神经内分泌系统的激活。特别是在急性冠脉综合征的患者,应使用低剂量的利尿药,最好已给予扩血管治疗。③实际应用:静脉使用袢利尿药(呋塞米、托拉塞米),它有强效快速的利尿效果,在 AHF 患者优先考虑使用。在入院以前就可安全使用,应根据利尿效果和淤血症状的缓解情况来选择剂量。开始使用负荷剂量,然后继续静脉滴注呋塞米或托拉塞米,静脉滴注比一次性静脉注射更有效。噻嗪类和螺内酯可以联合袢利尿药使用,低剂量联合使用比高剂量使用一种药更有效,而且继发反应也更少。将袢利尿药和多巴酚丁胺、多巴胺或硝酸盐联合使用也是一种治疗方法,它比仅仅增加利尿药更有效,不良反应也更少。④不良反应、药物的相互作用:虽然利尿药可安全地用于大多数患者,但它的不良反应也很常见,甚至可威胁生命。它们包括:神经内分泌系统的激活,特别是肾素-血管紧张素-醛固酮系统和交感神经系统的激活;低血钾、低血镁和低氯性碱中毒可能导致严重的心律失常;可以产生肾毒性及加剧肾衰竭。过度利尿可过分降低静脉压、肺毛细血管楔压及舒张期灌注,由此导致每搏输出量和心排血量下降,特别见于严重心衰和以舒张功能不全为主的心衰或缺血所致的右心室功能障碍。

(5)β受体阻滞剂使用注意事项如下。①适应证和基本原理:目前尚无应用β受体阻滞剂治疗 AHF,改善症状的研究。相反,在 AHF 时是禁止使用β受体阻滞剂的。急性心肌梗死后早期肺部啰音超过基底部的患者,及低血压患者均被排除在应用β受体阻滞剂的临床试验之外。急性心肌梗死患者没有明显心衰或低血压,使用β受体阻滞剂能限制心肌梗死范围,减少致命性心律失常,并缓解疼痛。②当患者出现缺血性胸痛对阿片制剂无效、反复发生缺血、高血压、心动过速或心律失常时,可考虑静脉使用β受体阻滞剂。在 Gothenburg 美托洛尔研究中,急性心肌梗死后早期静脉使用美托洛尔或安慰剂,接着口服治疗 3 个月。美托洛尔组发展为心衰的患者明显减少。如果患者有肺底部啰音的肺淤血征象,联合使用呋塞米,美托洛尔治疗可产生更好的疗效,降低病死率和并发症。

实际应用:当患者伴有明显急性心衰,肺部啰音超过基底部时,应慎用β受体阻滞剂。对出现进行性心肌缺血和心动过速的患者,可以考虑静脉使用美托洛尔。

但是,对急性心肌梗死伴发急性心衰患者,病情稳定后,应早期使用β受体阻滞剂。对于慢性心衰患者,在急性发作稳定后(通常 4 天后),应早期使用β受体阻滞剂。

在大规模临床试验中,比索洛尔、卡维地洛或美托洛尔的初始剂量很小,然后逐渐缓慢增加到目标剂量。应个体化增加剂量。β受体阻滞剂可能过度降低血压,减慢心率。一般原则是,在服用β受体阻滞剂的患者由于心衰加重而住院,除非必须用正性肌力药物维持,否则应继续服用β受体阻滞剂。但如果疑为β受体阻滞剂剂量过大(如有心动过缓和低血压)时,可减量继续用药。

(6)正性肌力药:此类药物适用于低心排血量综合征,如伴症状性低血压或 CO 降低伴有循环淤血的患者,可缓解组织低灌注所致的症状,保证重要脏器的血液供应。血压较低和对血管扩张药物及利尿药不耐受或反应不佳的患者尤其有效。使用正性肌力药有潜在的危害性,因为它能增加耗氧量、增加钙负荷,所以应谨慎使用。

对于失代偿的慢性心衰患者,其症状、临床过程和预后很大程度上取决于血流动力学。所以,改善血流动力学参数成为治疗的目的。在这种情况下,正性肌力药可能有效,甚至挽救生命。但它改善血流动力学参数的益处,部分被它增加心律失常的危险抵消了。而且在某些病例,由于过度增加能量消耗引起心肌缺血和心衰的慢性进展。但正性肌力药的利弊比率,不同的药并不相同。对于那些兴奋 β_1 受体的药物,可以增加心肌细胞胞内钙的浓度,可能有更高的危险性。有关正性肌力药用于急性心衰治疗的对照试验研究较少,特别对预后的远期效应的评估更少。

1)洋地黄类:此类药物能轻度增加 CO 和降低左心室充盈压;对急性左心衰竭患者的治疗有一定帮助。一般应用毛花苷 C 0.2~0.4 mg 缓慢静脉注射,2~4 小时后可以再用 0.2 mg,伴快速心室率的房颤患者可酌情适当增加剂量。

2)多巴胺:小剂量<2 $\mu g/(kg \cdot min)$ 的多巴胺仅作用于外周多巴胺受体,直接或间接降低

外周阻力。在此剂量下,对于肾脏低灌注和肾衰竭的患者,它能增加肾血流量、肾小球滤过率、利尿和增加钠的排泄,并增强对利尿药的反应。大剂量$>2\ \mu g/(kg \cdot min)$的多巴胺直接或间接刺激β受体,增加心肌的收缩力和心排血量。当剂量$>5\ \mu g/(kg \cdot min)$时,它作用于α受体,增加外周血管阻力。此时,虽然它对低血压患者很有效,但它对 AHF 患者可能有害,因为它增加左心室后负荷,增加肺动脉压和肺阻力。

多巴胺可以作为正性肌力药$[>2\ \mu g/(kg \cdot min)]$用于 AHF 伴有低血压的患者。当静脉滴注低剂量$\leqslant 2 \sim 3\ \mu g/(kg \cdot min)$时,它可以使失代偿性心衰伴有低血压和尿量减少的患者增加肾血流量,增加尿量。但如果无反应,则应停止使用。

3)多巴酚丁胺:多巴酚丁胺的主要作用在于通过刺激β_1受体和β_2受体产生剂量依赖性的正性变时、正性变力作用,并反射性地降低交感张力和血管阻力,其最终结果依个体而不同。小剂量时,多巴酚丁胺能产生轻度的血管扩张反应,通过降低后负荷而增加射血量。大剂量时,它可以引起血管收缩。心率通常呈剂量依赖性增加,但增加的程度弱于其他儿茶酚胺类药物。但在房颤的患者,心率可能增加到难以预料的水平,因为它可以加速房室传导。全身收缩压通常轻度增加,但也可能不变或降低。心衰患者静脉滴注多巴酚丁胺后,观察到尿量增多,这可能是它提高心排血量而增加肾血流量的结果。

多巴酚丁胺用于外周低灌注(低血压,肾功能下降)伴或不伴有淤血或肺水肿、使用最佳剂量的利尿药和扩血管剂无效时。

多巴酚丁胺常用来增加心排血量。它的起始静脉滴注速度为$2 \sim 3\ \mu g/(kg \cdot min)$,可以逐渐增加到$20\ \mu g/(kg \cdot min)$。无须负荷量。静脉滴注速度根据症状、尿量反应或血流动力学监测结果来调整。它的血流动力学作用和剂量成正比,在静脉滴注停止后,它的清除也很快。

在接受β受体阻滞剂治疗的患者,需要增加多巴酚丁胺的剂量,才能恢复它的正性肌力作用。

单从血流动力学看,多巴酚丁胺的正性肌力作用增加了磷酸二酯酶抑制剂(PDEI)作用。PDEI 和多巴酚丁胺的联合使用能产生比单一用药更强的正性肌力作用。

长时间地持续静脉滴注多巴酚丁胺(24~48 小时以上)会出现耐药,部分血流动力学效应消失。长时间应用应逐渐减量。

静脉滴注多巴酚丁胺常伴有心律失常发生率的增加,可来源于心室和心房。这种影响呈剂量依赖性,可能比使用 PDEI 时更明显。在使用利尿药时应及时补钾。心动过速时使用多巴酚丁胺要慎重,多巴酚丁胺静脉滴注可以促发冠心病患者的胸痛。现在还没有关于 AHF 患者使用多巴酚丁胺的对照试验,一些试验显示它增加不利的心血管事件。

4)磷酸二酯酶抑制剂:米力农和依诺昔酮是两种临床上使用的Ⅲ型磷酸二酯酶抑制剂(PDEI)。在 AHF 时,它们能产生明显的正性肌力、松弛性及外周扩血管效应,由此增加心排血量和搏出量,同时伴随有肺动脉压、肺毛细血管楔压的下降,全身和肺血管阻力下降。它在血流动力学方面,介于纯粹的扩血管剂(如硝普钠)和正性肌力药(如多巴酚丁胺)之间。因为它们的作用部位远离β受体,所以在使用β受体阻滞剂的同时,PDEI 仍能够保留其效应。

Ⅲ型 PDEI 用于低灌注伴或不伴有淤血,使用最佳剂量的利尿药和扩血管剂无效时应用。

当患者在使用β受体阻滞剂时,和/或对多巴酚丁胺没有足够的反应时,Ⅲ型 PDEIs 可能优于多巴酚丁胺。

由于其过度的外周扩血管效应可引起的低血压,静脉推注较静脉滴注时更常见。有关

PDEI 治疗对 AHF 患者的远期疗效目前数据尚不充分,但人们已提高了对其安全性的重视,特别是在缺血性心脏病心衰患者。

5)左西孟旦:这是一种钙增敏剂,通过结合于心肌细胞上的肌钙蛋白 C 促进心肌收缩,还通过介导 ATP 敏感的钾通道而发挥血管舒张作用和轻度抑制磷酸二酯酶的效应。其正性肌力作用独立于 β 肾上腺素能刺激,可用于正接受 β 受体阻滞剂治疗的患者。左西孟旦的乙酰化代谢产物,仍然具有药理活性,半衰期约 80 小时,停药后作用可持续 48 小时。

临床研究表明,急性心衰患者应用本药静脉滴注可明显增加 CO 和每搏输出量,降低 PCWP、全身血管阻力和肺血管阻力;冠心病患者不会增加病死率。用法:首剂 12~24 μg/kg 静脉注射(>10 分钟),继以 0.1 μg/(kg·min)静脉滴注,可酌情减半或加倍。对于收缩压<13.3 kPa(100 mmHg)的患者,不需要负荷剂量,可直接用维持剂量,以防止发生低血压。

在比较左西孟旦和多巴酚丁胺的随机对照试验中,已显示左西孟旦能改善呼吸困难和疲劳等症状,并产生很好的结果。不同于多巴酚丁胺的是,当联合使用 β 受体阻滞剂时,左西孟旦的血流动力学效应不会减弱,甚至会更强。

在大剂量使用左西孟旦静脉滴注时,可能会出现心动过速、低血压,对收缩压<11.3 kPa(85 mmHg)的患者不推荐使用。在与其他安慰剂或多巴酚丁胺比较的对照试验中显示,左西孟旦并没有增加恶性心律失常的发生率。

3.非药物治疗

(1)IABP:临床研究表明,这是一种有效改善心肌灌注同时又降低心肌耗氧量和增加 CO 的治疗手段。

IABP 的适应证:①急性心肌梗死或严重心肌缺血并发心源性休克,且不能由药物治疗纠正;②伴血流动力学障碍的严重冠心病(如急性心肌梗死伴机械并发症);③心肌缺血伴顽固性肺水肿。

IABP 的禁忌证:①存在严重的外周血管疾病;②主动脉瘤;③主动脉瓣关闭不全;④活动性出血或其他抗凝禁忌证;⑤严重血小板缺乏。

(2)机械通气。急性心衰者行机械通气的指征:①出现心跳呼吸骤停而进行心肺复苏时;②合并Ⅰ型或Ⅱ型呼吸衰竭。机械通气的方式有下列两种。

1)无创呼吸机辅助通气:这是一种无须气管插管、经口/鼻面罩给患者供氧、由患者自主呼吸触发的机械通气治疗。分为持续气道正压通气(CPAP)和双相间歇气道正压通气(BiPAP)两种模式。

作用机制:通过气道正压通气可改善患者的通气状况,减轻肺水肿,纠正缺氧和 CO_2 潴留,从而缓解Ⅰ型或Ⅱ型呼吸衰竭。

适用对象:Ⅰ型或Ⅱ型呼吸衰竭患者经常规吸氧和药物治疗仍不能纠正时应及早应用。主要用于呼吸频率≤25 次/分、能配合呼吸机通气的早期呼吸衰竭患者。在下列情况下应用受限:不能耐受和合作的患者、有严重认知障碍和焦虑的患者、呼吸急促(频率>25 次/分)、呼吸微弱和呼吸道分泌物多的患者。

2)气道插管和人工机械通气:应用指征为心肺复苏时、严重呼吸衰竭经常规治疗不能改善者,尤其是出现明显的呼吸性和代谢性酸中毒并影响到意识状态的患者。

(3)血液净化治疗要点如下。

1)机制:此法不仅可维持水、电解质和酸碱平衡,稳定内环境,还可清除尿毒症毒素(肌酐、尿素、尿酸等)、细胞因子、炎症介质及心脏抑制因子等。治疗中的物质交换可通过血液滤过(超滤)、血液透析、连续血液净化和血液灌流等来完成。

2)适应证:本法对急性心衰有益,但并非常规应用的手段。出现下列情况之一时可以考虑采用:①高容量负荷如肺水肿或严重的外周组织水肿,且对袢利尿药和噻嗪类利尿药抵抗;②低钠血症(血钠＜110 mmol/L)且有相应的临床症状,如神志障碍、肌张力减退、腱反射减弱或消失、呕吐及肺水肿等,在上述两种情况应用单纯血液滤过即可;③肾功能进行性减退,血肌酐＞500 μmol/L或符合急性血液透析指征的其他情况。

3)不良反应和处理:建立体外循环的血液净化均存在与体外循环相关的不良反应,如生物不相容、出血、凝血、血管通路相关并发症、感染、机器相关并发症等。应避免出现新的内环境紊乱,连续血液净化治疗时应注意热量及蛋白的丢失。

(4)心室机械辅助装置:急性心衰经常规药物治疗无明显改善时,有条件的可应用此种技术。此类装置有体外膜式氧合(ECMO)、心室辅助泵(如可置入式电动左心辅助泵、全人工心脏)。根据急性心衰的不同类型,可选择应用心室辅助装置,在积极纠治基础心脏病的前提下,短期辅助心脏功能,可作为心脏移植或心肺移植的过渡。ECMO可以部分或全部代替心肺功能。临床研究表明,短期循环呼吸支持(如应用ECMO)可以明显改善预后。

(崔　磊)

第二节　急性右心衰竭

急性右心功能不全又称急性右心衰竭,它是由于某些原因使患者的心脏在短时间内发生急性功能障碍,同时其代偿功能不能满足实际需要而导致的以急性右心排血量减低和体循环淤血为主要表现的临床综合征。该病很少单独出现,多见于急性大面积肺栓塞、急性右心室心肌梗死等,或继发于急性左心衰竭及慢性右心功能不全者由于各种诱因病情加重所致。因临床较为多见,若处理不及时也可威胁生命,故需引起临床医师特别是心血管病专科医师的足够重视。

一、病因

(一)急性肺栓塞

在急性右心功能不全的病因中,急性肺栓塞占有十分重要的地位。患者由于下肢静脉曲张、长时间卧床、机体高凝状态及手术、创伤、肿瘤甚至矛盾性栓塞等原因,使右心或周围静脉系统内栓子(矛盾性栓塞除外)脱落,回心后突然阻塞主肺动脉或左右肺动脉主干,造成肺循环阻力急剧升高,心排血量显著降低,引起右心室迅速扩张,一般认为栓塞造成肺血流减少＞50%时临床上即可发生急性右心衰竭。

(二)急性右心室心肌梗死

在急性心肌梗死累及右心室时,可造成右心排血量下降,右心室充盈压升高,容量负荷增大。上述变化发生迅速,右心室尚无代偿能力,易出现急性右心衰竭。

(三)特发性肺动脉高压

特发性肺动脉高压的基本病变是致丛性肺动脉病,即由动脉中层肥厚、细胞性内膜增生、向心性板层性内膜纤维化、扩张性病变、类纤维素坏死和丛样病变形成等构成的疾病,迄今其病因不明。该病存在广泛的肺肌型动脉和细动脉管腔狭窄和阻塞,导致肺循环阻力明显增加,可超过正常的 12～18 倍,由于右心室后负荷增加,右心室肥厚和扩张,当心室代偿功能低下时,右心室舒张末期压和右心房压明显升高,心排血量逐渐下降,病情加重时即可出现急性右心功能不全。

(四)慢性肺源性心脏病急性加重

慢性阻塞性肺疾病(COPD)由于低氧性肺血管收缩、继发性红细胞增多、肺血管慢性炎症重构及血管床的破坏等原因可造成肺动脉高压,加重右心室后负荷,造成右心室肥大及扩张,形成肺源性心脏病。当存在感染、右心室容量负荷过重等诱因时,即可出现急性右心功能不全。

(五)瓣膜性心脏病

肺动脉瓣狭窄等造成右心室流出道受阻的疾病可增加右心室收缩阻力;三尖瓣大量反流增加右心室前负荷并造成体循环淤血;二尖瓣或主动脉病变使肺静脉压增高,间接增加肺血管阻力,加重右心后负荷。上述原因均可导致右心功能不全,严重时出现急性右心衰竭。

(六)继发于左心系统疾病

如冠心病急性心肌梗死、扩张型心肌病、急性心肌炎等这些疾病由于左心室收缩功能障碍,造成不同程度的肺淤血,使肺静脉压升高,晚期可引起不同程度的肺动脉高压,形成急性右心功能不全。

(七)心脏移植术后急性右心衰竭

急性右心衰竭是当前困扰心脏移植手术的一大难题。据报道,移植术前肺动脉高压是移植的高危因素,因此术前需常规经 Swan-Ganz 导管测定血流动力学参数。肺血管阻力＞4 wu $[32×10^3 (Pa·s)/L]$,肺血管阻力指数＞6 wu/m^2 $[48×10^3 (Pa·s)/(L·m^2)]$,肺动脉峰压值＞8.0 kPa(60 mmHg)或跨肺压力差＞2.0 kPa(15 mmHg)均是肯定的高危人群,而有不可逆肺血管阻力升高者其术后病死率较可逆者高4倍。术前正常的肺血管阻力并不绝对预示术后不发生右心衰竭。因为离体心脏的损伤,体外循环对心肌、肺血管的影响等,也可引起植入心脏不适应绝对或相对的肺动脉高压、肺血管高阻力而发生右心衰竭。右心衰竭所致心腔扩大,心肌缺血、肺循环血量减少及向左偏移的室间隔等又能干扰左心回血,从而诱发全心衰竭。

二、病理生理

正常肺循环包括右心室、肺动脉、毛细血管及肺静脉,其主要功能是进行气体交换,血流动力学有以下 4 个特点:第一,压力低,肺动脉压力约为正常主动脉压力的 1/7～1/10;第二,阻力小,正常人肺血管阻力为体循环阻力的 1/5～1/10;第三,流速快,肺脏接受心脏搏出的全部血液,但其流程远较体循环为短,故流速快;第四,容量大,肺血管床面积大,可容纳 900 mL 血液,约占全血量的 9%。由于肺血管有适应其生理需要的不同于体循环的自身特点,所以其血管的组织结构功能也与体循环血管不同。此外,右心室室壁较薄,心腔较小,心室顺应性良好,其解剖结构特点有利于右心室射血,适应高容量及低压力的肺循环系统,却不耐受高压力。同时右心室与左心室拥有共同的室间隔和心包,其过度扩张会改变室间隔的位置及心腔构形,影响左心室的容积和压力,从而使左心室回心血量及射血能力发生变化,因此左、右心室在功能上是相互依赖的。

当各种原因造成体循环重度淤血,右心室前/后负荷迅速增加,或原有的异常负荷在某种诱因下突然加重,及右心室急性缺血功能障碍时,均可出现急性右心功能不全。临床常见如前负荷增加的急性水钠潴留、三尖瓣大量反流,后负荷增加的急性肺栓塞、慢性肺动脉高压急性加重,急性左心衰致肺循环阻力明显升高,及右心功能受损的急性右心室心肌梗死等。急性右心衰竭发生时肺毛细血管楔压和左心房压可正常或升高,多数出现右心室肥厚和扩张,当超出心室代偿功能时(右心室心肌梗死则为右心室本身功能下降),右心室舒张末期压和右心房压明显升高,表现为体循环淤血的体征,扩大的右心室还可压迫左心室造成心排血量逐渐下降,重症患者常低于正常的 50% 以下,同时体循环血压下降,收缩压常降至 12.0 kPa(90 mmHg)或更低,脉压变窄,组织灌注不良,甚至会出现周围性发绀。对于心脏移植的患者,术前均存在严重的心衰,肺动脉压力可有一定程度的升高,受体心脏(尤其是右心室)已对其产生了部分代偿能力,而供体是一个完全正常的心脏,当开始工作时右心室对增加的后负荷无任何适应性,加之离体心脏的损伤,体外循环对心肌、肺血管的影响等,也可引起植入心脏不适应绝对或相对的肺动脉高压、肺血管高阻力而发生右心衰。

三、临床表现

(一)症状

1.胸闷气短,活动耐量下降

可由于肺通气/血流比例失调,低氧血症造成,多见于急性肺栓塞、肺心病等。

2.上腹部胀痛

上腹部胀痛是右心衰竭较早的症状。常伴有食欲缺乏、恶心、呕吐,此多由于肝、脾及胃肠道淤血所引起,腹痛严重时可被误诊为急腹症。

3.周围性水肿

右心衰竭早期,由于体内先有钠、水潴留,故在水肿出现前先有体重的增加,随后可出现双下肢、会阴及腰骶部等下垂部位的凹陷性水肿,重症者可波及全身。

4.胸腔积液

急性右心衰竭时,由于静脉压的急剧升高,常出现胸腔积液及腹水,一般为漏出液。胸腔积液可同时见于左、右两侧胸腔,但以右侧较多,其原因不甚明了。由于壁层胸膜静脉回流至腔静脉,脏层胸膜静脉回流至肺静脉,因而胸腔积液多见于全心衰竭者。腹水大多发生于晚期,由于心源性肝硬化所致。

5.发绀

右心衰竭者可有不同程度的发绀,最早见于指端、口唇和耳郭,较左心衰竭者为明显。其原因除血液中血红蛋白在肺部氧合不全外,常因血流缓慢,组织从毛细血管中摄取较多的氧而使血液中还原血红蛋白增加有关(周围型发绀)。严重贫血者发绀可不明显。

6.神经系统症状

可有神经过敏、失眠、嗜睡等症状,重者可发生精神错乱。此可能由于脑出血、缺氧或电解质紊乱等原因引起。

7.不同原发病各自的症状

如急性肺栓塞可有呼吸困难、胸痛、咯血、血压下降,右心室心肌梗死可有胸痛,慢性肺心病可有咳嗽、咳痰、发热,瓣膜病可有活动耐力下降等。

(二)体征

1.皮肤及巩膜黄染

长期慢性肝淤血缺氧,可引起肝细胞变性、坏死、最终发展为心源性肝硬化,肝功能呈现不正常,胆红素异常升高并出现黄疸。

2.颈静脉怒张

颈静脉怒张是右心衰竭的一个较明显征象。其出现常较皮下水肿或肝大为早,同时可见舌下、手臂等浅表静脉异常充盈,压迫充血肿大的肝脏时,颈静脉怒张更加明显,此称肝-颈静脉回流征阳性。

3.心脏体征

主要为原有心脏病表现,由于右心衰竭常继发于左心衰竭,因而左、右心均可扩大。右心室扩大引起三尖瓣关闭不全时,在三尖瓣听诊可听到吹风性收缩期杂音,剑突下可有收缩期抬举性搏动。在肺动脉压升高时可出现肺动脉瓣区第二心音增强及分裂,有响亮收缩期喷射性杂音伴震颤,可有舒张期杂音,心前区可有奔马律,可有阵发性心动过速,心房扑动或颤动等心律失常。由左心衰竭引起的肺淤血症状和肺动脉瓣区第二心音亢进,可因右心衰竭的出现而减轻。

4.胸腔积液、腹水

可有单侧或双侧下肺呼吸音减低,叩诊呈浊音;腹水征可为阳性。

5.肝大、脾大

肝大、质硬并有压痛。若有三尖瓣关闭不全并存,触诊肝脏可感到有扩张性搏动。

6.外周水肿

由于体内钠、水潴留,可于下垂部位如双下肢、会阴及腰骶部等出现凹陷性水肿。

7.发绀

慢性右心功能不全急性加重时常因基础病的不同存在发绀,甚至可有杵状指。

四、实验室检查

(一)血常规

缺乏特异性。长期缺氧者可有红细胞数、血红蛋白含量的升高,白细胞计数可正常或增高。

(二)血生化

血清丙氨酸氨基转移酶及胆红素常升高,乳酸脱氢酶、肌酸激酶亦可增高,常伴有低蛋白血症、电解质紊乱等。

(三)凝血指标

血液多处于高凝状态,国际标准化比值(INR)可正常或缩短,急性肺栓塞时 D-二聚体明显升高。

(四)血气分析

动脉血氧分压、氧饱和度多降低,二氧化碳分压在急性肺栓塞时降低,在肺心病、先天性心脏病时可升高。

五、辅助检查

(一)心电图检查

多显示右心房、室的增大或肥厚。此外还可见肺型 P 波、电轴右偏、右束支传导阻滞和Ⅱ、Ⅲ、aVF 及右胸前导联 ST-T 改变。急性肺栓塞时心电图变化由急性右心室扩张所致,常示电轴显著右偏,极度顺钟向转位。Ⅰ导联 S 波深、ST 段呈 J 点压低,Ⅲ导联 Q 波显著和 T 波倒置,呈 $S_IQ_{III}T_{III}$ 波形。aVF 和Ⅲ导联相似,aVR 导联 R 波常增高,右胸导联 R 波增高、T 波倒置。可出现房性或室性心律失常。急性右心室心肌梗死时右胸导联可有 ST 段抬高。

(二)胸部 X 线检查

急性右心功能不全 X 线表现的特异性不强,可具有各自基础病的特征。肺动脉高压时可有肺动脉段突出(>3 mm),右下肺动脉横径增宽(>15 mm),肺门动脉扩张与外围纹理纤细形成鲜明的对比或呈"残根状";右心房、右心室扩大,心胸比率增加,右心回流障碍致奇静脉和上腔静脉扩张。肺栓塞在起病 12~36 小时后肺部可出现肺下叶卵圆形或三角形浸润阴影,底部常与胸膜相连;也可有肋膈角模糊或胸腔积液阴影;膈肌提升及呼吸幅度减弱。

(三)超声心动图检查

急性右心功能不全时,UCG 检查可发现右心室收缩期和舒张期超负荷,表现为右心室壁增厚及运动异常,右心排血量减少,右心室增大(右心室舒张末面积/左心室舒张末面积比值>0.6),室间隔运动障碍,三尖瓣反流和肺动脉高压。常见的肺动脉高压征象:右心室肥厚和扩大,中心肺动脉扩张,肺动脉壁顺应性随压力的增加而下降,三尖瓣和肺动脉瓣反流。右心室心肌梗死除右心室腔增大外,常出现左心室后壁或下壁运动异常。心脏瓣膜病或扩张型心肌病引起慢性左心室扩张时,不能通过测定心室舒张面积比率评价右心室扩张程度。某些基础心脏病,如先心病、瓣膜病等心脏结构的异常,也可经超声心动图明确诊断。

(四)其他检查

肺部放射性核素通气/灌注扫描显示不匹配及肺血管增强 CT 对肺栓塞的诊断有指导意义。CT 检查亦可帮助鉴别心肌炎、心肌病、COPD 等疾病,是临床常用的检查方法。做选择性肺动脉造影可准确地了解栓塞所在部位和范围,但此检查属有创伤性,存在一定的危险,只宜在有条件的医院及考虑手术治疗的患者中做术前检查。

六、鉴别诊断

急性右心功能不全是一组较为常见的临床综合征,包括腹胀、肝大、脾大、胸腔积液、腹水、下肢水肿等。由于病因的不同,其主要表现存在一定的差异。除急性右心衰竭表现外,如突然发病、呼吸困难、窒息、心悸、发绀、剧烈胸痛、晕厥和休克,尤其是发生于长期卧床或手术后的患者,应考虑大块肺动脉栓塞引起急性肺源性心脏病的可能;如胸骨后呈压榨性或窒息性疼痛并放射至左肩、臂,一般无咯血,心电图有右心导联 ST-T 特征性改变,伴心肌酶学或特异性标志物的升高,应考虑急性右心室心肌梗死;如既往有慢性支气管炎、肺气肿病史,此次为各种诱因病情加重,应考虑慢性肺心病急性发作;如结合体格检查及超声心动图资料,发现有先天性心脏病或瓣膜病证据,应考虑为原有基础心脏病所致。限制型心肌病或缩窄性心包炎等疾病由于心室舒张功能下降或心室充盈受限,使得静脉回流障碍,在肺静脉压升高的同时体循环重度淤血,某些诱因下(如入量过多或出量不足)即出现肝大、脾大、下肢水肿等症状,也应与急性右心功能不全相鉴别。

七、治疗

(一)一般治疗

应卧床休息及吸氧,并严格限制入液量。若急性心肌梗死或肺栓塞剧烈胸痛时,可给予吗啡 3~5 mg 静脉推注或罂粟碱 30~60 mg 皮下或肌内注射以止痛及解痉。存在低蛋白血症时应静脉输入清蛋白治疗,同时注意纠正电解质及酸碱平衡紊乱。

(二)强心治疗

心力衰竭时应使用直接加强心肌收缩力的洋地黄类药物,如快速作用的去乙酰毛花苷注射液 0.4 mg 加入 5％的葡萄糖溶液 20 mL 中,缓慢静脉注射,必要时 2～4 小时再给 0.2～0.4 mg;同时可给予地高辛0.125～0.25 mg,每天 1 次治疗。

(三)抗休克治疗

出现心源性休克症状时可应用直接兴奋心脏 β-肾上腺素受体,增强心肌收缩力和心搏量的药物,如多巴胺 20～40 mg 加入 200 mL 5％葡萄糖溶液中静脉滴注,或 2～10 μg/(kg·min)以微量泵静脉维持输入,依血压情况逐渐调整剂量;也可用多巴酚丁胺 2.5～15 μg/(kg·min)微量泵静脉输入或滴注。

(四)利尿治疗

急性期多应用袢利尿药,如呋塞米 20～80 mg、布美他尼 1～3 mg、托拉塞米 20～60 mg 等静脉推注以减轻前负荷,并每天口服上述药物辅助利尿。同时可服用有醛固酮拮抗作用的保钾利尿药,如螺内酯 20 mg,每天 3 次,以加强利尿效果,减少电解质紊乱。症状稳定后可应用噻嗪类利尿药,如氢氯噻嗪 50～100 mg 与上述袢利尿药隔天交替口服,减少耐药性。

(五)扩血管治疗

应从小剂量起谨慎应用,以免引起低血压。若合并左心衰竭可应用硝普钠 6.25 μg/min 起微量泵静脉维持输入,依病情及血压数值逐渐调整剂量,起到同时扩张小动脉和静脉的作用,有效地减低心室前、后负荷;合并急性心肌梗死可应用硝酸甘油 5～10 μg/min 或硝酸异山梨酯 50～100 μg/min 静脉滴注或微量泵维持输入,以扩张静脉系统,降低心脏前负荷。口服硝酸酯类或 ACEI 类等药物也可根据病情适当加用,剂量依个体调整。

(六)保肝治疗

对于肝脏淤血肿大,肝功能异常伴黄疸或腹水的患者,可应用还原型谷胱甘肽 600 mg 加入 250 mL 5％葡萄糖溶液中每天 2 次静脉滴注,或多烯磷脂酰胆碱(易善复)465 mg(10 mL)加入 250 mL 5％葡萄糖溶液中每天 1～2 次静脉滴注,可同时静脉注射维生素 C 5～10 g,每天 1 次,并辅以口服葡醛内酯(肝太乐)、肌苷等药物,加强肝脏保护作用,逆传肝细胞损害。

(七)针对原发病的治疗

由于引起急性右心功能不全的原发疾病各不相同,治疗时需有一定的针对性。如急性肺栓塞应考虑 rt-PA 或尿激酶溶栓及抗凝治疗,必要时行急诊介入或外科手术;特发性肺动脉高压应考虑前列环素、内皮素-1 受体拮抗剂、磷酸二酯酶抑制剂、一氧化氮吸入等针对性降低肺动脉压及扩血管治疗;急性右心室心肌梗死应考虑急诊介入或 rt-PA、尿激酶溶栓治疗;慢性肺源性心脏病急性发作应考虑抗感染及改善通气、稀释痰液等治疗;先心病、瓣膜性心脏病应考虑在心衰症状改善后进一步外科手术治疗;心脏移植患者,术前应严格评价血流的动力学参数,判断肺血管阻力及经扩血管治疗的可逆性,并要求术前肺血管处于最大限度的舒张状态,术后长时间应用血管活性药物,如前列环素等。

总之,随着诊断及治疗水平的提高,急性右心功能不全已在临床工作中得到广泛认识,且治疗效果明显改善,对患者整体病情的控制起到了一定的帮助。

(付广涛)

第三节 舒张性心力衰竭

心力衰竭是一个包括多种病因和发病机制的临床综合征。其中,舒张性心力衰竭(DHF)是近 20 年才得到研究和认识的一类心力衰竭。其主要特点是有典型的心力衰竭的临床症状、体征和实验室检查证据(如胸部 X 线检查肺淤血表现),而超声心动图等影像检查显示左心室射血分数(LVEF)正常,并除外了瓣膜病和单纯右心衰。研究发现,DHF 患者约占所有心衰患者的50%。与收缩性心力衰竭(SHF)比较,DHF 有更长的生存期,而且两者的治疗措施不尽相同。

一、病因特点

DHF 通常发生于年龄较大的患者,女性比男性发病率和患病率更高。最常发生于高血压患者,特别是有严重心肌肥厚的患者。冠心病也是常见病因,特别是由一过性缺血发作造成的可逆性损伤及急性心肌梗死早期,心肌顺应性急剧下降,左心室舒张功能损害。DHF 还见于肥厚型心肌病、糖尿病性心肌病、心内膜弹力纤维增生症、浸润型心肌病(如心肌淀粉样变性)等。DHF急性发生常由血压短期内急性升高和快速心率的心房颤动发作引起。DHF 与 SHF 可以合并存在,这种情况见于冠心病心衰,既可以因心肌梗死造成的心肌丧失或急性缺血发作导致心肌收缩力急剧下降而致 SHF,也可以由非扩张性的纤维瘢痕替代了正常的可舒张心肌组织,心室的顺应性下降而引起 DHF。长期慢性 DHF 的患者,如同 SHF 患者一样,逐渐出现劳动耐力、生活质量下降。瓣膜性心脏病同样会引起左心室舒张功能异常,特别是在瓣膜病的早期,表现为舒张时间延长,心肌僵硬度增加,甚至换瓣术后的部分患者,舒张功能不全也会持续数年之久,即使此刻患者的收缩功能正常。通常所说的 DHF 是不包括瓣膜性心脏病等的单纯 DHF。

二、病理生理特点

心脏的舒张功能取决于心室肌的主动松弛和被动舒张的特性。被动舒张特性的异常通常是由心脏的质量增加和心肌内的胶原网络变化共同导致的,心肌主动松弛性的异常与各种原因造成的细胞内钙离子调节异常有关。其结果是心肌的顺应性下降,左心室充盈时间变化,左心室舒张末压增加,表现为左心室舒张末压力与容量的关系曲线变得更加陡直。在这种情况下,中心血容量、静脉张力或心房僵硬度的轻度增加,或它们共同增加即可导致左心房或肺静脉压力骤然增加,甚至引起急性肺水肿。

心率对舒张功能有明显影响,心率增快时心肌耗氧量增加,同时使冠状动脉灌注时间缩短,即使在没有冠心病的情况下,也可引起缺血性舒张功能不全。心率过快时舒张期缩短,使心肌松弛不完全,心室充盈压升高,产生舒张功能不全。

舒张功能不全时的血流动力学改变和代偿机制:舒张功能不全时舒张中晚期左心室内压力升高,左心室充盈受限,虽然射血分数正常,但每搏输出量降低,心排血量减少。左心房代偿性收缩增强,以增加左心室充盈。长期代偿结果是左心房内压力增加,左心房逐渐扩大,到一定程度时发生心房颤动。在前、后负荷突然增加,急性应激,快速房颤等使左心室充盈压突然升高时,发生急性失代偿心力衰竭,出现急性肺淤血、水肿,表现出急性心力衰竭的症状和体征。

舒张功能不全的患者,不论有无严重的心力衰竭临床表现,其劳动耐力均是下降的,主要有两个原因:一是左心室舒张压和肺静脉压升高,导致肺的顺应性下降,这可引起呼吸做功增加或呼吸困难的症状;二是运动时心排血量不能充分代偿性增加,结果导致下肢和辅助呼吸肌的显著乏力。这一机制解释了较低的运动耐力和肺毛细血管楔压(PCWP)变化之间的关系。

三、临床表现

舒张性心力衰竭的临床表现与收缩性心力衰竭近似,主要为肺循环淤血和体循环淤血的症状和体征,如劳动耐力下降,劳力性呼吸困难,夜间阵发性呼吸困难,颈静脉怒张,淤血性肝大和下肢水肿等。X线胸片可显示肺淤血,甚至肺水肿的改变。超声心动图显示 LVEF>50% 和左心室舒张功能减低的证据。

四、诊断

对于有典型的心力衰竭的临床表现,而超声心动图显示左心室射血分数正常(LVEF>50%)或近乎正常(LVEF 40%～50%)的患者,在除外了瓣膜性心脏病、各种先天性心脏病、各种原因的肺心病、高动力状态的心力衰竭(严重贫血、甲状腺功能亢进、动静脉瘘等)、心脏肿瘤、心包缩窄或压塞等疾病后,可初步诊断为舒张性心力衰竭,并在进一步检查获得左心室舒张功能不全的证据后,确定舒张性心力衰竭的诊断。

超声心动图在心力衰竭的诊断中起着重要的作用,因为物理检查、心电图、X线胸片等都不能够提供用于鉴别收缩或舒张功能不全的证据。超声心动图所测的左心室射血分数正常(LVEF>50%)或近乎正常(LVEF 40%～50%)是诊断 DHF 的必需条件。超声心动图能够简便、快速地用于鉴别诊断,如明确是否有急性二尖瓣、主动脉瓣反流或缩窄性心包炎等。

多普勒超声能够测量心内的血流速度,这有助于评价心脏的舒张功能。在正常窦性心律条件下,穿过二尖瓣的血流频谱从左心房到左心室有两个波形,E 波反映左心室舒张早期充盈;A 波反映舒张晚期心房的收缩。因为跨二尖瓣的血流速度有赖于二尖瓣的跨瓣压差,E 波的速率受到左心室早期舒张和左心房压力的影响。而且,研究发现,仅在轻度舒张功能不全时可以看出 E/A<1,一旦患者的舒张功能达到中度或严重损害,则由于左心房压的显著升高,其超声的表现仍为 E/A>1,近似于正常的图像。由此也可以看出,二尖瓣标准的血流模式对容量状态(特别是左心房压)极度敏感,但是这一速率的变化图像还是能够部分反映左心室的舒张功能(特别是在轻度左心室舒张功能减低时)。其他评价舒张功能的无创检测方法有:多普勒超声评价由肺静脉到左心房的血流状态,组织多普勒显像能够直接测定心肌长度的变化速率。而对于缺血性心脏病患者,心导管技术则可以反映左心室充盈压的增高,在实际应用中,更适合于由心绞痛发作诱发的心力衰竭患者的评价。

DHF 的诊断标准目前还不完全统一。美国心脏病学会和美国心脏病协会(ACC/AHA)建议的诊断标准是:有典型的心力衰竭症状和体征,同时超声心动图显示患者没有心脏瓣膜异常,左心室射血分数正常。欧洲心脏病学会建议 DHF 的诊断应当符合下面 3 个条件:①有心力衰竭的证据;②左心室收缩功能正常或轻度异常;③左心室松弛、充盈、舒张性或舒张僵硬度异常的证据。欧洲心力衰竭工作组和ACC/AHA使用的术语"舒张性心力衰竭"有别于广义的"有正常射血分数的心力衰竭",后者包括了急性二尖瓣反流和其他原因的循环充血状态。

在实际工作中,临床医师诊断 DHF 时常常面临挑战。主要是要取得心力衰竭的临床证据,其中,胸片在肺水肿的诊断中有很高的价值。血浆 BNP 和 NT-proBNP 的检测也有重要诊断价值,心源性呼吸困难患者的血浆 BNP 水平升高,尽管有资料显示,DHF 患者的 BNP 水平增加不如 SHF 患者的增加显著。

五、治疗

DHF 的治疗目的同其他各种心力衰竭,即缓解心力衰竭的症状,减少住院次数,增加运动耐量,改善生活质量和预后。治疗措施也同其他心力衰竭,包括三方面的内容:①对症治疗,缓解肺循环和体循环淤血的症状和体征。②针对病因和诱因的治疗,即积极治疗导致 DHF 的危险因素或原发病,如高血压、左心室肥厚、冠心病、心肌缺血、糖尿病及心动过速等,对阻止或延缓 DHF 的进展至关重要。③针对病理生理机制的治疗。在具体的治疗方法上 DHF 有其自己的特点。

(一)急性期治疗

在急性肺水肿时,可以给予氧疗(鼻导管或面罩吸氧)、吗啡、静脉用利尿药和硝酸甘油。需要注意的是,对于 DHF 患者过度利尿可能会导致严重的低血压,因为 DHF 时左心室舒张压与容量的关系呈一个陡直的曲线。如果有严重的高血压,则有必要使用硝普钠等血管活性药物。如果有缺血发作,则使用硝酸甘油和相关的药物治疗。心动过速能够导致心肌耗氧量增加和降低冠状动脉的灌注时间,容易导致心肌缺血,即使在非冠心病患者;还可因缩短了舒张时间而使左心室的充盈受损,所以,在舒张功能不全的患者,快心室率的心房颤动常常会导致肺水肿和低血压,在一些病例中需要进行紧急心脏电复律。预防心动过速的发生或降低患者的心率,可以积极应用 β 受体阻滞剂(如比索洛尔、美托洛尔和卡维地洛)或非二氢吡啶类钙通道阻滞剂(如地尔硫草),剂量依据患者的心率和血压调整,这点与 SHF 时不同,因为 SHF 时 β 受体阻滞剂要谨慎应用、逐渐加量,并禁用非二氢吡啶类钙通道阻滞药。对大多数 DHF 患者,无论在急性期与慢性期都不能从正性肌力药物治疗中获益。重组人脑钠尿肽(rh-BNP)是近年来用于治疗急性心力衰竭疗效显著的药物,它具有排钠利尿和扩展血管的作用,对那些急性发作或加重的 SHF 的临床应用收到了肯定的疗效。但对 DHF 的临床研究尚不多。从药理作用上看,它有促进心肌早期舒张的作用,加上排钠利尿、减轻肺淤血的作用,对 DHF 的急性发作可收到显著效果。

(二)长期药物治疗

1.血管紧张素转化酶抑制剂(ACEI)和血管紧张素 II 受体阻断药(ARB)

ACEI 和 ARB 不但可降低血压,而且对心肌局部的 RAAS 也有直接的作用,可减轻左心室肥厚,改善心肌松弛性。非常适合用于治疗高血压合并的 DHF,在血压降低程度相同时,ACEI 和 ARB 减轻心肌肥厚的程度优于其他抗高血压药物。

2.β 受体阻滞剂

β 受体阻滞剂具有降低心率和负性肌力作用。对左心室舒张功能障碍可能有益的机制:①降低心率可使舒张期延长,改善左心室充盈,增加舒张期末容积。②负性肌力作用可降低耗氧量,改善心肌缺血及心肌活动的异常非均一性。③抑制交感神经的血管收缩作用,降低心脏后负荷,也可改善冠状动脉的灌注。④能阻止通过儿茶酚胺引起的心肌损害和灶性坏死。已有研究证明,此类药物可使左心室容积-压力曲线下移,具有改善左心室舒张功能的作用。

目前认为,β 受体阻滞剂对改善舒张功能最主要的作用来自减慢心率和延长舒张期。在具体应用时可以根据患者的具体情况选择较大的初始剂量和较快地增加剂量。这与 SHF 有明显的不同。在 SHF 患者,β-受体阻断药的机制是长期应用后上调 β-受体,改善心肌重塑,应从小剂量开始,剂量调整常需要 2～4 周。应用 β 受体阻滞剂时一般将基础心率维持在 60～70 次/分。

3.钙通道阻滞药

可减低细胞质内钙浓度,改善心肌的舒张和舒张期充盈,并能减轻后负荷和心肌肥厚,在扩张血管降低血压的同时可改善心肌缺血,维拉帕米和地尔硫䓬等还可通过减慢心率而改善心肌的舒张功能。因此在 DHF 的治疗中,钙通道阻滞药发挥着重要的作用。这与 SHF 不同,由于钙通道阻滞药有一定程度的负性肌力作用而不宜应用于 SHF 的治疗。

4.利尿药

通过利尿能减轻水钠潴留,减少循环血量,降低肺及体循环静脉压力,改善心力衰竭症状。当舒张性心力衰竭为代偿期时,左心房及肺静脉压增高虽为舒张功能障碍的结果,但同时也是其重要的代偿机制,可以缓解因心室舒张期充盈不足所致的舒张期末容积不足和心排血量的减少,从而保证全身各组织的基本血液供应。如此时过量使用利尿药,可能加重已存在的舒张功能不全,使其由代偿转为失代偿。当 DHF 患者出现明显充血性心力衰竭的临床表现并发生肺水肿时,利尿药则可通过减少部分血容量使症状得以缓解。

5.血管扩张药

由于静脉血管扩张药能扩张静脉,使回心血量及左心室舒张期末容积减小,故对代偿期 DHF 可能进一步降低心排血量;而对容量负荷显著增加的失代偿期患者,可减轻肺循环、体循环压力,缓解充血症状。动脉血管扩张药能有效地降低心脏后负荷,对周围血管阻力增加的患者(如高血压心脏病)可能有效改善心室舒张功能,但对左心室流出道梗阻的肥厚型心肌病患者可能加重梗阻,使心排血量进一步减少。因此,扩张剂的应用应结合实际病情并慎重应用。

6.正性肌力药物

由于单纯 DHF 患者的左心室射血分数通常正常,因而正性肌力药物没有应用的指征,而且有使舒张性心功能不全恶化的危险,尤其是在老年急性失代偿 DHF 患者中。例如,洋地黄类药物通过抑制 Na^+-K^+-ATP酶,并通过 Na^+-Ca^{2+} 交换的机制增加细胞内钙离子浓度,在心脏收缩期增加能量需求,而在心脏舒张期增加钙负荷,可能会促进舒张功能不全的恶化。DIG 研究的数据也显示,在使用地高辛过程中,与心肌缺血及室性心律失常相关的终点事件增加。对于那些伴有快室率房颤的 DHF 患者,应用洋地黄是有指征也有益处的。因为可以通过控制心室率改善肺充血及心排血量。

7.抗心律失常药物

心律失常,特别是快速性心律失常对 DHF 患者的血流动力学常产生很大影响,故预防心律失常的发生对 DHF 患者有重要意义:①快速心律失常增加心肌氧耗,减少冠状动脉供血时间,从而可诱发心肌缺血,加重 DHF,在左心室肥厚者尤为重要;②舒张期缩短使心肌舒张不完全,导致舒张期心室内容量相对增加;③DHF患者,左心室舒张速度和心率呈相对平坦甚至负性关系,当心率增加时,舒张速度不增加甚至减慢,从而引起舒张末期压力增加。因此当 DHF 患者伴有心律失常时,应根据其不同的病因和病情特点来选用抗心律失常药物。

8.其他药物

抑制心肌收缩的药物如丙吡胺,具有较强的负性肌力作用,可用于左心室流出道梗阻的肥厚型心肌病。此药缩短射血时间,增加心排血量,降低左心室舒张期末压。多数患者长期服用此药有效。丙吡胺的另一个作用是抗心律失常,而严重肥厚型心肌病患者,尤其是静息时有流出道梗阻者,常有心律失常,此时用丙吡胺可达到一举两得的效果。

目前,我们尚无充分的随机临床试验来评价不同药物对 CHF 或其他心血管事件的疗效,也没有充分的证据说明某一单药或某一组药物比其他的优越。已经建议,将那些有生物学效应的药物用于 DHF 的治疗,治疗心动过速和心肌缺血,如 β 受体阻滞剂或非二氢吡啶类钙通道阻滞剂;逆转左心室重塑,如利尿药和血管紧张素转化酶抑制剂;减轻心肌纤维化,如螺内酯;阻断肾素-血管紧张素-醛固酮系统的药物能够产生这样一些生物学效应,还需要更多的资料来说明这些生物学效应能够降低心力衰竭的危险。

总之,在现阶段,对于 DHF 的发病机制、病理生理、直到诊断和治疗还需要有更多的临床试验和实验证据来不断完善。

（李世莹）

第四节 慢性收缩性心力衰竭

慢性收缩性心力衰竭传统称之为充血性心力衰竭,是指心脏由于收缩和舒张功能严重低下或负荷过重,使泵血明显减少,不能满足全身代谢需要而产生的临床综合征,出现动脉系统供血不足和静脉系统淤血甚至水肿,伴有神经内分泌系统激活的表现。心力衰竭根据其产生机制可分为收缩功能(心室泵血功能)衰竭和舒张功能(心室充盈功能)衰竭两大类,根据病变的解剖部位可分为左心衰竭、右心衰竭和全心衰竭,根据心排血量(CO)高低可分为低心排血量心力衰竭和高心排血量心力衰竭,根据发病情况可分为急性心力衰竭和慢性心力衰竭。临床上为了评价心力衰竭的程度和疗效,将心功能分为 4 级,即纽约心脏病协会(NYHA)心功能分级如下。

Ⅰ级:体力活动不受限制。日常活动不引起过度乏力、呼吸困难和心悸。

Ⅱ级:体力活动轻度受限。休息时无症状,日常活动即引起乏力、心悸、呼吸困难。

Ⅲ级:体力活动明显受限。休息时无症状,轻于日常活动即可引起上述症状。

Ⅳ级:体力活动完全受限。不能从事任何体力活动,休息时亦有症状,稍有体力活动即加重。

其中,心功能Ⅱ、Ⅲ、Ⅳ级临床上分别代表轻、中、重度心力衰竭,而心功能Ⅰ级可见于心脏疾病所致左心室收缩功能低下(LVEF≤40%)而临床无症状者,也可以是心功能完全正常的健康人。

一、左心衰竭

左心衰竭是指由于左心室心肌病变或负荷增加引起的心力衰竭。通常是由于大面积心肌急慢性损伤、缺血和/或梗死产生心室重塑致左心室进行性扩张伴收缩功能进行性(或急性)降低所致,临床以动脉系统供血不足和肺淤血甚至肺水肿为主要表现。心功能代偿时,症状较轻,可慢性起病,急性失代偿时症状明显加重,通常起病急骤,在有(或无)慢性心力衰竭基础上突发急性左心衰竭肺水肿。病理生理和血流动力学特点为每搏输出量(SV)和心排血量(CO)明显降低,肺毛细血管楔压(PCWP)或左心室舒张末压(LVEDP)异常升高[≥3.3 kPa(25 mmHg)],伴交感神经系统和肾素-血管紧张素-醛固酮系统(RAAS)为代表的神经内分泌系统的激活。高心排血量心力衰竭时 SV、CO 不降低。

（一）病因

（1）冠状动脉粥样硬化性心脏病（简称冠心病），大面积心肌缺血、梗死或顿抑，或反复多次小面积缺血、梗死或顿抑，或慢性心肌缺血冬眠时。

（2）高血压心脏病。

（3）中、晚期心肌病。

（4）重症心肌炎。

（5）中、重度心脏瓣膜病如主动脉瓣或（和）二尖瓣的狭窄或（和）关闭不全。

（6）中、大量心室或大动脉水平分流的先天性或后天性心脏病如室间隔缺损、破裂、穿孔、主肺动脉间隔缺损、动脉导管未闭（PDA）和主动脉窦瘤破裂。

（7）高动力性心脏病，如甲亢、贫血、脚气病和动静脉瘘。

（8）急性肾小球肾炎和输液过量等。

（9）大量心包积液心脏压塞时（属"极度"的舒张性心衰范畴）。

（10）严重肺动脉高压或合并急性肺栓塞，右心室压迫左心室致左心室充盈受阻时（也属"极度"舒张性心衰范畴）。

（二）临床表现

1.症状

呼吸困难是左心衰竭的主要症状，是由于肺淤血或肺水肿所致。程度由轻至重表现为：轻度时活动中气短乏力、不能平卧或平卧后咳嗽、咳白色泡沫痰，坐起可减轻或缓解；重度时夜间阵发性呼吸困难、端坐呼吸、心源性哮喘和急性肺水肿。急性肺水肿时多伴咳粉红色泡沫痰或咯血（二尖瓣狭窄时），易致低氧血症和 CO_2 潴留而并发呼衰，同时伴随心悸、头晕、嗜睡（CO_2 潴留时）或烦躁等体循环动脉供血不足的症状，严重时可发生休克、晕厥甚至猝死。

2.体征

轻中度时，高枕卧位。出汗多、面色苍白、呼吸增快、血压升高、心率增快（≥100 次/分）、心脏扩大，第一心音减弱，心尖部可闻及 S_3 奔马律，肺动脉瓣区第二心音亢进，若有瓣膜病变可闻及二尖瓣、主动脉瓣和三尖瓣区的收缩期或舒张期杂音。两肺底或满肺野可闻及细湿啰音或水泡音；吸气时明显，呼气时可伴哮鸣音（心源性哮喘时）。慢性左心衰竭患者可伴有单侧或双侧胸腔积液和双下肢水肿。脉细速，可有交替脉，严重缺氧时肢端可有发绀。严重急性失代偿左心衰竭时端坐呼吸、大汗淋漓、焦虑不安、呼吸急促（>30 次/分）；两肺满布粗湿啰音或水泡音（肺水肿时）伴口吐鼻喷粉红色泡沫痰，初起时常伴有哮鸣音，甚至有哮喘（心源性哮喘时）存在。血压升高或降低甚至休克，此时病情非常危重，只有紧急抢救才有望成功。稍有耽搁，患者就可能随时死亡。

（三）实验室检查

1.心电图（ECG）检查

窦性心动过速，可见二尖瓣 P 波、V_1 导联 P 波终末电势增大和左心室肥大劳损等反映左心房、左心室肥厚，扩大及与所患心脏病相应的变化；可有左、右束支阻滞和室内阻滞；急性、陈旧性梗死或心肌大面积严重缺血，及多种室性或室上性心律失常等表现。少数情况下，上述 ECG 表现可不特异。

2.X 线胸片检查

心影增大，心胸比例增加，左心房、左心室或全心扩大，尤其是肺淤血、间质性肺水肿（Kerley

B 线、叶间裂积液)和肺泡性肺水肿,是诊断左心衰竭的重要依据。慢性心衰时可有上、下腔静脉影增宽,及胸腔积液等表现。

3.超声多普勒心动图检查

可见左心房、室扩大或全心扩大,或有左心室室壁瘤存在;左心室整体或节段性收缩运动严重低下,左心室射血分数(LVEF)严重降低(≤40%);左心室壁厚度可变薄或增厚。有病因诊断价值;重度心衰时,反映 SV 的主动脉瓣区的血流频谱也降低;也可发现二尖瓣或主动脉瓣严重狭窄或反流,或在心室或大动脉水平的心内分流,或大量心包积液,或严重肺动脉高压巨大右心室压迫左心室等左心衰竭时的解剖和病理生理基础,对左心衰竭有重要的诊断和鉴别诊断价值。

4.血气分析

早期可有低氧血症伴呼吸性碱中毒(过度通气),后期可伴呼吸性酸中毒(CO_2 潴留)。血常规、生化全套和心肌酶学可有明显异常,或正常范围。

(四)诊断和鉴别诊断

依据临床症状、体征、结合 X 线胸片有典型肺淤血和肺水肿的征象伴心影增大及超声心动图左心室扩大(内径≥55 mm)和 LVEF 降低(<40%)典型改变,诊断慢性左心衰竭和急性左心衰肺水肿并不难;难的是对慢性左心衰竭的病因诊断,特别是对"扩张型"心肌病的病因诊断,需确定原发性、缺血性、高血压性、酒精性、围产期、心动过速性、药物性、应激性、心肌致密化不全和右心室致心律失常性心肌病等病因。通过结合病史、ECG、超声心动图、核素心肌显像、心脏 CT 和磁共振成像(MRI)等影像检查综合分析和判断,多能够鉴别。心内膜心肌活检对此帮助不大。同时,也可确定或除外"肥厚型"和"限制型"心肌病的诊断。

心源性哮喘与肺源性哮喘的鉴别十分重要,不可回避。根据肺内"水"与"气"的差别,可在肺部叩诊、X 线胸片和湿啰音"有或无"上充分显现,加上病史不同,可得以鉴别。

(五)治疗

急性左心衰竭通常起病急骤,病情危重而变化迅速,需给予紧急处理。治疗目标是迅速纠正低氧和异常血流动力学状态;消除肺淤血、肺水肿;增加 SV、CO,从而增加动脉系统供血。治疗原则为加压给纯氧,静脉给予吗啡、利尿、扩血管(包括连续舌下含服硝酸甘油 2~3 次)和强心。

经过急救处理,多数患者病情能迅速有效控制,并在半小时左右渐渐平稳,呼吸困难减轻,增快心率渐减慢,升高的血压缓缓降至正常范围,两肺湿啰音渐减少或消失,血气分析恢复正常范围,直到 30 分钟左右可排尿 500~1 000 mL。病情平稳后,治疗诱因,防止反弹,继续维持上述治疗并调整口服药(参照慢性左心衰竭的治疗方案),继续心电、血压和血氧饱和度监测,必要时选用抗生素预防肺部感染。最终应治疗基础心脏病。

慢性左心衰竭的治疗参见全心衰竭治疗。

二、右心衰竭

右心衰竭是由于右心室病变或负荷增加引起的心力衰竭。以肺动脉血流减少和体循环淤血或水肿为表现。大多数右心衰竭是由左侧心力衰竭发展而来,两者共同形成全心衰竭。其病理生理和血流动力学特点为右心室心排血量降低,右心室舒张末压或右心房压异常升高。

(一)病因

(1)各种原因的左心衰竭。

(2)急、慢性肺动脉栓塞。

（3）慢性支气管炎、肺气肿并发慢性肺源性心脏病。

（4）原发性肺动脉高压。

（5）先天性心脏病包括肺动脉狭窄（PS）、法洛四联症、三尖瓣下移畸形、房室间隔缺损和艾森门格综合征。

（6）右心室扩张型、肥厚型和限制型或闭塞型心肌病。

（7）右心室心肌梗死。

（8）三尖瓣狭窄或关闭不全。

（9）大量心包积液。

（10）缩窄性心包炎。

（二）临床表现

1.症状

主要是由于体循环和腹部脏器淤血引起的症状，如食欲缺乏、恶心、呕吐、腹胀、腹泻、右上腹痛等，伴有心悸、气短、乏力等心脏病和原发病的症状。

2.体检

颈静脉充盈、怒张，肝大伴压痛、肝颈静脉反流征（＋）、双下肢或腰骶部水肿、腹水或胸腔积液，可有周围性发绀和黄疸。心率快、可闻及与原发病有关的心脏杂音，P_2 可亢进或降低（如肺动脉狭窄或法洛四联症），若不伴左心衰竭和慢性阻塞性肺疾病合并肺部感染时，通常两肺呼吸音清晰或无干、湿啰音。

（三）实验室检查

1.ECG 检查

显示 P 波高尖、电轴右偏、aVR 导联 R 波为主，V_1 导联 R/S＞1、右束支阻滞等右心房、室肥厚扩大及与所患心脏病相应的变化，可有多种形式的房、室性心律失常，传导阻滞和室内阻滞，可有 QRS 波群低电压。有肺气肿时可出现顺钟向转位。

2.胸部 X 线检查

显示右心房、室扩大和肺动脉段凸（有肺动脉高压时）或凹（如肺动脉狭窄或法洛四联症）等与所患心脏病相关的形态变化；可见上、下腔静脉增宽和胸腔积液征；若无左心衰竭存在，则无肺淤血或肺水肿征象。

3.超声多普勒心动图检查

可见右心房、室扩大或增厚，肺动脉增宽和高压，心内解剖异常，三尖瓣和肺动脉瓣狭窄或关闭不全及心包积液等与所患心脏病有关的解剖和病理生理的变化。

4.心导管检查

必要时做心导管检查，显示中心静脉压增高$[＞1.5\ kPa(15\ cmH_2O)]$。

（四）诊断与鉴别诊断

依据体循环淤血的临床表现，结合胸片肺血正常或减少伴右心房室影增大和超声心动图右心房室扩张或右心室肥厚伴或不伴肺动脉压升高的典型征象，诊断不难。病因诊断的鉴别需要结合临床和多种影像学检查综合判断而定。

（五）治疗

（1）右心衰竭的治疗关键是原发病和基础心脏病的治疗。

（2）抗心衰的治疗参见全心衰竭部分。

三、全心衰竭

全心衰竭是指左、右心力衰竭同时存在的心力衰竭,传统被称之为充血性心力衰竭。全心衰竭几乎都是由左心力衰竭缓慢发展而来,即先有左心衰竭,然后出现右心衰竭;也不除外极少数情况下是由于左、右心室病变同时或先后导致左、右心力衰竭并存之可能。一般来说,全心衰竭的病程多属慢性。其病理生理和血流动力学特点为左心室、右心室心排血量均降低、体、肺循环均淤血或水肿伴神经内分泌系统激活。

(一)病因

(1)同左心衰竭(参见左心衰竭)。

(2)不除外极少数情况下有右心衰竭的病因(参见右心衰竭)并存。

(二)临床表现

1.症状

先有左心衰竭的症状(见左心衰竭),随后逐渐出现右心衰竭的症状(见右心衰竭);由于右心衰竭时,右心排血量下降能减轻肺淤血或肺水肿,故左心衰竭症状可随右心衰竭症状的出现而减轻。

2.体检

既有左心衰竭的体征(见左心衰竭),又有右心衰竭的体征(见右心力衰竭)。全心衰竭时,由于右心衰竭存在,左心衰竭的体征可因肺淤血或水肿的减轻而减轻。

(三)检查

1.ECG 检查

显示反映左心房、左心室肥厚扩大为主或左右房室均肥厚扩大(见左、右心力衰竭)和所患心脏病的相应变化,及多种形式的房、室性心律失常,房室传导阻滞、束支阻滞和室内阻滞图形。可有 QRS 波群低电压。

2.胸部 X 线检查

心影普大或以左心房、左心室增大为主及与所患心脏病相关的形态变化;可见肺淤血、肺水肿(左心衰竭),上、下腔静脉增宽和胸腔积液(右心衰竭)。

3.超声多普勒心动图检查

可见左、右心房和心室均增大或以左心房、左心室扩大为主,左心室整体和节段收缩功能低下,LVEF 降低(<40%),并可显示与所患心肌、瓣膜和心包疾病相关的解剖和病理生理的特征性改变。

4.心导管检查(必要时)

肺毛细血管楔压(左心衰竭时)和中心静脉压(右心衰竭)均增高,分别 > 2.4 kPa (18 mmHg)和>1.5 kPa (15 cmH$_2$O)。

(四)诊断和鉴别诊断

同左、右心衰竭。

(五)治疗

和左心衰竭一样,全心衰竭治疗的基本目标是减轻或消除体、肺循环淤血或水肿,增加 SV 和 CO,改善心功能;最终目标不仅要改善症状,提高生活质量,而且要阻止心室重塑和心衰进展,提高生存率。这不仅需要改善心衰的血流动力学,而且也要阻断神经内分泌异常激活不良效应。治疗原则为利尿、扩血管、强心并使用神经内分泌阻滞药。治疗措施如下。

(1)去除心衰诱因。

(2)体力和精神休息。

(3)严格控制静脉和口服液体入量,适当(无需严格)限制钠盐摄入(应用利尿药者可放宽限制),低钠患者还应给予适量咸菜或直接补充氯化钠治疗纠正。

(4)急性失代偿时,给予呼吸机加压吸纯氧和静脉缓慢推注吗啡3 mg(必要时可重复1～2次)。

(5)利尿药:能减轻或消除体、肺循环淤血或水肿,同时可降低心脏前负荷,改善心功能。可选用噻嗪类如氢氯噻嗪25～50 mg,每天1次;袢利尿药,如呋塞米20～40 mg,每天1次;利尿效果不好者可选用布美他尼(丁尿胺)1～2 mg,每天1次,或托拉塞米(伊迈格)20～40 mg,每天1次;也可选择以上两种利尿药,每两天交替使用,待心力衰竭完全纠正后,可酌情减量并维持。利尿必须补钾,可给缓释钾1.0 g,每天2～3次,与传统保钾利尿药合用,如螺内酯20～40 mg,每天1次,或氨苯蝶啶25～50 mg,每天1次;也应注意低钠低氯血症的预防(不必过分严格限盐),利尿期间仍应严格控制入量直至心衰得到纠正时。螺内酯20～40 mg,每天1次,作为醛固酮拮抗剂,除有上述保钾作用外,更有拮抗肾素-血管紧张素-醛固酮系统(RAS)的心脏毒性和间质增生作用,能作为神经内分泌拮抗剂阻滞心室重塑,延缓心衰进展。RALES研究显示,螺内酯能使中重度心衰患者的病死率在血管紧张素转化酶抑制剂(ACEI)和β受体阻滞剂基础上再降低27%,因此,已成为心衰治疗的必用药。需特别注意的是,螺内酯若与ACEI合用时,潴钾作用较强,为预防高钾血症发生,口服补钾量应酌减或减半,并监测血钾水平和肾功能。螺内酯特有的不良反应是男性乳房发育症,伴有疼痛感,停药后可消失。

(6)血管扩张药:首选血管紧张素转化酶抑制剂(ACEI),除扩血管作用外,还能拮抗心衰时肾素-血管紧张素-醛固酮系统(RAS)激活的心脏毒性作用,从而延缓心室重塑和心衰的进展,降低了心衰患者的病死率27%,是慢性心力衰竭患者的首选用药,可选用卡托普利、依那普利、贝那普利、赖那普利和雷米普利等,从小剂量开始渐加至目标剂量,如卡托普利6.25～50.00 mg,每天3次;依那普利2.5～10.0 mg,每天2次。不良反应除降低血压外,还有剧烈咳嗽。若因咳嗽不能耐受时,可换用血管紧张素Ⅱ受体(AT$_1$)拮抗剂,如氯沙坦12.5～50.0 mg,每天2次,或缬沙坦40～160 mg,每天1次。若缺血性心衰有心肌缺血发作时,可加用硝酸酯类如亚硝酸异山梨酯10～20 mg,6小时1次,或单硝酸异山梨醇10～20 mg,每天2～3次;若合并高血压和脑卒中史可加用钙通道阻滞药如氨氯地平2.5～10.0 mg,每天1次。历史上使用的小动脉扩张剂,如肼屈嗪、α$_1$受体阻断药,如哌唑嗪不再用于治疗心衰。服药期间,应密切观察血压变化,并根据血压水平来调整用药剂量。

中、重度心力衰竭时可同时应用硝普钠或酚妥拉明或乌拉地尔静脉滴注(见左心衰竭),心衰好转后停用并酌情增加口服血管扩张药的用量。

(7)正性肌力药:轻度心力衰竭患者,可给予地高辛0.125～0.250 mg,每天1次,口服维持,对中、重度心力衰竭患者,可短期加用正性肌力药物,如静脉内给去乙酰毛花苷注射液、多巴酚丁胺、多巴胺和磷酸二酯酶抑制剂,如氨力农或米力农(见左心衰竭)等。

(8)β受体阻滞剂:能拮抗和阻断心衰时的交感神经系统异常激活的心脏毒性作用,从而延缓心室重塑和心衰的进展。大规模临床试验显示,β受体阻滞剂能使心衰患者的病死率降低35%～65%,故也是治疗心衰之必选,只是应在心力衰竭血流动力学异常得到纠正并稳定后使用,应从小剂量开始,渐渐(每周或每2周加量1次)加量至所能耐受的最大剂量,即目标剂量。可选用卡维地洛3.125～25.000 mg,每天2次,或美托洛尔6.25～50.00 mg,每天2次,或比索洛尔1.25～10.00 mg,每天1次。不良反应有低血压、窦性心动过缓、房室传导阻滞和心功能恶化,故用药期间应密切观察血压、心率、节律和病情变化。

（9）支气管解痉：对伴有支气管痉挛或喘鸣的患者，应用酚间羟异丙肾上腺素（喘啶）或氨茶碱 0.1 g，每天 3 次。

（10）经过上述治疗一段时间（1～2 周）后，临床效果不明显甚至出现恶化者，应按难治性心力衰竭处理。

四、难治性心力衰竭

严重的慢性心力衰竭患者，经上述常规利尿药、血管扩张药、血管紧张素转化酶抑制剂和正性肌力药物积极治疗后，心力衰竭症状和体征无明显改善甚至恶化，称为难治性心力衰竭。其血流动力学特征是严重的肺和体循环的淤血、水肿和 SV、CO 的降低。难治性心力衰竭的处理重点如下。

（一）纠治引起难治性心力衰竭的原因

（1）重新评价并确定引起心力衰竭的心脏病病因，给予纠治。如甲状腺功能亢进或减退、贫血、脚气病、先天性心脏病、瓣膜病、心内膜炎、风湿热等。可通过特殊的内科或外科治疗而得以纠治。

（2）重新评价并确定引起心力衰竭的病理生理机制，有针对性地治疗。如确定以收缩性心力衰竭抑或舒张性心力衰竭为主，前负荷过重抑或后负荷过重为主，有无严重心律失常等。

（3）寻找使心力衰竭加重或恶化的诱因，并加以纠治。如肺部感染、肺栓塞、泌尿道感染、电解质平衡失调、药物的不良反应等。

（4）重新评价已用的治疗措施到位与否，给予加强治疗。如洋地黄剂量是否不足或过量；积极利尿和过分限盐引起了低血钾、低血钠和低血氯使利尿更加困难；是否应用了抑制心肌的或使液体潴留的药物；是否患者饮水或入量过多或未按医嘱服药等。极个别患者出现高血钠高血氯，机制不明，可能还是摄入或补充氯化钠过多所导致。

（二）加强治疗措施

1.严格控制液体入量，并加强利尿

24 小时总入量宜控制在 $<$1 500 mL，尿量$>$1 500 mL，并使 24 小时出、入量呈负平衡（出$>$入）并维持3～5 天，将体内潴留的钠和水充分排出体外，以逐渐消除严重的肺水肿和组织水肿。每天出、入量负平衡的程度应依据临床和床旁 X 线胸片所示肺水肿的程度而定，间质性肺水肿应负 500～1 000 mL，肺泡性肺水肿应负 1 000～1 500 mL，极重度肺泡性肺水肿（大白肺）时 24 小时负平衡 1 500～2 000 mL 也不为过。经过 3～5 天的加强利尿治疗，临床上肺水肿或组织水肿均能明显地减轻或消失，以床旁 X 线胸片显示肺水肿渐渐减轻或消退的影像为治疗目标和评价标准。加强利尿期间，尿量多时应补钾，可给缓释钾1.0 g，每天 3 次，也可以 0.3％左右浓度静脉补钾；尤其特别注意低钠和低氯的预防（不必过分限盐）。若出现低钠（$<$130 mmol/L）和低氯（$<$90 mmol/L）血症，则利尿效果不好，可使心衰加重，故必须先给予纠正（3％NaCl 100 mL静脉内缓慢输注），再同时加强利尿，既要纠正低氯和低钠血症，又要排出体内潴留的水和钠。需要强调的是，严格控制液体总入量，比出多于入量的负平衡对于难治性心衰患者的心功能保护更重要。因为患者保持负 500 mL 液体平衡不变，若入量严格控制在 24 小时内$<$1 500 mL（出量$>$2 000 mL）和控制入量$>$3 000 mL（出量$>$3 500 mL）对心功能的容量负荷完全不同，前者可使心脏去前负荷减轻，而后者则会大大加重心脏前负荷。

2.给予合理足量的血管扩张药治疗

以静脉扩张剂（硝酸酯类）和动脉扩张剂（硝普钠、基因重组脑钠尿肽（BNP）、ACEI 和 α 受体阻断药(如酚妥拉明和乌拉地尔)联合应用并给予足量治疗[将血压控制在 $13.3\sim14.7/8.0\sim9.3$ kPa $(100\sim110/60\sim70$ mmHg)],才能充分降低心室前、后负荷,既能大大降低 PCWP 和 LVEDP,又能明显增加 SV 和 CO,达到最佳血流动力学效果。多数患者的心力衰竭会明显好转。

3.加用正性肌力药物

适用于左心室功能严重低下,上述治疗效果差的严重的心力衰竭患者。可使用多巴酚丁胺 $[5\sim10$ $\mu g/(kg\cdot min)]$+硝普钠$(10\sim50$ $\mu g/min)$或 α 受体阻断药酚妥拉明或乌拉地尔持续静脉滴注,通过正性肌力和降低外周阻力的作用能显著增加 SV 和 CO,同时降低 PCWP 和 LVEDP,明显改善心功能,使心力衰竭明显好转。对于尿量偏少(非低钠和低氯血症所致)或血压偏低[$\leqslant12.0/8.0$ kPa(90/60 mmHg)]的重症心力衰竭伴心源性休克患者,应改用多巴胺[$3\sim$ 15 $\mu g/(kg\cdot min)$]+小剂量硝普钠$(5\sim30$ $\mu g/min)$或 α 受体阻断药联合持续静脉滴注,除能改善心功能外,还可升压、增加肾血流量并改善组织灌注。

4.血流动力学监测指导治疗

适用上述积极治疗依然反应差的重症心力衰竭患者。依据 PCWP、CO 和外周阻力等重要血流动力学指标调整用药方案。若 PCWP 高[>2.4 kPa(18 mmHg)],应加强利尿并使用静脉扩张剂如硝酸酯类,降低左心室充盈压,减轻肺水肿;若 CO 低(<5.0 L/min)且外周阻力高 $(>1\,400$ dyn·$s/cm^5)$应用动脉扩张剂,如硝普钠、重组 BNP 或 α 受体阻断药(酚妥拉明或乌拉地尔),降低外周阻力,增加 CO,改善心功能;若 CO 低(<5.0 L/min),而外周阻力正常$(1\,000\sim$ $1\,200$ dyn·$s/cm^5)$,则应使用正性肌力药物,如多巴酚丁胺或多巴胺,增加心肌收缩力,增加 CO;若 PCWP 高,CO 低,外周阻力高和动脉血压低[<10.7 kPa(80 mmHg)],已是心源性休克时,则应在多巴胺升压和正性肌力作用的基础上,联合应用动、静脉血管扩张药和利尿药。必要时应考虑插入主动脉内球囊泵(IABP)给予循环支持。

5.纠正低钠、低氯血症

对于严重肺水肿或外周组织水肿而利尿效果不佳者,若是由于严重稀释性低钠血症(<130 mmol/L)和低氯血症(<90 mmol/L)所致,则应在补充氯化钠(每天 3 g 口服或严重时静脉内给予)的基础上应用大剂量的袢利尿药(呋塞米 $100\sim200$ mg,布美他尼 $1\sim3$ mg)静脉注射或静脉滴注,边纠正稀释性低钠、低氯血症,边加强利尿效果,可望排出过量水潴留,使心力衰竭改善。对出现少尿或无尿伴有急性肾衰竭,药物治疗难以见效者,可考虑用血液超滤或血液透析或腹膜透析治疗。

6.气管插管和呼吸机辅助呼吸

对严重肺水肿伴严重低氧血症[吸氧状态下 $PO_2<6.7$ kPa(50 mmHg)]和/或 CO_2 潴留[$PCO_2>6.7$ kPa(50 mmHg)],药物治疗不能纠正者,应尽早使用,既可纠正呼吸衰竭,又有利于肺水肿的治疗与消退。

7.纠正快速心律失常

对伴有快速心律失常如心房颤动、心房扑动心室率快者,可用胺碘酮治疗。

8.左心辅助治疗

对左心室心功能严重低下,心力衰竭反复发作,药物治疗难以好转的患者,有条件可考虑行体外膜式氧合(ECMO)、左心辅助治疗,为心脏移植术做准备。

(李世莹)

第八章

心肌疾病与感染性心内膜炎

第一节 限制型心肌病

一、概述

限制型心肌病(RCM)是以心肌僵硬度增加导致舒张功能异常为特征,表现为限制性充盈障碍的心肌病。RCM 常常难以界定,因为,RCM 病理表现很宽泛,按照 2008 年 ESC 的分类,定义为单侧或双侧心室舒张容积正常或减小,收缩容积正常或减小,室壁厚度正常,传统意义上的收缩功能正常,但是,实际上,收缩功能很少正常。

RCM 准确的发病率未知,但是,可能是较少见的类型,RCM 可以是特发、家族性或者系统性疾病的表现,特别是淀粉样变,结节病,类癌心脏病,硬皮病和蒽环类药物的毒性。家族性RCM 常呈常染色体显性遗传,有些为 TNI 基因突变,有些是其他基因突变。结蛋白基因突变引起的家族性 RCM 常常合并传导阻滞和骨骼肌受累。常染色体隐性遗传很少见,如 HFE 基因突变引起的血色病或糖原贮积病,或 X-连锁遗传引起的安德森-法布里病。RCM 也可以由心内膜病变引起,如纤维化、弹力纤维增生症及血栓形成损害了舒张功能。这些疾病可以进一步分类,如嗜酸粒细胞增多心内膜心肌疾病,心内膜心肌纤维化,感染、药物和营养因素造成的称为获得性心内膜心肌纤维化。

二、临床特征和辅助检查

限制性心肌病的特征包括双房扩大,心室不大或缩小,室壁厚度正常,心室舒张功能异常。其临床表现无特异性,可有呼吸困难、心悸、乏力,严重者还会出现水肿、端坐呼吸、少尿及消化道淤血的症状。体格检查可见血压偏低、脉压小、颈静脉怒张、Kussmaul 征阳性(吸气时静脉压升高)。心脏浊音界扩大、心律失常、可闻第三心音、第四心音。当合并有二、三尖瓣关闭不全时,常会听到二、三尖瓣收缩期反流性杂音。双肺可闻湿啰音。肝大,有时会有腹水。双下肢水肿。

(一)心电图

可见低电压、ST-T 改变、异常 Q 波等。可出现各种心律失常:窦性心动过速、心房颤动、心房扑动、室性期前收缩、束支传导阻滞等改变。

（二）X线

可见到心房扩大和心包积液导致的心影扩大，少数可见心内膜钙化影。并可显示肺淤血和胸腔积液的情况。合并右心房扩大者心影可呈球形。

（三）超声心动图

常见双心房明显扩大，心室壁厚度正常或增厚，有时可见左心室心尖部内膜回声增强，甚至血栓使心尖部心腔闭塞。多普勒血流图可见舒张期快速充盈突然中止；舒张中、晚期心室内径无继续扩大，A峰减低，E/A比值增大。

（四）心导管检查

这是鉴别RCM和缩窄性心包炎的重要方法。半数病例心室压力曲线可出现与缩窄性心包炎相似的典型"平方根"形改变和右心房压升高及Y谷深陷。但RCM患者左、右心室舒张压差值常超过0.7 kPa（5 mmHg），右心室收缩压常＞6.7 kPa（50 mmHg）。左室造影可见心室腔缩小，心尖部钝角化，可有附壁血栓及二尖瓣关闭不全。左室外形光滑但僵硬，心室收缩功能基本正常。

（五）心脏磁共振（CMR）

这是鉴别RCM和缩窄性心包炎最准确的无创伤性检查手段。RCM典型的CMR表现为心房增大，心室正常，心脏轮廓正常。相反，慢性缩窄性心包炎心腔呈管状或向内缩陷。RCM的心室肌常常增厚，但是，慢性缩窄性心包炎则正常。RCM心包正常，但是，缩窄性心包炎心包常常增厚。缩窄性心包炎的钙化区常表现为低信号。RCM可见到心包积液。延迟增强显像可以发现炎症和纤维化病灶。

CMR检查已经成为诊断心内膜下心肌纤维化的重要手段。实际上可以反映组织学特点。CMR可以确定疾病的发展阶段，在疾病的早期类固醇形成期就可以发现，继而早期治疗，防止发展成为纤维化期。心内膜下心肌渗出病变可见T_2相呈高信号或在心尖部和流入道内膜和内膜下STIR信号增强。随着疾病的进展，可见到心内膜下血栓影像在GRE和SSFP序列表现为低信号。当纤维化形成期表现为心内膜下增强显像。

（六）心内膜心肌活检

它是确诊RCM的重要手段。根据心内膜心肌病变的不同阶段可有坏死、血栓形成、纤维化3种病理改变。心内膜可附有血栓，血栓内偶有嗜酸性粒细胞；心内膜可呈炎症、坏死、肉芽肿、纤维化等多种改变；心肌细胞可发生变性坏死并可伴间质性纤维化改变。

三、诊断要点

（1）心室腔和收缩功能正常或接近正常。

（2）舒张功能障碍，心室压力曲线呈舒张早期快速下陷，而中晚期升高，呈平台状。

（3）特征性病理改变，如心内膜心肌纤维化、嗜酸性粒细胞增多性心内膜炎、心脏淀粉样变和硬皮病等，可确诊。

四、几种与之易混淆的疾病

（一）缩窄性心包炎

（1）有活动性心包炎的病史。

（2）奇脉。

（3）心电图无房室传导障碍。

（4）CT 或 MRI 显示心包增厚。

（5）胸部 X 线有心包钙化。

（6）超声心动图示房室间隔切迹，并可见心室运动协调性降低。

（7）心室压力曲线的特点为左右心室充盈压几乎相等，差值<0.7 kPa(5 mmHg)。

（8）心内膜心肌活检无淀粉样变或其他心肌浸润性疾病表现。

（二）肥厚型心肌病

肥厚型心肌病时心室肌可呈对称性或非对称性增厚，心室舒张期顺应性降低，同样表现为心室舒张功能异常。常出现呼吸困难、胸痛、晕厥。但是，超声心动图示病变主要累及室间隔，没有 RCM 特有的舒张早期快速充盈和舒张中、晚期缓慢充盈的特点，有助于鉴别。但是，限制型心肌病和肥厚型心肌病之间存在灰色地带。特别是，有些限制性心肌病如淀粉样变性的患者也存在心肌肥厚。

（三）缺血性心肌病和高血压性心肌肥厚

两种情况时均可有不同程度的心肌纤维化改变，且均有心室顺应性降低、舒张末压升高及心排血量减少等，与 RCM 表现相似，但缺血性心肌病有明确的冠状动脉病变证据，冠状动脉造影可确诊；高血压性心肌肥厚多有长期血压升高及左心功能不全的病史；此外，两者在临床上均以左心受累和左心功能不全为特征，而 RCM 则常以慢性右心衰竭表现更为突出。

（四）肝硬化

本病还应与肝硬化腹水、下肢水肿鉴别。

五、治疗

药物疗效有限，严重者手术可以获益。总的来说，限制性心肌病预后较差。尽管有报道药物治疗可以减轻心肌的渗出和心腔缩小，但是，药物治疗效果有限。有些患者可以从外科手术中获益包括心内膜切除术和瓣膜置换术。术后 10 年生存率为 68%。

（一）病因治疗

对于那些有明确原因的限制型心肌病，应首先治疗其原发病。如对嗜酸性粒细胞增多综合征的患者，嗜酸性粒细胞增多症是该病的始动因素，造成心内膜及心内膜下心肌细胞炎症、坏死、附壁血栓形成、栓塞等继发性改变。因此，治疗嗜酸性粒细胞增多症对于控制病情的进展十分重要。糖皮质激素（泼尼松）、细胞毒药物等，能够有效地减少嗜酸性粒细胞，阻止内膜心肌纤维化的进展。据报道，可以提高生存率。一些与遗传有关的酶缺乏导致的限制型心肌病，还可进行酶替代治疗及基因治疗。

（二）对症治疗

1.降低心室充盈压

利尿剂和血管扩张剂可以有效地降低前负荷，减轻肺循环和体循环淤血，降低心室充盈压，减轻症状，改善患者生活质量和活动耐量，但不能改善患者的长期预后。但应当注意，限制型心肌病患者的心肌僵硬度增加，血压变化受心室充盈压的变化影响较大，过度的减轻前负荷会造成心排血量下降，血压下降，病情恶化，故应根据患者情况，酌情使用。β受体阻滞剂能够减慢心率，延长心室充盈时间，降低心肌耗氧量，有利于改善心室舒张功能，可以作为辅助治疗药物，但在限制型心肌病治疗中的作用并不肯定。

2.以舒张功能受限为主

洋地黄类药物无明显疗效,但房颤时,可以用来控制心室率。对于房颤亦可以使用胺碘酮转复,并口服预防。但抗心律失常药物对于预防限制型心肌病患者的猝死无效,亦可置入 ICD 治疗。

(3)抗凝治疗:本病易发生附壁血栓和栓塞,可给予抗凝或抗血小板治疗。

(三)外科治疗

对于严重的心内膜心肌纤维化可行心内膜剥脱术,切除纤维性心内膜。伴有瓣膜反流者可行人工瓣膜置换术。对于有附壁血栓者行血栓切除术。手术死亡率为 20%。对于特发性或家族性限制性心肌病伴有顽固性心力衰竭者可考虑行心脏移植。有研究显示儿童限制型心肌病患者即使没有明显的心力衰竭症状,仍有较大的猝死风险,所以主张对诊断明确的患儿应早期进行心脏移植,可改善预后。

(李世莹)

第二节 扩张型心肌病

扩张型心肌病(dilated cardiomyopathy,DCM)以左心室或双心室扩张并伴收缩功能受损为特征。可以是特发性、家族性(或)遗传性、病毒性和/或免疫性、乙醇性(或)中毒性或虽伴有已知的心血管疾病但其心肌功能失调程度不能用异常负荷状况或心肌缺血程度来解释。组织学检查无特异性。常表现为进行性心力衰竭、心律失常、血栓栓塞、猝死,且可发生于任何阶段。以中年男性多见,男:女为 2.5:1,年发病率为(6~10)/10 万。

一、病因与发病机制

大多数患者病因不明。扩张型心肌病可能代表着由各种迄今尚未确定的因素所导致心肌损害的一种共同表现。尽管病因尚未阐明,但主要的可能机制包括有家族遗传性、病毒感染以及免疫异常。另外,心肌能量代谢紊乱、交感-肾上腺素能系统以及肾素-血管紧张素系统功能紊乱等可能都与扩张型心肌病的发生发展有关。病毒感染在扩张型心肌病的发生机制中占有较重要地位,业已发现病毒性心肌炎可以演变为扩张型心肌病。1/5 患者在 DCM 发生之前患过严重的流感综合征,并在部分患者心肌活检标本中检测到病毒颗粒,同时发现该组患者柯萨奇病毒抗体滴度明显高于健康人。在动物实验中,以肠道病毒感染小鼠引起病毒性心肌炎伴有持久的免疫功能异常,最后发展形成 DCM。急性病毒性心肌炎患者经长期随访,有 6%~48% 可转变为 DCM。不少临床诊断 DCM 患者,心内膜心肌活检发现心肌炎的证据。由病毒性心肌炎发展为 DCM 的过程是一个心肌重塑的过程,涉及多种细胞膜蛋白、胞质钙超载和核蛋白的调节失控。有学者认为,在病毒性心肌炎向 DCM 发展的过程中,微循环痉挛发挥了重要作用,内皮细胞感染或免疫损伤导致微血管功能异常,反复的微循环痉挛引起心肌骨架蛋白的溶解,心肌细胞减少,最终导致心力衰竭。病毒性心肌炎向 DCM 发展的确切机制尚未阐明。也有学者认为,DCM 和病毒性心肌炎是同一病理过程中的不同阶段。

（1）病毒感染：在扩张型心肌病患者中已发现体液免疫和细胞免疫功能异常。自身抗体介导的免疫反应在分子水平引起心肌细胞功能紊乱，可能是扩张型心肌病发生、发展的重要机制。扩张型心肌病患者体内可以检出多种自身抗体。

（2）免疫异常：目前，能在患者血清中检测到与 DCM 相关的自身抗体有抗肌凝蛋白抗体、抗线粒体腺苷载体（ATP/ADP 载体）抗体、抗 M_7 抗原抗体、抗 α 酮戊二酸脱氢酶支链复合物抗体、抗 β 受体（β-AR）抗体、抗 M_2 受体（M_2R）抗体等，抗内皮细胞抗体、抗核抗体和抗心肌纤维抗体也与 DCM 有关。细胞免疫紊乱可能也参与扩张型心肌病的发病过程。有研究显示，扩张型心肌病患者存在细胞毒性 T 细胞、抑制性 T 淋巴细胞和自然杀伤细胞等各种 T 细胞功能异常。流行病学调查发现扩张型心肌病有家族聚集性，但比肥厚型心肌病少见。Abelmann 等根据多个家族性 DCM 的研究认为 DCM 遗传方式有以下 3 种：①常染色体显性遗传，其特点是有近 50% 的外显率，家族中可能有一半成员患 DCM，男女患病率相似；②常染色体隐性遗传，特点是家族成员中很少或没有人患 DCM，发病可能与环境因素如病毒感染关系密切；③X-染色体伴性遗传，特点是家族中女性成员携带 DCM 相关基因但不发病，患病者均为男性。目前应用分子遗传学技术发现 DCM 发病与基因异常密切相关。应用免疫组化技术检测 DCM 患者的心肌组织，发现有胎儿型肌凝蛋白重链的重新表达，提示胎儿型肌凝蛋白的重新表达与 DCM 发病有关。心肌病动物模型中某些原癌基因如 c-myc 表达增加，可能与心肌病发病有关。线粒体 DNA（mtDNA）是人体内唯一的核外 DNA，编码呼吸链的 13 种酶的亚单位。DCM 时 mtDNA 异常，心肌内 ATP 酶含量及活性下降，导致能量代谢障碍，从而引发心功能不全。

与疾病关联的特定人类白细胞抗原（HLA）型别作为遗传易感性标志，可反应特定个体对疾病的易感状态。近年来，人白细胞抗原（HLA）多态性被认为是 DCM 发生发展的独立危险因素。已有报道 DCM 患者 $HLA-B_{27}$、$HLA-A_2$、$HLADR_4$、$HLA-DQ_4$、$HLA-DQW_4$、$HLA-DQ_8$ 表达增加，而 $HLADRW_6$ 表达明显减低。

（3）遗传因素：能量代谢是维持心肌细胞结构完整和功能正常的重要支柱。心肌细胞在病理状态下线粒体内 Ca^{2+} 超载以及氧自由基产生过多，导致线粒体损伤，从而损害氧化磷酸化过程，ATP 生成障碍。近来报道，心肌病心肌线粒体 DNA 缺失和突变，其编译相应氧化还原酶的结构和功能异常导致心肌能量代谢紊乱。

（4）心肌能量代谢紊乱。

（5）交感-肾上腺素能系统、肾素-血管紧张素系统及其受体、受体后信号通路的改变可能也参与 DCM 的发病过程。

二、诊断

（一）临床表现特点

本病起病缓慢，多在临床症状明显时方就诊。最突出的症状是左心衰竭的症状，如胸闷、气促、甚至端坐呼吸。疲乏、无力也很常见。右心衰竭属晚期表现，可能提示更差的预后。部分患者有胸痛症状，可能提示合并有缺血性心脏病，也可能与 DCM 时冠状微血管扩张储备能力降低有关。胸痛也可继发于肺栓塞。

体格检查可有心尖冲动外移、心脏浊音界扩大、心音低钝。第二心音往往呈正常分裂，但当存在左束支传导阻滞时，第二心音也可呈逆分裂。若有肺动脉高压，则第二心音的肺动脉成分增强。收缩期前奔马律（S_4）几乎普遍存在，且往往在明显的充血性心力衰竭之前就已出现。心脏功能一旦失代偿,则通常都会存在室性奔马律(S_3)。如同时伴有心动过速,则可闻及重叠性奔马律。收缩期杂音常见,多为二尖瓣反流引起,也可见于三尖瓣反流。收缩压通常正常或偏低,脉压小。左心衰竭严重时可出现交替脉。右心衰竭时可见颈静脉怒张、肝脏充血性肿大并有搏动、下肢水肿,严重时可出现腹水。来自左心房、左心室的血栓脱落所造成的体循环栓塞以及由下肢静脉系统来源的血栓所造成的肺栓塞可出现相应的症状与体征。约有10%的患者心力衰竭时血压升高,心力衰竭控制后血压可正常。

(二)辅助检查

1.超声心动图(UCG)

UCG可提供形态学和血流动力学信息,对DCM的诊断和鉴别具有重要价值,可排除心包疾病、瓣膜病、先天性心脏病和肺源性心脏病等。DCM超声心动图的典型特征可以概括为"一大、一小、一薄、一弱",即心脏扩大、二尖瓣开放幅度小、心室壁变薄、心室壁运动普遍减弱。心脏扩大可以表现为全心扩大,尤以左心室、左心房扩大最为常见,并伴心室收缩功能普遍减弱,收缩或舒张期心室容量增加,室壁厚度可正常、增厚或变薄,但其增厚率降低,二尖瓣、三尖瓣可因心室显著扩大、瓣环扩张和乳头肌移位而发生相对性关闭不全伴反流。另外也可见心腔内附壁血栓,多发生于左室心尖部。UCG还可以测定左心室射血分数(LVEF)、左心室内径缩短率、左心室舒张功能以及肺动脉高压等。收缩期末室壁厚度、LVEF与预后有关,室壁越薄、LVEF越低,预后越差。UCG也有助于扩张型心肌病与缺血性心肌病的鉴别诊断。年龄>50岁,室壁局限性变薄及节段性运动异常,并伴有主动脉瓣区退行性病变,有利于缺血性心肌病的诊断;而年龄较轻,心脏普遍增大,伴多瓣膜反流、右心增大、室壁运动弥漫性减弱则有利于DCM诊断。DCM左心室呈"球形"改变,心尖部心肌不变薄,收缩期可见内缩运动,室壁运动弥漫性减低,二尖瓣与室间隔之间的间距明显增大;而缺血性心肌病则左心室呈"圆拱门形"改变,心尖圆钝变薄且搏动明显减弱,室壁节段性运动减弱及主动脉内径增宽为其特征表现。

2.放射性核素显像

其主要包括心血池动态显影和心肌血流灌注显像。心血池动态显影可测定心室腔大小、心室收缩功能、射血分数和局部射血分数,也可观察室壁运动情况。心肌血流灌注显像可用以了解心肌局部血流灌注情况和缺血程度,判断心肌病变部位的形态、范围和程度。DCM放射性核素心血池显影主要特征为:心腔明显扩大,尤以左心室腔扩大显著;心腔容量增加,心腔扩大呈舒张状态,形成球形或椭圆形;室壁运动普遍减弱,整体射血分数及各节段局部射血分数均下降,心室相角程增大;DCM放射性核素心肌血流灌注显像则可见多节段性花斑状改变或节段性减低。

3.心电图

DCM的心电图表现以多样性、复杂性而又缺乏特异性为特征。可有左室、右室或双侧心室肥大,也可有左房、右房或双侧心房肥大,可有QRS低电压、ST段压低及T波低平或倒置,少数病例有病理性Q波。DCM患者出现病理性Q波提示病情较重,病死率明显高于无病理性Q波者。可见各种心律失常,以室性心律失常、房颤、房室传导阻滞以及束支传导阻滞多见。动态心电图监测可发现90%的患者有复杂性心律失常,如多源性室性期前收缩、成对室性期前收缩或短阵室速。

4.X线检查

病程早期可无变化,随着病情的发展,显示不同程度的心影扩大,心胸比例大于0.5,心脏搏动减弱,肺淤血征。也可见胸腔积液、心包积液。

5.CT 检查

可见左心室、室间隔和游离壁均变薄,左心室腔明显扩张,致使室间隔凸出向右心室流出道而表现出右心室梗阻,即 Bernheim 综合征。少数情况以左心房或右心室增大为主。有时也可见到心脏内有充盈缺损的附壁血栓。也可测出心肌重量和左室容量增加。亦可见到胸腔积液、心包积液以及肺栓塞的表现。

6.磁共振成像(MRI)

MRI 可对心肌病患者的心脏结构提出可靠的、可重复的定量信息。DCM 患者行 MRI 检查可见左、右心室扩大,左心室壁厚度通常正常且均匀一致,左室重量增加。MRI 对心室容量、心室壁厚度以及重量的定量检查准确,重复性好,可用于治疗效果的评价。

7.心导管和心血管造影检查

只对经过选择的扩张型心肌病患者(如主诉有胸痛并怀疑有缺血性心脏病可能的患者)行心导管检查,常可显示左室舒张末压、左房压以及肺动脉楔压增高。中等程度的肺动脉高压常见。重症病例可出现右室扩张、右心衰竭,心导管检查可见右室舒张末压、右房压以及中心静脉压升高。左室造影可证实左室腔扩大,伴有室壁运动弥漫性减弱,射血分数降低,收缩末期容积增大。有时可见左室腔内附壁血栓,表现为左室腔内充盈缺损。二尖瓣反流也可见到。冠脉造影常呈现正常血管影像,但是冠状动脉扩张能力可以受损,这可能与某些病例左室充盈压显著升高有关。对于心电图显示有病理性 Q 波的患者或在非侵入性检查中发现局限性或节段性室壁运动异常的患者,冠脉造影有助于区分病理性 Q 波以及局限性或节段性室壁运动异常究竟是由心肌梗死所致,还是继发于 DCM 广泛局灶性心肌纤维化。

8.心内膜心肌活检(EMB)

EMB 可见心肌细胞肥大、变性、间质纤维化等。目前认为,由于 DCM 的心肌组织病理改变缺乏特异性,EMB 对 DCM 的诊断价值有限。但 EMB 仍具有组织形态学诊断价值,有助于与特异性(继发性)心肌病和急性或慢性心肌炎的鉴别诊断。对 EMB 标本行免疫组化、多聚酶链式反应(PCR)或原位杂交等分子生物学检测,有助于感染病因的诊断以及特异性细胞异常的基因分析。

9.抗体检测

EMB 的有创性以及至今尚未找出可用于建立 DCM 诊断或明确其病因的免疫组化、形态结构或生物学标志,均使其应用于临床受到限制而难以推广。以 ELISA 法检测 DCM 患者血清中抗心肌抗体,如抗心肌线粒体 ADP/ATP 载体抗体、抗肌球蛋白抗体、抗 β_1 受体抗体、抗 M_2 胆碱能受体抗体对扩张型心肌病的诊断具有较高的特异性和敏感性。抗 ADP/ATP 载体抗体敏感性 52%～95%、特异性 95%～100%,抗肌球蛋白重链抗体敏感性 44.4%、特异性 96.4%,抗 β 肾上腺素受体抗体敏感性 30%～64%、特异性 88%,抗 M_2 胆碱能受体抗体敏感性 38.8%、特异性 92.5%。检测 T 淋巴细胞亚群和细胞因子,如 IL-1、IL-2、IL-6、INF-γ、TNF,了解患者的免疫调节功能。Th/Ts 比值上升,提示易患自身免疫疾病。检测淋巴细胞 HLA 表型,了解患者的免疫基因和遗传易感性。

10.血清肌钙蛋白

另外,血清肌钙蛋白是诊断心肌损伤的高敏感性、高特异性心肌损伤指标。已有研究表明,DCM 病程中血清肌钙蛋白(cTn)T 或 I、CK-MB 增高常提示预后不良。也有研究显示,DCM 患者血清 cTnT、cTnI 值均明显高于正常人,表明对疑诊 DCM 患者测定血清 cTnT、cTnI 有助于

DCM 的临床诊断。

(三)诊断注意事项

特发性(原发性)DCM 是一种原因不明的心肌病,其主要特征是心脏扩大和心肌收缩功能减低。起病隐匿,早期可表现为心室扩大,可有心律失常,静态时射血分数正常,运动后射血分数降低,然后逐渐发展为充血性心力衰竭。

中青年人出现心力衰竭、心律失常或心脏扩大者应考虑有心肌病的可能,通过病史、体检和有关的辅助检查等方法,若无风湿性、高血压性、先天性、冠状动脉性、肺源性心脏病或心包疾病证据,应考虑为心肌病。诊断时须仔细与下列心脏病进行鉴别。心肌病亦可有二尖瓣或三尖瓣区收缩期杂音,但一般不伴舒张期杂音,且在心力衰竭时较响,心力衰竭控制后减轻或消失,风湿性心脏病则与此相反。心肌病时常有多心腔同时扩大,不像风湿性心脏病以左房、左室或右室为主。超声心动图检查有助于区别。

1.风湿性心脏病

心肌病时心尖冲动向左下方移位,与心浊音界的左外缘相符;心包积液时心尖冲动常不明显或处于心浊音界左外缘之内侧。二尖瓣或三尖瓣区收缩期杂音,心电图上心室肥大、异常 Q 波、各种复杂的心律失常,均提示心肌病。超声心动图有助于鉴别。

2.心包积液

心肌病可有暂时性高血压,但舒张压多不超过 14.7 kPa(110 mmHg),且出现于急性心力衰竭时,心力衰竭好转后血压下降。眼底、尿常规、肾功能正常。

3.高血压性心脏病

中年以上患者,有高血压、高血脂或糖尿病等易患因素,室壁活动呈节段性异常者有助于冠心病的诊断。冠脉造影可确诊。

4.冠心病

多数具有明显的体征,心导管检查和超声心动图检查可明确诊断。

5.先天性心脏病

全身性疾病如系统性红斑狼疮、硬皮病、血色病、淀粉样变性、糖原累积症、神经肌肉疾病等都有其原发病的表现可资区别。

6.特异性心肌病

2007 年中华医学会心血管病学分会、中国心肌病诊断与治疗建议工作组提出的扩张型心肌病的诊断参考标准如下。

(1)临床表现为以左室、右室或双心腔扩大和收缩功能障碍等为特征,导致左室收缩功能降低、进行性心力衰竭、室性和室上性心律失常、传导系统异常、血栓栓塞和猝死。DCM 是心肌疾病的常见类型,是心力衰竭的第三位原因。

(2)DCM 的诊断标准:①临床常用左心室舒张期末内径(LVEDd)>50 mm(女性)和>55 mm(男性);②LVEF<45%(或)左心室缩短速率(FS)<25%;③更为科学的是 LVEDd >27 mm/m²,体表面积(m²)=0.0061×身高(cm)+0.0128×体重(kg)-0.1529,更为保守的评价方法是 LVEDd 大于年龄和体表面积预测值的 117%,即预测值的 2 倍标准差(SD)+5%。临床上主要以超声心动图作为诊断依据,X 线胸片、心脏同位素、心脏计算机断层扫描有助于诊断,磁共振检查对于一些心脏局限性肥厚的患者,具有确诊意义。

(3)在进行 DCM 诊断时需要排除引起心肌损害的其他疾病,如高血压、冠心病、心脏瓣膜病、先天性心脏病、酒精性心肌病、心动过速性心肌病、心包疾病、系统性疾病、肺源性心脏病和神经肌肉性疾病等。

三、治疗

目前对 DCM 尚缺乏有效而特异的治疗手段,因而临床上对其治疗的主要目标即在于改善症状、预防并发症和阻止或延缓病情进展、提高生存率,包括抗心力衰竭、抗心律失常及预防血栓栓塞的抗凝治疗等并发症的治疗。对积极的内科治疗无效者,可考虑非药物治疗。

(一)一般治疗

适当休息可减轻心脏负荷,改善重要脏器的供血,有利于水肿消退和心功能改善。休息的方式和时间应视病情而定。重度心力衰竭患者应完全卧床休息,心功能改善后应及早开始活动,以不加重症状为前提逐渐增加活动量。患者的饮食以高蛋白、富含维生素并且容易消化的食物为主。水肿的患者应适当限制钠盐的摄入。适当控制体重也可以减轻心脏的负荷,戒烟酒、防治呼吸道感染均是重要的基础治疗措施。

(二)控制心力衰竭

心力衰竭是 DCM 的主要临床表现。近年来,慢性充血性心力衰竭治疗的主要进展就体现在对扩张型心肌病心力衰竭的治疗。迄今为止,已有 39 个应用治疗的临床试验结果证明可以提高患者生活质量,并可使死亡危险性下降 24%,同时还发现不管何种病因所导致的心功能改变,不论轻、中、重,也无论年龄、性别均因而受益。临床实践中,慢性心功能不全患者不论是收缩性抑或舒张性心功能不全均应使用,有或无症状心功能不全,除非患者不能耐受或存在禁忌证;使用时小剂量开始,逐步增量,达到合适剂量,长期维持治疗。一般每隔 3~7 天剂量倍增 1 次,剂量调整的快慢取决于每个患者的临床情况。对 ACEI 曾有致命性不良反应的患者(如有血管神经性水肿)、无尿性肾衰竭患者或妊娠妇女绝对禁用 ACEI。以下情况

1.血管紧张素转化酶抑制剂(ACEI)

须慎用 ACEI:①双侧肾动脉狭窄;②血肌酐水平显著升高[>225.2 μmol/L(3 mg/dL)];③高血钾(>5.5 mmol/L);④低血压[收缩压<12.0 kPa(90 mmHg)],低血压患者须经其他处理,待血流动力学稳定后再决定是否应用 ACEI。β 受体阻滞剂是治疗 DCM 慢性心力衰竭的标准用药之一。大型临床试验如美托洛尔控释剂/缓释剂干预充血性心力衰竭试验(MERIT-HF)、比索洛尔心功能不全研究 II(CIBIS II)、美国卡维地洛治疗心力衰竭研究(US carvedilol heart failure study)、卡维地洛前瞻性随机累积生存试验(COPERNICUS)均证明,β 受体阻滞剂是治疗慢性心力衰竭的有效药物。β 受体阻滞剂成功地用于慢性心力衰竭的治疗正是心力衰竭的治疗从短期的血流动力学措施转为长期的修复性策略的具体体现。目前用于治疗慢性心力衰竭的 β 受体阻滞剂有:美托洛尔、比索洛尔、卡维地洛等。

β 受体阻滞剂治疗慢性心力衰竭的可能机制有:①上调心肌 β 受体密度与活性;②防止儿茶酚胺的毒性作用;③抑制肾素-血管紧张素-醛固酮系统的激活;④抗心律失常作用;⑤扩张冠状动脉,增加冠脉血流量;⑥减慢心率,延长舒张期时间,改善心内膜供血;⑦防止或减轻心室重塑;⑧抗氧化;⑨促使心肌能量代谢由游离脂肪酸代谢向糖代谢转化等。

所有慢性收缩性心力衰竭,NYHA 心功能 II~III 级患者,LVEF<40%,病情稳定者,均必须应用 β 受体阻滞剂,除非有禁忌证或不能耐受。NYHA 心功能 IV 级患者,需病情稳定(4 天内未静脉用药、已无液体潴留、体重恒定)后,在严密监护下应用。一般在血管紧张素转换酶抑制和利尿剂应

用基础上加用β受体阻滞剂,从小剂量开始(美托洛尔12.5 mg/d、比索洛尔1.25 mg/d、卡维地洛3.125 mg/d,每天2次),2～4周剂量倍增,达最大耐受剂量或目标剂量后长期维持。症状改善常在治疗2～3个月才出现,即使症状不改善,亦能防止疾病的进展。β受体阻滞剂的禁忌证有:支气管痉挛性疾病,心动过缓(心率<60次/分),二度及二度以上房室传导阻滞(除非已安装起搏器),明显液体潴留、需大剂量利尿者。

2.β受体阻滞剂

与ACEI不同,可阻断经ACE和非ACE途径产生的Ⅱ与1受体AngⅡ结合。因此,理论上此类药物对AngⅡ不良作用的阻断比ACEI更直接、更完全。应用ARB后,血清AngⅡ水平上升与2型AngⅡ受体结合增加,可能发挥有利的效应。ARB对缓激肽的代谢无影响,因此不能通过提高血清缓激肽浓度发挥可能对心力衰竭有利的作用,但也不会产生可能与之有关的咳嗽不良反应。大型临床试验如ELITE、ELITEⅡ、Val-HeFT、CHARM等证实了ARB治疗慢性心力衰竭的有效性,但其效应是否相当于或是优于ACEI尚未定论,当前仍不宜以ARB取代ACEI广泛用于心力衰竭治疗。未应用过ACEI和能耐受ACEI的心力衰竭患者,仍以ACEI为首选。ARB可用于不能耐受ACEI不良反应的心力衰竭患者,如有咳嗽、血管神经性水肿时。ARB和ACEI相同,亦能引起低血压、高血钾及肾功能恶化,应用时仍需小心。心力衰竭患者对β受体阻滞剂有禁忌证时,可ARB与ACEI合用。

3.醛固酮拮抗剂

醛固酮(Ald)除引起低镁、低钾外,可激活交感神经,增加ACE活性,升高AngⅡ水平,并降低副交感神经活性。更重要的是,Ald有独立于AngⅡ和相加于AngⅡ的对心脏结构和功能的不良作用。人类发生心力衰竭时,心室醛固酮生成及活化增加,且与心力衰竭严重程度成正比。因而,Ald促进心室重塑,从而促进心力衰竭的发展。心力衰竭患者短期应用ACEI时,可降低Ald水平,但长期应用时,血Ald水平却不能保持稳定、持续的降低,即所谓"醛固酮逃逸现象"。因此如能在ACEI应用基础上加用Ald拮抗剂,能进一步抑制Ald的有害作用,获益可能更大。RALES(randomized aldactone evaluation study)试验显示,对于缺血性或非缺血性心肌病伴重度心力衰竭(近期或目前为NYHA心功能Ⅳ级)患者,在常规治疗基础上加用螺内酯(最大剂量25 mg/d),可以降低心力衰竭住院率和总死亡率。根据上述结果建议,对近期或目前为NYHA心功能Ⅳ级心力衰竭患者,可考虑应用小剂量的螺内酯20 mg/d。EPHESUS实验证明,新型Ald拮抗剂依普利酮对心肌梗死后心力衰竭安全有效。如恰当使用,利尿剂仍是治疗心力衰竭的基石。所有心力衰竭患者,有液体潴留的证据或原先有过液体潴留者,均应给予利尿剂。NYHA心功能Ⅰ级患者一般不需应用利尿剂。应用利尿剂后心力衰竭症状得到控制,临床状态稳定,亦不能将利尿剂作为单一治疗。一般应与ACEI和β受体阻滞剂联合应用。氯噻嗪适用于轻度液体潴留、肾功能正常的心力衰竭患者,如有显著液体潴留,特别当有肾功能损害时,宜选用袢利尿剂如呋塞米。利尿剂通常从小剂量开始(氢氯噻嗪25 mg/d,呋塞米20 mg/d)逐渐加量,氯噻嗪100 mg/d已达最大效应,呋塞米剂量不受限制。一旦病情控制(肺部啰音消失,水肿消退,体重稳定),即可以最小有效量长期维持,一般无须限期使用。在长期维持期间,仍应根据液体潴留情况随时调整剂量。每天体重的变化是最可靠的监测利尿剂效果和调整利尿剂剂量的指标。利尿剂用量不当有可能改变其他治疗心力衰竭药物的疗效和不良反应。如利尿剂用量不足致液体潴留可减AECI的疗效和增加β受体阻滞剂治疗的危险。反之,剂量过大引起血容量减少,可增加ACEI和血管扩张剂的低血压反应及ACEI和AngⅡ受体阻滞剂出现肾功能不全的危险。在应用利尿剂过程中,如出现低血压和氮质血症而患者已无液体潴留,则可能是利尿过量、血容量减少所致,应减少利尿剂剂量。如患者有持续液体潴留,则低血压和氮质血症很可能是心力衰竭恶化,终末器官灌注不足的表现,应继续利尿,并短期使用能增加肾灌注的药物如多巴胺或多巴酚丁胺。出现利尿剂抵抗时(常伴有心力衰竭恶化),可用以下方法:①静脉给予利尿剂,如呋塞米持续静脉滴注。②2种或2种以上利尿剂联合应用。③应用增加肾血流的药物,如短期应用小剂量的多巴胺或多巴酚丁胺[$2\sim5\ \mu g/(kg\cdot min)$]。

4.利尿剂

大型临床试验(digitalis investigation group trial,DIG)证实,地高辛能够改善心力衰竭患者的运动耐量和左室功能,降低心力衰竭患者的住院率,对死亡率的影响是中性的,是正性肌力药中唯一的长期治疗不增加死亡率的药物。DCM心力衰竭时地高辛使用剂量宜适当减小。

非洋地黄正性肌力药物不改善患者的远期预后,不主张对慢性心力衰竭患者长期、间歇静脉滴注此类正性肌力药。

5.洋地黄

在DCM心力衰竭病情危重期间、心脏移植前的终末期心力衰竭、心脏手术后心肌抑制所致的急性心力衰竭以及难治性心力衰竭可考虑短期使用非洋地黄正性肌力药物如多巴酚丁胺或米力农支持$3\sim5$天,度过危重期。推荐剂量:多巴酚丁胺$2\sim5\ \mu g/(kg\cdot min)$静脉滴注,米力农$50\ \mu g/kg$负荷量静脉推注,继以$0.375\sim0.750\ \mu g/(kg\cdot min)$静脉滴注。

(三)钙通道阻滞剂

由于缺乏支持钙通道阻滞剂有效性的证据,这类药物不宜用于心力衰竭的治疗。有部分研究提示,地尔硫䓬能够改善DCM患者的心功能和运动耐力,可能适合于DCM的早期干预治疗。然而,有关钙离子拮抗剂用于治疗扩张型心肌病的问题仍属探索的范畴。

(四)抗心律失常治疗

在采用抗心律失常治疗之前,首先应加强对心力衰竭的治疗,消除引起心律失常的一些诱因,如缺氧,心肌缺血,水、电解质、酸碱平衡紊乱(尤其是低血钾、低血镁),交感神经和肾素-血管紧张素-醛固酮系统的激活等。DCM心律失常的治疗应认真权衡利弊,大部分抗心律失常药物并不能提高患者的生存率,相反有致心律失常的危险,并有负性肌力作用。因此在选用抗心律失常药物时应充分注意药物对生存率的影响,不宜把心律失常的抑制作为治疗的最终目标。

Ⅱ类抗心律失常药物β受体阻滞剂、Ⅲ类抗心律失常药物胺碘酮可降低心律失常死亡率,可以选用于各种快速性心律失常如房性心动过速、心房颤动、频发室性期前收缩以及室速。而Ⅰ类抗心律失常药物可增加死亡率,尽量避免使用。尽管对于短阵室速患者可以短期静脉应用Ⅰ类抗心律失常药物中的利多卡因,但仍以选用胺碘酮为佳。对于顽固性室速患者,应选用胺碘酮或采用射频消融治疗。新型Ⅲ抗心律失常药物如伊布利特、多非利特的疗效并不优于胺碘酮。室性心律失常引起明显血流动力学障碍时,必须立即予以电复律。发作持续性室速、室颤引起晕厥或心搏骤停的患者需要考虑安装ICD。DCM患者同时有左室功能降低和频繁发作的非持续性室速的患者,猝死危险增大。对于具有室速或室颤的左室功能受损患者,植入ICD可能是可取的。在一项大规模的前瞻性研究中,左室功能降低和频繁发作非持续性室速者占研究人群的10%,植入ICD者的生存率高于经验性胺碘酮治疗者。

（五）抗凝治疗

DCM 伴心力衰竭时，心室内血流淤滞，易发生周围动脉栓塞及肺栓塞。尽管抗凝剂对 DCM 伴心力衰竭者的实际效果尚缺乏临床对照实验的证实，但对这类患者仍推荐使用抗凝剂。对于 DCM 合并心房颤动或以前有缺血性卒中的患者，如无特殊的抗凝剂使用禁忌证，即使从临床或超声心动图上均未发现血栓形成的直接证据，也应进行抗凝治疗。一般选用华法林 1～3 mg，每天 1 次，使凝血酶原时间延长 1.0～1.5 倍，国际标准化比值（INR）在 2.0～3.0。

（六）改善心肌代谢

有的 DCM 发病与心肌能量代谢障碍有关，DCM 发生后也存在一定程度的心肌能量代谢紊乱。适当应用改善心肌能量代谢的药物，可能有助于 DCM 病情的稳定和改善。根据临床情况可以选用辅酶 Q_{10}、辅酶 A、三磷酸腺苷（ATP）、肌苷、维生素 C、极化液、1,6-二磷酸果糖（FDP）、磷酸肌酸、曲美他嗪等。

（七）肾上腺皮质激素

肾上腺皮质激素不宜常规应用。有人认为，心肌活检或核素心肌扫描证实心肌有炎性渗出改变者，应用肾上腺皮质激素可使炎性病灶减轻或消退，有利于改善心功能；合并急性左心衰竭者，短时间使用大剂量肾上腺皮质激素，有利于控制心力衰竭。

（八）免疫调节治疗及中医药治疗

近年来，国内外有学者应用免疫调节剂如干扰素治疗 DCM 取得了良好效果，可使患者血清肠道病毒 RNA、抗 β 受体抗体、抗 M_2 受体抗体明显下降，提高 LVEF，改善心功能，降低顽固室性心律失常和反复心力衰竭的发生率。然而其确切疗效尚有待更多临床试验的验证。

黄芪、牛磺酸、生脉制剂具有抗病毒、调节机体免疫、改善心脏功能的作用。我国完成的一项多中心中西医结合治疗 DCM 的临床研究显示，采用中西医结合治疗（黄芪、生脉、牛磺酸、泛葵利酮及强心、利尿、扩血管等）能够提高患者的 LVEF，改善心功能。中西医结合治疗 DCM 不失为一种可取的药物治疗手段。

（九）其他药物

包括钙离子增敏剂、重组人生长激素（rhGH）、甲状腺素、利钠利尿肽等。已有几项临床试验证明钙离子增敏剂如左西孟旦、利钠利尿肽对充血性心力衰竭有效。由于这些制剂在临床上使用的时间很短，还需要更深入的研究。

（十）其他治疗措施

其他包括心室再同步化治疗、外科治疗（心脏移植、动力性心肌成形术、部分左心室切除术、心室辅助系统和人工心脏）、心肌干细胞移植等。

DCM 的病程长短各异，一旦发生充血性心力衰竭则预后不良。死亡原因多为心力衰竭、严重心律失常和血栓栓塞，不少患者猝死。以往认为症状出现后 5 年生存率在 40% 左右，近年来，随着治疗手段的进步，存活率有明显提高。对预后影响不良的因素有：①年龄＞55 岁；②心胸比例＞0.55；③明显心力衰竭，心脏指数＜2.5 L/（min·m²），左室舒张末压＞2.7 kPa（20 mmHg），LVEF＜0.30，肺动脉楔压（PCWP）＞2.7 kPa（20 mmHg）；④心脏重量/容积比减少；⑤血浆肾上腺素、心房利钠肽、肾素水平增高，心肌活检示有明显的组织学异常；⑥左室内传导阻滞、复杂性室性心律失常。

（李世莹）

第三节　感染性心内膜炎

感染性心内膜炎(IE)为心脏内膜表面微生物感染导致的炎症反应。IE 最常累及的部位是心脏瓣膜,包括自体瓣膜和人工瓣膜,也可累及心房或心室的内膜面。近年来随着诊断及治疗技术的进步,IE 的致死率和致残率显著下降,但诊断或治疗不及时的患者,死亡率仍然很高。

一、流行病学

由于疾病自身的特点及诊断的特殊性,很难对 IE 进行注册或前瞻性研究,没有准确的患病率数字。每年的发病率为 1.9/10 万～6.2/10 万。近年来,随着人口老龄化、抗生素滥用、先天性心脏病存活年龄延长及心导管和外科手术患者的增多,IE 的发病率呈增加的趋势。

二、病因与诱因

(一)患者因素

1.瓣膜性心脏病

瓣膜性心脏病是 IE 最常见的基础病。近年来,随着风湿性心脏病发病率的下降,风湿性心脏瓣膜病在 IE 基础病中所占的比例已明显下降,占 6%～23%。与此对应,随着人口老龄化,退行性心脏瓣膜病所占的比例日益升高,尤其是主动脉瓣和二尖瓣关闭不全。

2.先天性心脏病

由于介入封堵和外科手术技术的进步,成人先天性心脏病患者越来越多,在此基础上发生的 IE 也较前增加,室间隔缺损、法洛四联症和主动脉缩窄是最常见的原因。主动脉瓣二叶钙化也是诱发 IE 的重要危险因素。

3.人工瓣膜

人工瓣膜置换者发生 IE 的危险是自体瓣膜的 5～10 倍,术后 6 个月内危险性最高,之后在较低的水平维持。

4.既往 IE 病史

既往 IE 病史是再次感染的明确危险因素。

5.近期接受可能引起菌血症的诊疗操作

各种经口腔(如拔牙)、气管、食管、胆道、尿道或阴道的诊疗操作及血液透析等,均是 IE 的诱发因素。

6.体内存在促非细菌性血栓性赘生物形成的因素

如白血病、肝硬化、癌症、炎性肠病和系统性红斑狼疮等可导致血液高凝状态的疾病,也可增加 IE 的危险。

7.自身免疫缺陷

包括体液免疫缺陷和细胞免疫缺陷,如人类免疫缺陷病毒(HIV)。

8.静脉药物滥用

静脉药物滥用者发生 IE 的危险可升高 12 倍。赘生物常位于血流从高压腔经病变瓣口或先天缺损至低压腔产生高速射流和湍流的下游,如二尖瓣关闭不全的瓣叶心房面、主动脉瓣关闭不全的瓣叶心室面和室间隔缺损的间隔右心室侧,可能与这些部位的压力下降及内膜灌注减少,有利于微生物沉积和生长有关。高速射流冲击心脏或大血管内膜可致局部损伤,如二尖瓣反流面对的左心房壁、主动脉瓣反流面对的二尖瓣前叶腱索和乳头肌及动脉导管未闭射流面对的肺动脉壁,也容易发生 IE。在压差较小的部位,例如,房间隔缺损、大室间隔缺损、血流缓慢(如心房颤动或心力衰竭)及瓣膜狭窄的患者,则较少发生 IE。

(二)病原微生物

近年来,导致 IE 的病原微生物谱也发生了很大变化。金黄色葡萄球菌感染明显增多,同时也是静脉药物滥用患者的主要致病菌;而草绿色链球菌感染明显减少。凝固酶阴性的葡萄球菌以往是自体瓣膜心内膜炎的次要致病菌,现在是人工瓣膜心内膜炎和院内感染性心内膜炎的重要致病菌。此外,铜绿假单胞菌、革兰阴性杆菌及真菌等以往较少见的病原微生物,也日渐增多。

三、病理

IE 特征性的病理表现是在病变处形成赘生物,由血小板、纤维蛋白、病原微生物、炎性细胞和少量坏死组织构成,病原微生物常包裹在赘生物内部。

(一)心脏局部表现

1.赘生物本身的影响

大的赘生物可造成瓣口机械性狭窄,赘生物还可导致瓣膜或瓣周结构破坏,如瓣叶破损、穿孔或腱索断裂,引起瓣膜关闭不全,急性者最终可发生猝死或心力衰竭。人工瓣膜患者还可导致瓣周漏和瓣膜功能不全。

2.感染灶局部扩散

局部扩散产生瓣环或心肌脓肿、传导组织破坏、乳头肌断裂、室间隔穿孔和化脓性心包炎等。

(二)赘生物脱落造成栓塞

1.右心 IE

右心赘生物脱落可造成肺动脉栓塞、肺炎或肺脓肿。

2.左心 IE

左心赘生物脱落可造成体循环动脉栓塞,如脑动脉、肾动脉、脾动脉、冠状动脉及肠系膜动脉等,导致相应组织的缺血坏死和/或脓肿;还可能导致局部动脉管壁破坏,形成动脉瘤。

(三)菌血症

感染灶持续存在或赘生物内的病原微生物释放入血,形成菌血症或败血症,导致全身感染。

(四)自身免疫反应

病原菌长期释放抗原入血,可激活自身免疫反应,形成免疫复合物,沉积在不同部位导致相应组织的病变,如肾小球肾炎(免疫复合物沉积在肾小球基底膜)、关节炎、皮肤或黏膜出血(小血管炎,发生漏出性出血)等。

四、分类

既往习惯按病程分类,目前更倾向于按疾病的活动状态、诊断类型、瓣膜类型、解剖部位和病原微生物进行分类。

(一)按病程分类

分为急性 IE(病程＜6 周)和亚急性 IE(病程＞6 周)。急性 IE 多发生在正常心瓣膜,起病急骤,病情凶险,预后不佳,有发生猝死的危险;病原微生物以金黄色葡萄球菌为主,细菌毒力强,菌血症症状明显,赘生物容易碎裂或脱落。亚急性 IE 多发生在有基础病的心瓣膜,起病隐匿,经积极治疗预后较好;病原微生物主要是条件性致病菌,如溶血性链球菌、凝固酶阴性的葡萄球菌及革兰阴性杆菌等,这些病原微生物毒力相对较弱,菌血症症状不明显,赘生物碎裂或脱落的比例较急性 IE 低。

(二)按疾病的活动状态分类

按疾病的活动状态分为活动期和愈合期,这种分类对外科手术治疗非常重要。活动期包括:术前血培养阳性及发热,术中取血培养阳性,术中发现病变组织形态呈炎症活动状态,或在抗生素疗程完成之前进行手术。术后 1 年以上再次出现 IE,通常认为是复发。

(三)按诊断类型分类

按诊断类型分为明确诊断(definite IE)、疑似诊断(suspected IE)和可能诊断(possible IE)。

(四)按瓣膜类型分类

按瓣膜类型分为自体瓣膜 IE 和人工瓣膜 IE。

(五)按解剖部位分类

按解剖部位分为二尖瓣 IE、主动脉瓣 IE 及室壁 IE 等。

(六)按病原微生物分类

按照病原微生物血培养结果分为金黄色葡萄球菌性 IE、溶血性链球菌性 IE、真菌性 IE 等。

五、临床表现

(一)全身感染中毒表现

发热是 IE 最常见的症状,除有些老年或心、肾衰竭的重症患者外,几乎均有发热,与病原微生物释放入血有关。亚急性者起病隐匿,体温一般＜39 ℃,午后和晚上高,可伴有全身不适、肌痛/关节痛、乏力、食欲缺乏或体重减轻等非特异性症状。急性者起病急骤,呈暴发性败血症过程,通常高热伴有寒战。其他全身感染中毒表现还包括脾大、贫血和杵状指,主要见于亚急性者。

(二)心脏表现

心脏的表现主要为新出现杂音或杂音性质、强度较前改变,瓣膜损害导致的新的或增强的杂音通常为关闭不全的杂音,尤以主动脉瓣关闭不全多见。但新出现杂音或杂音改变不是 IE 的必备表现。

(三)血管栓塞表现

血管栓塞表现为相应组织的缺血坏死和/或脓肿。

(四)自身免疫反应的表现

自身免疫反应主要表现为肾小球肾炎、关节炎、皮肤或黏膜出血等,非特异性,不常见。皮肤或黏膜的表现具有提示性,包括:①瘀点,可见于任何部位;②指/趾甲下线状出血;③Roth 斑,为视网膜的卵圆形出血斑,中心呈白色,多见于亚急性者;④Osler 结节,为指/趾垫出现的豌豆大小红色或紫色痛性结节,多见于亚急性者;⑤Janeway 损害,为手掌或足底处直径 1～4 mm 无痛性出血性红斑,多见于急性者。

六、辅助检查

(一)血培养

血培养是明确致病菌最主要的实验室方法,并为抗生素的选择提供可靠的依据。为了提高血培养的阳性率,应注意以下几个环节。

(1)采血频次:多次血培养有助于提高阳性率,建议至少送检 3 次,每次采血时间间隔至少 1 小时。

(2)采血量:每次取血 5~10 mL,已使用抗生素的患者取血量不宜过多,否则血液中的抗生素不能被培养液稀释。

(3)采血时间:有人建议取血时间以寒战或体温骤升时为佳,但 IE 的菌血症是持续的,研究发现,体温与血培养阳性率之间没有显著相关性,因此不需要专门在发热时取血。高热时大部分细菌被吞噬细胞吞噬,反而影响了培养效果。

(4)采血部位:前瞻性研究表明,无论病原微生物是哪一种,静脉血培养阳性率均显著高于动脉血。因此,静脉血培养阴性的患者没有必要再采集动脉血培养。每次采血应更换穿刺部位,皮肤应严格消毒。

(5)培养和分离技术:所有怀疑 IE 的患者,应同时做需氧菌培养和厌氧菌培养;人工瓣膜置换术后、长时间留置静脉导管或导尿管及静脉药物滥用患者,应加做真菌培养。结果阴性时应延长培养时间,并使用特殊分离技术。

(6)采血之前已使用抗生素患者的处理:如果临床高度怀疑 IE 而患者已使用了抗生素治疗,应谨慎评估,病情允许时可以暂停用药数天后再次培养。

(二)超声心动图

所有临床上怀疑 IE 的患者均应接受超声心动图检查,首选经胸超声心动图(TTE);如果 TTE 结果阴性,而临床高度怀疑 IE,应加做经食管超声心动图(TEE);TEE 结果阴性,而仍高度怀疑,2~7 天后应重复 TEE 检查。如果是有经验的超声医师,且超声机器性能良好,多次 TEE 检查结果阴性基本可以排除 IE 诊断。

超声心动图诊断 IE 的主要证据包括:赘生物,附着于瓣膜、心腔内膜面或心内植入物的致密回声团块影,可活动,用其他解剖学因素无法解释;脓肿或瘘;新出现的人工瓣膜部分裂开。

临床怀疑 IE 的患者,其中约 50% 经 TTE 可检出赘生物。在人工瓣膜,TTE 的诊断价值通常不大。TEE 又效弥补了这一不足,其诊断赘生物的敏感度为 88%～100%,特异度达 91%～100%。

(三)其他检查

IE 患者可出现血白细胞计数升高,核左移;血沉及 C 反应蛋白升高;高丙种球蛋白血症,循环中出现免疫复合物,类风湿因子升高,血清补体降低;贫血,血清铁及血清铁结合力下降;尿中出现蛋白和红细胞等。心电图和胸片检查也可能有相应的变化,但均不具有特异性。

七、诊断和鉴别诊断

(一)诊断

首先应根据患者的临床表现筛选出疑似病例。

1.高度怀疑

(1)新出现杂音或杂音性质、强度较前改变。

(2)来源不明的栓塞事件。

(3)感染源不明的败血症。

(4)血尿、肾小球肾炎或怀疑肾梗死。

(5)发热伴以下任何一项：①心内有植入物；②有 IE 的易患因素；③新出现的室性心律失常或传导障碍；④首次出现充血性心力衰竭的临床表现；⑤血培养阳性(为 IE 的典型病原微生物)；⑥皮肤或黏膜表现；⑦多发或多变的浸润性肺感染；⑧感染源不明的外周(肾、脾和脊柱)脓肿。

2.低度怀疑

发热，不伴有以上任何一项。对于疑似病例应立即进行超声心动图和血培养检查。

1994 年，Durack 及其同事提出了 Duke 标准，给 IE 的诊断提供了重要参考。后来经不断完善形成了目前的 Duke 标准修订版，包括 2 项主要标准和 6 项次要标准。具备 2 项主要标准，或 1 项主要标准＋3 项次要标准，或 5 项次要标准为明确诊断；具备 1 项主要标准＋1 项次要标准，或 3 项次要标准为疑似诊断。

(1)主要标准：①血培养阳性，2 次血培养结果一致，均为典型的 IE 病原微生物如溶血性链球菌、牛链球菌、HACEK 菌、无原发灶的社区获得性金黄色葡萄球菌或肠球菌。连续多次血培养阳性，且为同一病原微生物，这种情况包括：至少 2 次血培养阳性，且间隔时间＞12 小时；3 次血培养均阳性或≥4 次血培养中的多数均阳性，且首次与末次血培养间隔时间至少 1 小时。②心内膜受累证据，超声心动图阳性发现赘生物，附着于瓣膜、心腔内膜面或心内植入物的致密回声团块影，可活动，用其他解剖学因素无法解释；脓肿或瘘；新出现的人工瓣膜部分裂开。

(2)次要标准：①存在易患因素，如基础心脏病或静脉药物滥用。②发热，体温＞38 ℃。③血管栓塞表现，主要为动脉栓塞、感染性肺梗死、霉菌性动脉瘤、颅内出血、结膜出血及 Janeway 损害。④自身免疫反应的表现，肾小球肾炎、Osler 结节、Roth 斑及类风湿因子阳性。⑤病原微生物证据，血培养阳性，但不符合主要标准；或有 IE 病原微生物的血清学证据。⑥超声心动图证据，超声心动图符合 IE 表现，但不符合主要标准。

(二)鉴别诊断

IE 需要和以下疾病鉴别，包括心脏肿瘤、系统性红斑狼疮、Marantic 心内膜炎、抗磷脂综合征、类癌综合征、高心排血量肾细胞癌、血栓性血小板减少性紫癜及败血症等。

八、治疗

(一)治疗原则

(1)早期应用：连续采集 3～5 次血培养后即可开始经验性治疗，不必等待血培养结果。对于病情平稳的患者可延迟治疗 24～48 小时，对预后没有影响。

(2)充分用药：使用杀菌性而非抑菌性抗生素，大剂量，长疗程，旨在完全杀灭包裹在赘生物内的病原微生物。

(3)静脉给药为主：保持较高的血药浓度。

(4)病原微生物不明确的经验性治疗：急性者首选对金黄色葡萄球菌、链球菌和革兰阴性杆菌均有效的广谱抗生素，亚急性者首选对大多数链球菌(包括肠球菌)有效的广谱抗生素。

(5)病原微生物明确的针对性治疗：应根据药物敏感试验的结果选择针对性的抗生素，有条件时应测定最小抑菌浓度(minimum inhibitory concentration,MIC)以判定病原微生物对抗生素的敏感程度。

(6)部分患者需要外科手术治疗。

(二)病原微生物不明确的经验性治疗

治疗应基于临床及病原学证据。病原微生物未明确的患者,如果病情平稳,可在血培养3~5次后立即开始经验性治疗;如果过去的8天内患者已使用了抗生素治疗,可在病情允许的情况下延迟24~48小时再进行血培养,然后采取经验性治疗。《2004年欧洲心脏协会(ESC)指南》推荐的方案以万古霉素和庆大霉素为基础。我国庆大霉素的耐药率较高,而且庆大霉素的肾毒性大,多选用阿米卡星(丁胺卡那霉素)替代庆大霉素,0.4~0.6 g分次静脉给药或肌内注射。万古霉素费用较高,也可选用青霉素类,如青霉素320万~400万U静脉给药,每4~6小时1次;或萘夫西林2 g静脉给药或静脉给药,每4小时1次。

病原微生物未明确的治疗流程图见图8-1,经验性治疗方案见表8-1。

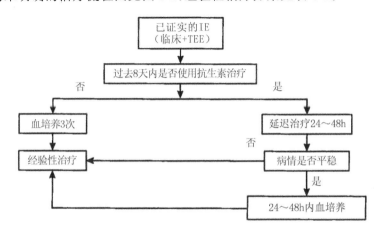

图 8-1 病原微生物未明确的治疗流程图

表 8-1 经验性治疗方案

疾病	药物	剂量	疗程
自体瓣膜 IE	万古霉素	15.0 mg/kg 静脉给药,每 12 小时一次	4~6 周
	＋庆大霉素	1.0 mg/kg 静脉给药,每 8 小时一次	2 周
人工瓣膜 IE	万古霉素	15.0 mg/kg 静脉给药,每 12 小时一次	4~6 周
	＋利福平	300~450 mg 口服,每 8 小时一次	4~6 周
	＋庆大霉素	1.0 mg/kg 静脉给药,每 8 小时一次	2 周

注:＊每天最大剂量 2 g,需要监测药物浓度,必要时可加用氨苄西林。

(三)病原微生物明确的针对性治疗

1.链球菌感染性心内膜炎

根据药物的敏感程度选用青霉素、头孢曲松、万古霉素或替考拉宁。

(1)自体瓣膜 IE 且对青霉素完全敏感的链球菌感染(MIC≤0.1 mg/L):年龄≤65 岁,血清肌酐正常的患者,给予青霉素 1200 万~2000 万 U/24 小时,分 4~6 次静脉给药,疗程 4 周;加庆大霉素 3 mg/(kg·d)(最大剂量 240 mg/24 h),分 2~3 次静脉给药,疗程 2 周。年龄>65 岁,或血清肌酐升高的患者,根据肾功能调整青霉素的剂量,或使用头孢曲松 2 g/24 h,每天 1 次静脉给药,疗程均为 4 周。对青霉素和头孢菌素过敏的患者使用万古霉素 3 mg/(kg·d),每天 2 次静脉给药,疗程 4 周。

(2)自体瓣膜 IE 且对青霉素部分敏感的链球菌感染(MIC 0.1～0.5 mg/L)或人工瓣膜 IE:青霉素 2 000 万～2 400 万 U/24 h,分 4～6 次静脉给药,或使用头孢曲松 2 g/24 h,每天 1 次静脉给药,疗程均为 4 周;加庆大霉素 3 mg/(kg·d),分 2～3 次静脉给药,疗程 2 周;之后继续使用头孢曲松 2 g/24 h,每天 1 次静脉给药,疗程 2 周。对这类患者也可单独选用万古霉素,3 mg/(kg·d),每天 2 次静脉给药,疗程 4 周。

(3)对青霉素耐药的链球菌感染(MIC＞0.5 mg/L):治疗同肠球菌。

替考拉宁可作为万古霉素的替代选择,推荐用法为 10 mg/kg 静脉给药,每天 2 次,9 次以后改为每天 1 次,疗程 4 周。

2.葡萄球菌感染性心内膜炎

葡萄球菌感染性心内膜炎约占所有 IE 患者的 1/3,病情危重,有致死危险。90％的致病菌为金黄色葡萄球菌,其余 10％为凝固酶阴性的葡萄球菌。

(1)自体瓣膜 IE 的治疗方案有以下几种。①对甲氧西林(新青霉素)敏感的金黄色葡萄球菌(methicillin-susceptible staphylococcus aureus,MSSA)感染:苯唑西林 8～12 g/24 h,分 4 次静脉给药,疗程 4 周(静脉药物滥用患者用药 2 周);加庆大霉素 24 小时 3 mg/kg(最大剂量 240 mg/24 h),分 3 次静脉给药,疗程至少 3～5 天。②对青霉素过敏患者 MSSA 感染:万古霉素 3 mg/(kg·d),每天 2 次静脉给药,疗程 4～6 周;加庆大霉素 3 mg/(kg·d)(最大剂量 240 mg/24 h),分 3 次静脉给药,疗程至少 3～5 天。③对甲氧西林耐药的金黄色葡萄球菌(methicillin-resistant staphylococcus aureus,MRSA)感染:万古霉素 30 mg/(kg·d),每天 2 次静脉给药,疗程 6 周。

(2)人工瓣膜 IE 的治疗方案有以下几点。①MSSA 感染:苯唑西林 8～12 g/24 h,分 4 次静脉给药,加利福平 900 mg/24 h,分 3 次静脉给药,疗程均为 6～8 周,再加庆大霉素 3 mg/(kg·d)(最大剂量 240 mg/24 h),分 3 次静脉给药,疗程 2 周。②MRSA 及凝固酶阴性的葡萄球菌感染:万古霉素 30 mg/(kg·d),每天 2 次静脉给药,疗程 6 周;加利福平 300 mg/24 h,分 3 次静脉给药,再加庆大霉素 3 mg/(kg·d)(最大剂量 240 mg/24 h),分 3 次静脉给药,疗程均为 6～8 周。

3.肠球菌及青霉素耐药的链球菌感染性心内膜炎

与一般的链球菌不同,多数肠球菌对包括青霉素、头孢菌素、克林霉素和大环内酯类抗生素在内的许多抗生素耐药。甲氧嘧啶－磺胺异噁唑及新一代喹诺酮类抗生素的疗效也不确定。

(1)青霉素 MIC≤8 mg/L,庆大霉素 MIC＜500 mg/L:青霉素 1 600 万～2 000 万 U/24 h,分 4～6 次静脉给药,疗程 4 周;加庆大霉素 3 mg/(kg·d)(最大剂量 240 mg/24 h),分 2 次静脉给药,疗程 4 周。

(2)青霉素过敏或青霉素/庆大霉素部分敏感的肠球菌感染:万古霉素 30 mg/(kg·d),每天 2 次静脉给药,加庆大霉素 3 mg/(kg·d),分 2 次静脉给药,疗程均 6 周。

(3)青霉素耐药菌株(MIC＞8 mg/L)感染:万古霉素 30 mg/(kg·d),每天 2 次静脉给药,加庆大霉素 3 mg/(kg·d),分 2 次静脉给药,疗程均 6 周。

(4)万古霉素耐药或部分敏感菌株(MIC 4～16 mg/L)或庆大霉素高度耐药菌株感染:需要寻求微生物学家的帮助,如果抗生素治疗失败,应及早考虑瓣膜置换。

4.革兰阴性菌感染性心内膜炎

约10％自体瓣膜IE和15％人工瓣膜IE,尤其是瓣膜置换术后1年发生者多由革兰阴性菌感染所致。其中 HACEK 菌属最常见,包括嗜血杆菌(Haemophilus)、放线杆菌(Actinobacillus)、心杆菌(Cardiobacterium)、埃肯菌(Eikenella)和金氏杆菌(Kingella)。常用治疗方案为头孢曲松2 g/24 h 静脉给药,每天1次,自体瓣膜IE疗程4周,人工瓣膜IE疗程6周。也可选用氨苄西林12 g/24 h,分3～4次静脉给药,加庆大霉素3 mg/(kg·d),分2～3次静脉给药。

5.立克次体感染性心内膜炎

立克次体感染性心内膜炎可导致Q热,治疗选用多西环素(强力霉素)100 mg 静脉给药,每12小时1次,加利福平。为预防复发,多数患者需要进行瓣膜置换。由于立克次体寄生在细胞内,因此术后抗生素治疗还需要至少1年,甚至终生。

6.真菌感染性心内膜炎

近年来,真菌感染性心内膜炎有增加趋势,尤其是念珠菌属感染。由于单独使用抗真菌药物死亡率较高,而手术的死亡率下降,因此真菌感染性心内膜炎首选外科手术治疗。药物治疗可选用两性霉素B或其脂质体,1 mg/kg,每天1次,连续静脉滴注有助减少不良反应。

(四)外科手术治疗

手术指征包括以下几点。

(1)急性瓣膜功能不全造成血流动力学不稳定或充血性心力衰竭。

(2)有瓣周感染扩散的证据。

(3)正确使用抗生素治疗7～10天后,感染仍然持续。

(4)病原微生物对抗生素反应不佳,如真菌、立克次体、布鲁杆菌、里昂葡萄球菌、对庆大霉素高度耐药的肠球菌、革兰阴性菌等。

(5)使用抗生素治疗前或治疗后1周内,超声心动图探测到赘生物直径＞10 mm,可以活动。

(6)正确使用抗生素治疗后,仍有栓塞事件复发。

(7)赘生物造成血流机械性梗阻。

(8)早期人工瓣膜IE。

九、预后

影响预后的因素不仅包括患者的自身情况及病原微生物的毒力,还与诊断和治疗是否正确、及时有关。总体而言,住院患者出院后的长期预后尚可(10年生存率81％),其中部分开始给予药物治疗的患者后期仍需要手术治疗。既往有IE病史的患者,再次感染的风险较高。人工瓣膜IE患者的长期预后较自体瓣膜IE患者差。

(苏田甜)

第九章

老年心血管常见病

第一节 冠状动脉粥样硬化性心脏病

冠心病是冠状动脉粥样硬化性心脏病(coronary artery heart disease,CHD)的简称,是一种最常见的心脏病。年龄是其重要的发病因素之一,所以是老年人心血管病中常见的致残及死亡原因,其中以冠状动脉粥样硬化最为常见。动脉硬化可导致血管狭窄或阻塞,造成心肌缺血、缺氧或坏死,进而引发的心脏病通常称为"冠心病",其他如栓塞、炎症、痉挛亦可成为冠状动脉病变的原因。世界卫生组织将冠心病分为无症状性心肌缺血(隐匿型冠心病)、心绞痛、心肌梗死、缺血性心力衰竭(缺血性心肌病)和猝死5种临床类型。年龄是冠心病的独立危险因素,由于老年人群生理和病理生理的特殊性、药物代谢及相互作用的不良反应等,且老年人群基础并发症较多,因此在风险评估和治疗策略选择方面与青壮年有很大的差异。

一、老龄对心血管系统的影响

(一)老龄过程的血管结构及功能变化

增龄是血管病变主要影响因素。随着年龄的增长,大动脉延长、迂曲、血管腔扩大、管壁增厚,动脉厚度增加成为动脉硬化的危险因素。健康老年人血管内皮相对完整,但内皮细胞形态不规则,细胞厚度增加,血管平滑肌细胞迁移和/或增生,伴有粒细胞和巨噬细胞异常增多。

血管功能变化主要是扩张性受损,主动脉及分支缓冲功能改变,动脉分支中弹力型血管较肌肉型血管变化更为明显,脉搏波速度增加,表现为收缩压升高、脉压增大、血管壁弹性减低及僵硬度增加。无明显动脉硬化的人群血管僵硬度也会增加,说明僵硬度可能与动脉硬化无关。

血管僵硬度增加不仅与血管结构变化(如胶原增加、弹力蛋白减少、断裂、钙化)有关,还受体液和内皮调节对血管平滑肌张力影响。不同部位的血管床(包括冠状动脉血管床),内皮通透性增加、对乙酰胆碱反应降低、NO释放减少,从而引起血管收缩。这些变化可见于血压正常且无动脉硬化的老年人,但在有动脉硬化的老年人中更为多见。与单纯老龄血管变化不同,动脉硬化血管僵硬度更高,可见血管局灶性病变、狭窄,最终出现斑块破裂。血管老化与动脉硬化过程中的生物化学变化相似。血管老化是动脉硬化疾病的前驱表现,而动脉硬化可加速血管老化。但两者发生原因不同,许多老龄相关血管变化显著的老年人并不发展成明显的局灶性动脉硬化病变。尽管目前公认,随着年龄的增长,冠心病的发生是难以避免的,然而尸检也发现90余岁人群中有40％未发现堵塞性冠状动脉疾病。老龄化相关血管变化会影响全身血流动力学改变,总外周血管阻力增加,导致收缩压增加、脉压增大,进一步刺激血管壁变厚、硬化,形成恶性循环。研究显示,脉压增大是发生心血管病事件的独立危险因素。年龄越高,脉压增加幅度越大,其中老年女性更为显著。

在人体的动脉内皮中,平滑肌细胞促炎症表型变化促进了机体老化,而该血管炎症机制又与血管内皮凋亡、免疫系统血管间质重构及代谢改变等相互关联,这一系列复杂的生物学现象称为"血管老化"。血管老化是年龄相关的血管疾病,是某些疾病(如动脉硬化、阿尔茨海默病)的特征。"健康"老年人机体各器官系统也存在细胞因子不平衡状态,循环促炎细胞因子水平也增加,而促炎细胞因子水平与老年人发病率及死亡率密切相关。老龄过程中血管壁可产生促炎微环境,改变循环及内分泌系统(如肾素-血管紧张素-醛固酮系统、免疫系统)间互相调节关系,这种与老化相关促炎机制促进血管炎症发生。目前研究也发现除炎症外,基因、端粒酶、自由基等与老化相关的多种学说还有待进一步研究。

(二)老龄过程的心脏结构及功能变化

老龄过程心脏发生一系列重要变化(表9-1),与增龄伴随出现的心脏病三联征——左心室肥厚、心力衰竭、心房颤动发生率增高关系密切。无明显心血管病的健康老年人随年龄增加(50～90岁),心脏收缩、舒张功能下降,高龄老年人(≥90岁)心脏收缩、舒张功能异常可能是发生HF的原因之一。由于随年龄增加心肌舒张和顺应性下降,左心室充盈受损,左心室压力-容量关系改变,心室容量轻度增加可导致舒张压明显增加,心室充盈异常,左心房、肺静脉、肺毛细血管压力增加,因此老年人易发肺充血和HF。60岁以下"舒张性"HF发生率<10％,75岁后可超过50％。

表 9-1　老龄过程心脏结构、功能变化

心脏重量	↑	心脏重量	↑
心肌细胞形态	↑	舒张晚期充盈	↑
心肌细胞数量	↓	心脏对β-肾上腺素能刺激/儿茶酚胺变力反应	↓
胶原交联程度	↑		
射血分数	=	心脏对洋地黄毒苷变力反应	↓
心脏搏出容量	=	最大用力状态的心脏最大排血量	↓
心排血量	=	心脏松弛功能	↓
舒张早期充盈	↓	利钠肽释放	↑

二、老年冠心病的临床特点

老年冠心病患者由于其老龄而具有特殊的临床特点。

(1)老年冠心病患者常合并多种疾病,单纯冠心病的患者少见,如合并糖尿病、脑血管疾病等,有些老年患者由于老化,伴有听力下降,反应迟钝,理解力、表达力下降,甚至老年痴呆等症状,常常主诉多种临床症状,似是而非,如全身不舒服、腹痛、疲劳、惶恐或者忧郁,难以辨别,沟通困难,这些症状经常被单纯误解为老化。尤其是合并其他系统肿瘤及需要手术的外科病,在老年人手术风险评估中,冠心病及病变程度、稳定度成为评估的重要内容及要点。

(2)老年患者痛阈增高,对于心肌缺血的反应迟钝,较少表现为"典型的胸痛"。此外还有研究发现:年龄>70岁的冠心病患者,在心电图出现心肌缺血改变后,出现心绞痛症状的时间是普通患者的2倍,因而推迟了他们的就诊时间。

(3)老年人由于其年龄因素,即便没有任何疾病其预期寿命亦有限,患者年龄越大越是如此,因此,家庭成员对于老年患者的治疗相对保守,期望值低,对介入治疗或冠状动脉旁路移植等有创治疗手段普遍接受程度较低。

正因如此,老年冠心病患者常常出现诊治延迟的情况,全球急性冠状动脉事件注册研究显示:症状不典型的患者接受恰当的药物治疗和/或介入治疗的可能性更小,并且再住院率和死亡风险更高。有研究显示年龄>65岁的急性心肌梗死患者中,超过2/3的患者不能在发病6小时内到达急诊室。

三、急性心肌梗死

急性心肌梗死(acute myocardial infarction,AMI)是在冠状动脉病变的基础上,发生冠状动脉血流供给急剧减少或中断,对应心肌严重而持久地急性缺血导致心肌坏死的疾病。临床表现有持久的胸骨后剧烈疼痛、发热、白细胞计数和血清心肌坏死标记物增高及心电图进行性改变;可发生心律失常、休克或心力衰竭,属冠心病的严重类型。AMI的常见诱因有过度疲劳、情绪激动、饱餐、睡眠差或用力排便等。

(一)临床症状

老年人AMI的临床表现及体征往往不典型或不明显,有些以上腹部不适、恶心、呕吐、食欲差等消化道症状为突出表现,严重患者甚至以意识丧失、休克或急性左心衰竭为首发症状。

1.疼痛

部位仍以心前区为主,但疼痛程度、性质、持续时间有的可能较短,而有的可持续1～2小时甚至迁延数天,其间往往有间歇性发作。具有心肌梗死典型症状的患者死亡率较低,可能与其及时就诊有关。

2.消化道症状

以消化道症状为主要表现的约占30%,突出表现为上腹痛、恶心、呕吐,少数出现肠麻痹、消化道出血,甚至出现上腹部饥饿样疼痛,容易误诊为急腹症,可能是心肌膈面心肌梗死后刺激膈神经而出现牵涉痛,此类型在老年患者中并不少见。

3.充血性心力衰竭

以心力衰竭为首发症状的患者约占20%,而>70岁老年人以心力衰竭为主要表现的可达74%。除非有明显的病因,老年人突然发作的严重呼吸困难,似哮喘样发作,均应考虑心肌梗死的征兆。反复出现端坐呼吸或夜间阵发性呼吸困难,有可能是AMI的唯一表现。以上述症状为首发症状的患者,其死亡率明显增加。

4.休克

休克型AMI往往为大面积心肌梗死,乳头肌断裂、室间隔穿孔及心室游离壁破裂所致,此型患者常伴有心律失常发生,易引起各种急性脑缺血症状,出现晕厥或一过性意识丧失、短暂昏迷、抽搐等,亦发可发展为脑卒中。

5.脑循环障碍

以脑循环障碍为首发症状的患者占无痛性心肌梗死发病的 13.2%～23.0%,老年患者可达 40%。其中脑卒中的发生率可达 24%,脑部症状与心脏症状可同时或先后出现,两者并存者其预后更差,病死率可达 23.8%。

6.心脏性猝死

老年 AMI 患者中约有 8%出现猝死,有报道其比例更高。应引起注意的是,在看起来完全健康的老年人突发冠状动脉阻塞时引发的猝死并非少见,可能是突发致死性心律失常或心脏破裂等。

(二)诊断和鉴别诊断

1.诊断

老年人特别是高龄老年人心肌梗死的临床诊断有一定的困难,同成年人一样凭借典型的临床表现、心电图的变化、心肌酶谱的动态变化,是能做出正确诊断的。但高龄老年人其临床症状极不典型,且有时老人和家属均不能描述确切的发病时间,心肌酶谱难以提供符合心肌梗死诊断的变化。老年人心肌梗死范围小,更易发生急性非 ST 段抬高型心肌梗死(NSTEMI),这使其心电图变化亦不典型(也因老年人和家属不能及时发现和就诊所致)。通常将三者综合分析后做出诊断,症状不典型者密切观察早期心电图和心肌酶的动态变化,心电图不典型者应重视心肌酶变化和临床表现,老年人 AMI 的 CPK 峰值低,更应强调 CPK-MB 在 CPK 中所占的比例,若 CPK 正常时,CPK-MB>8%时,应结合临床和心电图考虑诊断为 AMI。如测定肌钙蛋白 I(cTnI)和/或hs-cTnI 连续动态监测将更为准确,易于做出诊断。

2.鉴别诊断

因老年人多病共存的特点,在做出 AMI 的诊断时,还应与急性肺动脉栓塞、主动脉夹层分离、急腹症、食管裂孔疝等老年人常见疾病相鉴别。

(三)治疗

1.一般治疗

老年患者 AMI 一旦诊断明确,应即刻进入监护病房,更应注重特别护理。在早期均应吸氧,使氧饱和度>90%,加速氧气向缺氧心肌的弥散。镇痛镇静治疗十分必要,老年患者可选用哌替啶 25～50 mg 静脉注射,必要时 1～2 小时后重复使用,亦可应用苯二氮䓬类药物镇静治疗。发病第一周须绝对卧床休息,定时翻身,注意按摩肢体,预防静脉血栓形成,进食要清淡,保持大便通畅。第二周可在床上做四肢活动,自己翻身,第 3～4 周可下床进食,床旁大小便。

2.再灌注疗法

再灌注疗法是一种积极的治疗措施,可直接改善冠状动脉供血、挽救濒死心肌、缩小梗死范围,有利于梗死后心肌重构。

溶栓疗法:大规模的临床试验已证实溶栓治疗是行之有效的再灌注方法,但由于受老年患者存在共病、病情危重、心电图及临床症状不典型、就诊时间晚等条件限制,加之老年人溶栓致颅内出血的危险增加,致使老年 AMI 患者应用溶栓药物比例减少。因此以往的心肌梗死指南中,年龄大于 75 岁为溶栓禁忌。而后于 19 世纪 80 年代末期,全球最大的两组溶栓试验中则无年龄上限。两组试验分别纳入约 1 300 例和 1 400 例年龄≥75 岁的患者,其中一组与对照组比较,5 周的心血管死亡率明显下降。在 GUSTO-Ⅰ研究中,≥75 岁与<70 岁患者溶栓后获得 TIMI 3 级的血流大致相似。1992 年美国溶栓年会将年龄限制放宽至 75 岁以上。我国的 2010 年版指南

中在溶栓治疗适合人群上适当予以放宽,建议＞75岁患者应首选经皮冠状动脉介入治疗(percutaneous coronary intervention,PCI),但溶栓治疗并非禁忌。老年人在发病6小时内就诊较中青年人少,晚期溶栓(24小时内)能使更多的老年患者得到溶栓治疗,并从中获益。

老年人溶栓除应严格掌握适应证和禁忌证外,必须考虑溶栓药物和辅助药物的选择和用量问题。因此指南建议谨慎选择并酌情减少溶栓药物的剂量,密切关注其出血并发症。高龄、低体重、女性、既往有脑血管病病史,入院时收缩压和舒张压升高是颅内出血的明显预测因子。一旦发生头晕、头痛、肢体麻木、无力、意识障碍、喷射性呕吐等症状,应立即停止溶栓及抗血小板、抗凝治疗,行急诊头部CT检查以排除颅内出血。监测凝血指标和血小板,必要时给予逆转溶栓、抗凝和抗血小板药物。

PCI应用已进入成熟阶段,因此急诊PCI似乎更为合理。急诊PCI比溶栓疗法效果好,发生脑出血危险性小,老年人应用更加安全,所以PCI治疗为首选。我国2010年版指南建议:老年急性STEMI的再灌注策略应与非老年患者相似,应在再灌注窗内积极寻求再灌注治疗。对于≥75岁应用已进入成熟阶段,因此急诊PCI似乎更为合理。急诊PCI比溶栓疗法效果好,发生脑出血危险性小,老年人应用更加安全,所以PCI治疗为首选。我国2010年版指南建议:老年急性STEMI的再灌注策略应与非老年患者相似,应在灌注窗内积极寻求再灌注治疗。对于≥75岁的老年STEMI患者,如既往心功能状态好,适宜血管重建并同意介入治疗,可行直接PCI(Ⅱa,B);年龄≥75岁,发病36小时内已接受溶栓治疗的心源性休克,适合进行血管重建的患者,也可行溶栓后紧急PCI。而对于老年NSTEMI,包括不稳定型心绞痛(unstable angina,UA)的患者,相关指南未作出明确规定,但年龄≥65岁是其临床危险评分因素之一。2011年ACC/AHA对UA/NSTEMI的治疗指南建议与我国的指南相符:对于反复心绞痛、心律失常及血流动力学障碍的患者,如无严重并发症及禁忌证的情况,应尽早行冠状动脉造影及介入治疗(Ⅰ,B);对于临床事件高风险者,尽管病情稳定,也应尽早行冠状动脉造影及介入治疗(Ⅰ,A)。总之,在PCI策略的整体获益强度方面,老年与非老年相比至少相当,甚至有可能获益更大。

对比剂诱导的急性肾损伤,又名对比剂肾病(contrast nephropathy,CIN),是指应用对比剂24~72小时后血清肌酐(Scr)水平较原有基础升高＞25%或绝对值升高＞44.2 μmol/L以上,并排除其他影响肾功能的原因。老年人作为一特殊群体,鉴于其增龄性肾功能减退,肾脏储备及代偿功能较中青年人群差。在CIN风险评分量表中,年龄＞75岁是一项重要的评分指标,故老年冠心病患者是发生CIN的高危人群。其风险因素包括肾小管分泌和浓缩能力及肾脏血流量随增龄下降,冠状动脉病变复杂严重,需使用更多对比剂,并发症多,因此2010年专家共识建议对老年患者应权衡介入治疗与其他治疗方式的利弊,确定PCI策略的必要性。术前评估肾功能状况,操作前积极水化治疗[术前12小时至术后6~24小时给予等渗盐水1.0~1.5 mL/(kg·h)],尽量选择等渗或低渗对比剂,最大剂量不宜超过150 mL。值得注意的是,国内有学者回顾分析668例经PCI治疗的60岁以上冠心病患者的资料,其CIN发病率为16.1%,并总结了一套国人60岁以上冠心病患者行PCI前评估发生CIN风险的评分系统,有待临床推广应用。

3.抗凝和抗血小板治疗

抗凝治疗对于老年AMI患者依然是一个重要的手段,但高龄又是抗凝治疗引发出血的独立危险因素。2010年我国指南建议年龄≥75岁者,低分子肝素不用静脉负荷量,直接给予日常剂量,最长使用8天。OASIS-5研究显示,抗凝对于65岁以上患者出血发生率显著高于65岁以下患者,但是与依诺肝素相比,磺达肝癸纳(Ⅹa因子抑制剂)出血风险更低,且无肾功能受损的老年患者(≥75岁)无须调整剂量(2.5 mg,每天1次皮下注射)。

抗血小板治疗无论是AMI早期乃至预防梗死再次发作或作为PCI后的维持治疗都是不可或缺的策略。2009年中国专家共识中指出,尽管年龄是出血的独立危险因素,但临床的研究结果显示,65岁以上的老年ACS患者依然可以从阿司匹林和氯吡格雷治疗中获益,且老年患者的绝对和相对获益,均比非老年者更为显著,故年龄不应成为应用抗血小板治疗的障碍,老年AMI患者也应接受规范化治疗,在长期应用上述药物时也无须调整剂量。由于老年患者消化道出血等风险可能性增大,共识建议阿司匹林剂量≤100 mg/d,ACS急性期抗血小板药物的首次负荷量可酌情减少或不用。

4.抗心肌缺血药物的应用

虽然溶栓、介入、抗栓疗法极大的改善和促进了AMI患者再灌注、血运重建、心室重构等,但硝酸酯类、β受体阻滞剂、ACEI、ARB等药物仍是老年AMI患者治疗的基石。由于患者年龄大、基础病变多等特点,应遵照循证医学的证据,采取谨慎合理选择或酌情减少剂量的方法来实施个体化治疗。

(四)预后

在AMI患者中,老年患者病死率明显高于中青年,且随年龄增长而上升,占死亡率的60%～80%。老年AMI的死亡原因以泵衰竭多见(54%),心脏破裂次之(21%),部分患者也可以以感染、消化道出血、脑血管事件、肾衰竭和肿瘤等心外因素为主。

四、心绞痛

(一)慢性稳定型心绞痛

稳定型心绞痛是在冠状动脉狭窄的基础上,由于心肌负荷的增加引起心肌急剧的、暂时的缺血的缺氧的临床综合征。其特点为阵发性的前胸压榨性疼痛,主要位于胸骨后,可放射至心前区和左上肢尺侧,持续数分钟,休息或含服硝酸甘油后消失。慢性稳定型心绞痛是指心绞痛发作的程度、频度、性质及诱发因素在数周内无显著变化的患者。慢性稳定型心绞痛是老年冠心病最常见的临床类型,其常见病因仍多是冠状动脉粥样硬化或痉挛,但是,非冠状动脉因素所致心肌缺血,如老年主动脉瓣狭窄、严重贫血等也可为老年心绞痛的病因。心绞痛严重程度的分级参照加拿大心血管学会(CCS)心绞痛严重度分级(表9-2)。

表9-2 加拿大心血管学会(CCS)心绞痛严重度分级

Ⅰ级	一般体力活动不引起心绞痛,如行走和上楼,但紧张、快速或持续用力可引起心绞痛的发作
Ⅱ级	日常体力活动稍受限制,快步行走或上楼、登高、饭后行走或上楼、寒冷或风中行走情绪激动可发作心绞痛或仅在睡醒后数小时内发作。在正常情况下以一般速度平地步行200 m以上或登一层以上的楼梯受限
Ⅲ级	日常体力活动明显受限,在正常情况下以一般速度平地步行100～200 m或登一层楼梯时可发作心绞痛
Ⅳ级	轻微活动或休息时即可出现心绞痛症状

1.临床特点

与老年AMI临床特点相同,其症状常不典型,老年患者疼痛部位不典型发生率35.4%,明显高于中青年11%,疼痛部位可以在牙部与上腹部之间的任何部位,尤其是老年患者更易合并其他症状而误诊为其他疾病,如食欲缺乏、疲倦、胃部灼热感、出汗等。但是,老年患者一般病史较长,详细询问病史有助于疾病的诊断,并且需要与消化道疾病、肺病、颈椎病等进行鉴别诊断。

2.诊断

(1)心电图:心绞痛发作时的心电图对诊断很有帮助,ST-T 的变化有助于心肌缺血的诊断。老年人因高龄多合并其他器官功能不全、运动不便,不适合进行运动负荷试验,而动态心电图进行长时间的监测,有利于老年患者心绞痛的诊断。

(2)超声心动图:超声心动图存在室壁节段运动和老年性瓣膜改变,如重度主动脉瓣狭窄,也有助于老年患者心绞痛的诊断。

(3)核素心肌灌注扫描:协助诊断 CHD 的检查之一,其优势包括可以评估心肌缺血风险及陈旧梗死面积、评估左心室射血分数、准确定位心肌缺血区域,缺点为费时费力且价格较高。其敏感性为 89%,特异性为 75%。

(4)CT 冠状动脉造影:显示冠状动脉病变及形态的无创检查方法,有较高阴性预测价值。若 CT 冠状动脉造影未见狭窄病变,一般可不进行有创检查。但 CT 冠状动脉造影对狭窄病变及程度的判断仍有一定限度,特别是当钙化存在时会显著影响狭窄程度的判断,而钙化在老年冠心病患者中相当普遍,因此,仅能作为参考。

(5)冠状动脉造影:冠状动脉造影虽然为有创检查,但仍然是用来诊断冠状动脉解剖异常及动脉粥样硬化程度的金标准。如果条件允许且后续的血运重建术可以实行则应行冠状动脉造影。2007 中国慢性稳定型心绞痛诊断与治疗指南强调冠状动脉造影对于糖尿病、>65 岁老年患者、>55 岁女性胸痛患者临床价值更大,因此,老年患者如无禁忌,应重视冠状动脉造影在临床上的应用。

3.治疗

(1)药物治疗:药物治疗是慢性稳定型心绞痛治疗的主要措施,改善缺血、缓解症状和改善远期预后是主要原则。2007 年中国慢性稳定型心绞痛诊断与治疗指南将治疗心绞痛的药物分为两大类型:缓解症状的药物和改善预后的药物。

1)缓解症状的药物:主要包括三类硝酸酯类药物、β受体阻滞剂和 CCB,其中β受体阻滞剂兼有减轻症状及改善预后两方面的作用。①硝酸酯类:硝酸酯类药为内皮依赖性血管扩张剂,可减少心肌需氧和改善心肌灌注,从而改善心绞痛症状。舌下含服或喷雾用硝酸甘油仅作为心绞痛发作时缓解症状用药,也可在运动前数分钟使用,以减少或避免心绞痛发作。长效硝酸酯制剂用于减低心绞痛发作的频率和程度,并可能增加运动耐量。长效硝酸酯类不适宜用于心绞痛急性发作的治疗,而适宜用于慢性长期治疗。对由老年严重主动脉瓣狭窄或肥厚型梗阻性心肌病引起的心绞痛,不宜用硝酸酯制剂。②CCB:CCB 通过改善冠状动脉血流和减少心肌耗氧起缓解心绞痛作用,对变异型心绞痛或以冠状动脉痉挛为主的心绞痛,钙通道阻滞剂是一线药物。地尔硫卓和维拉帕米能减慢房室传导,常用于伴有心房颤动或心房扑动的心绞痛患者,这两种药不应用于已有严重心动过缓、高度房室传导阻滞和病态窦房结综合征的患者。老年稳定型心绞痛常合并心力衰竭可选择氨氯地平或非洛地平。③曲美他嗪:通过调节心肌能源底物,抑制脂肪酸氧化,优化心肌能量代谢,能改善心肌缺血及左心功能,缓解心绞痛。④尼可地尔:一种钾通道开放剂,与硝酸酯类制剂具有相似药理特性,对稳定型心绞痛治疗可能有效。⑤流感疫苗:2013 年 ESC 冠心病指南建议慢性稳定型心绞痛的老年患者每年至少接种流感疫苗一次。

2)改善预后的药物:①阿司匹林:所有患者只要没有禁忌证都应该服用。随机对照研究证实了慢性稳定型心绞痛患者服用阿司匹林可降低心肌梗死、脑卒中或心血管死亡的风险。阿司匹林的最佳剂量范围为 75~150 mg/d。其主要不良反应为胃肠道出血或对阿司匹林过敏。不能耐受阿司匹林的患者，可改用氯吡格雷作为替代治疗。②氯吡格雷：主要用于支架置入以后及对阿司匹林有禁忌证的患者。③β 受体阻滞剂：推荐使用无内在拟交感活性的 β 受体阻滞剂，如美托洛尔、比索洛尔等。β 受体阻滞剂的使用剂量应个体化，从较小剂量开始，逐渐增加剂量，以能缓解症状、静息心率不低于 50 次/分为宜。对不能耐受 β 受体阻滞剂或心率控制不佳的患者近来推荐使用依伐布雷定，可选择性抑制窦房结起搏电流，减低心率和心肌耗氧量，而对心肌收缩和血压无影响。④调脂治疗：从总胆固醇(total cholesterol，TC)＜4.68 mmol/L 开始，TC 水平与发生冠心病事件呈连续的分级关系，最重要的危险因素是低密度脂蛋白胆固醇(low density lipoprotein-cholesterol，LDL-C)。他汀类药物治疗还有延缓斑块进展，稳定斑块、抗炎、免疫抑制等多效性作用。冠心病患者控制 LDL-C 的目标值应＜2.60 mmol/L(100 mg/dL)。为达到更好的调脂效果，在他汀类治疗基础上，可加用胆固醇吸收抑制剂依扎麦布。对于老年患者，在应用他汀类药物时，应严密监测谷丙转氨酶及肌酸激酶等生化指标，及时发现药物可能引起的肝脏损害和肌病。⑤血管紧张素转换酶抑制剂(angiotensin converting enzyme inhibitor，ACEI)：在稳定型心绞痛患者中，合并糖尿病、心力衰竭或左心室收缩功能不全的高危患者应该使用 ACEI。所有冠心病患者均能从 ACEI 治疗中获益，但低危患者获益可能较小。

(2)血运重建：①PCI 是慢性稳定型冠心病的有效治疗措施，其死亡风险＜5%，首选推荐第二代药物洗脱支架(drug eluting stent，DES)，可减少支架内血栓发生率。建议置入新一代 DES 的患者维持 6~12 个月的双联抗血小板治疗，对于高出血风险等特殊情况的患者 1~3 个月双抗也是可行的。血流储备分数(fractional flow reserve，FFR)＞0.8 的患者，首选药物治疗，不推荐血运重建，FFR≤0.8 的患者可从 PCI 联合最佳药物治疗上获益。②冠状动脉旁路移植术(coronary artery bypass grafting，CABG)：内乳动脉桥明显优于静脉桥，能提高患者的存活率。双支内乳动脉移置获益更大，尤其是糖尿病患者。桡动脉已被作为第二移植动脉。③血运重建的一般原则：于慢性稳定型心绞痛患者血运重建应根据患者冠状动脉的解剖情况、缺血程度、症状、获益及预后进行评价，优先考虑血运重建的临床情况包括合理药物治疗难以控制的心绞痛；心肌梗死后心绞痛；左心功能不全；多支血管病和大范围心肌缺血(＞10%)；左主干狭窄＞50%。由于 CABG 术中及术后并发症发生率高，且该类患者常多病共存，手术耐受性差，故老年慢性稳定型心绞痛患者在临床中更易优选 PCI 治疗。

(二)不稳定型心绞痛

其临床特点和治疗特点与急性 NSTEMI 相类似，指南中多将其合并推荐统称为非 ST 段抬高型急性冠状动脉综合征(NSTE-ACS)。此类患者不宜溶栓，而以抗凝和抗血小板治疗为主。

(王　勇)

第二节　心　律　失　常

随着年龄的增长，老年人心律失常发病率亦明显增加。老年性心律失常不仅发生率高、危害性大，而且常伴有复杂的临床情况，从而增加治疗难度，成为心血管病和心律失常领域的一个难点。老年人的组织器官发生老化、生理功能下降；成人期所患的慢病带入老年期，新发各种老年病,还会出现多种老年问题;这些慢病都可能成为心律失常的病因或诱因,加上老年人各个器官功能开始衰退,导致了老年人心律失常的治疗上除了考虑心律失常本身外,同时需要有整体观,还要关注其他临床问题。缓慢性心律失常和心房颤动是老年人最为常见的心律失常,也是本节重点阐述内容。

一、机制及特点

(一)心律失常

心律失常是指心脏冲动的频率、节律、起源部位、传导速度或激动次序的异常。按其发生原理,区分为冲动形成异常和冲动传导异常两大类。原来无自律性的心肌细胞在各种病理状态下出现异常自律性,如心肌缺血、药物、电解质紊乱、儿茶酚胺增多等均可导致异常自律性的形成。折返是所有快速心律失常中最常见的发生机制,产生折返的基本条件是传导异常。冲动在折返环内反复循环,产生持续而快速的心律失常。

(二)心脏形态结构的增龄性变化

随着年龄的增长心肌的解剖、生理和生化发生变化使心肌的正常生理性质发生改变,心肌发生纤维化、淀粉样变及瓣膜退行性变,传导系统纤维化、脂肪浸润,心肌的兴奋性增高、传导变慢,心律失常发病率明显增加。

(三)药物作用

老年人常同时患有多种疾病,同时服用多种药物,加上老年人肝肾功能的增龄性下降,药物的排泄、分解减慢,对药物的耐受性较低,药物生物利用度下降,有效血药浓度增加,易发生毒性反应,尤其是抗心律失常药物的致心律失常作用。其他如大环内酯类、喹诺酮类抗生素、抗疟疾药、抗组胺药、抗精神病药、抗抑郁药、抗惊厥药及部分抗肿瘤药物也可致心律失常作用。

(四)临床特点

老年人缓慢心律失常的有其独特的临床特点。

(1)大部分起病隐袭、病史较长、进展缓慢。

(2)难于恢复或痊愈。

(3)房室传导阻滞程度往往较重,如不处理预后差。

(4)临床症状较年轻人明显。

(5)老年人心脏传导阻滞一旦发生,常呈进行性发展。

(6)且大多发生于 His 束远端或束支,少数发生于房室结水平。

二、分类

老年人由于其特殊的病理生理特性,其心律失常可以分为以下几种。

(一)老年退行性心律失常

患者不伴有其他心血管病和疾病因素,明显属于因增龄引起的退行性变引起的心律失常。此类心律失常往往并不影响血流动力学,但是往往比较顽固。

(二)老年病理性心律失常

老年患者既往已有或新发生的各种心血管病或其他疾病因素引起的心律失常称为老年病理性心律失常。其心律失常的发生是疾病发生发展过程中的一种症状。

(三)混合型

即在老年退行性变的基础上出现心血管疾病而导致的心律失常。

三、老年患者的缓慢性心律失常

由于传导系统的退行性改变,老年人心脏传导阻滞的发生率随年龄增高而增加,因此老年人缓慢性心律失常的发生率明显高于年轻人。老年人缓慢性心律失常的最为常见类型有病态窦房结综合征、房室传导阻滞和室内传导阻滞。

(一)病态窦房结综合征

老年人窦房结起搏细胞随着增龄而逐渐减少,甚至可减至正常人的5%~10%以下。窦房结动脉多呈单一血管,60%起始于右冠状动脉,40%起始于左冠状动脉回旋支。老年人冠心病、心肌病、高血压病等发病率较高,这些疾病可能损伤窦房结动脉,导致窦房结及其周围组织缺血、纤维化,以及发生窦房结退行性病变。

病窦综合征根据心电图表现可分为4个型:Ⅰ型,窦性心动过缓,严重者心率可降至40 bpm以下;Ⅱ型,窦性停搏或窦房传导阻滞;Ⅲ型,心动过缓-过速综合征;Ⅳ型,窦房结、房室结双结病变。动态心电图显示窦性心律低于40 bpm以下,停搏大于3秒以上,可导致黑蒙、晕厥等与心动过缓相关的临床症状。

1.窦房结功能测定

常用指标为窦房结恢复时间(SNRT)和窦房结固有心率(IHR)。老年人 SNRT >1 600毫秒为异常,SNRT>2 000毫秒具有诊断价值。老年人 IHRP<[118.1-(0.57×年龄)]×82%可判断为窦房结功能低下。

快速性心律失常如心房颤动、心房扑动、房速结束时的长 RR 间期也是提示窦房结功能障碍。

2.治疗

原发病的治疗十分重要,诊断明确并有与心动过缓相关症状的老年人应及时安置心脏起搏器。由于很多老年人合并有许多心脑血管疾病,所以老年人的耐受力较年轻人差,而且预后不良,这就要求临床医师重视患者的症状,不一定到停搏大于3秒才考虑安装起搏器。

3.起搏器的选择

显著窦性心动过缓、房室传导正常者首选 AAIR 型,伴房室传导阻滞者首选 DDDR 型,显著窦性心动过缓、房室传导正常者首选 AAIR 型,伴房室传导阻滞者首选 DDDR 型,窦房传导阻滞或窦性停搏但平均窦性心律正常者可选 AAI 或 DDD 型,频发快速性房性心律失常者选有模式转换功能的 DDD 型或 VVIR、VVI 型起搏器。

(二)房室传导阻滞

老年人房室传导系统随年龄增在结缔组织逐渐增多,60岁以后中心纤维体和室间隔上部钙化逐渐增加,房室结内细胞成分和 His 束传导细胞含量也逐渐减少。是导致老年人容易发生房室传导阻滞的病理基础。

1.临床表现

老年人房室传导阻滞大多为缓慢发展过程,传导阻滞程度可有一度、二度Ⅰ型、二度Ⅱ型和三度。有些老年人的房室传导阻滞可以呈间歇性表现,需要行24小时动态心电图检查,或反复在症状出现时行心电图检查才能明确诊断。

对于老年人,常常合并有心房颤动,心房颤动的患者突然出现规律的心室率,RR间整齐并且频率较慢,需要考虑心房颤动合并三度房室传导阻滞的可能。除了器质性心脏病外,有些老年人有症状的间歇性房室传导阻滞可能继发在一过性心肌缺血或睡眠呼吸暂停综合征的时候,后者在长间歇呼吸暂停中出现传导阻滞,此时常同时伴有血氧饱和度的显著下降。

2.治疗

(1)急性房室传导阻滞:最常见于急性下壁心肌梗死的患者,在度过急性期后房室传导阻滞常可以减轻或消失,因此对于此类二度以上房室传导阻滞可以选择临时心脏起搏、肾上腺皮质激素及异丙肾上腺素对症治疗。难于恢复的房室传导阻滞应安置永久心脏起搏器。

(2)间歇性房室传导阻滞:如排除因睡眠呼吸暂停综合征或某些不常用药物导致的房室传导阻滞,如有相关症状的二度以上房室传导阻滞包括长时间不能恢复的急性房室传导阻滞的老年患者应安置永久性心脏起搏器。

3.起搏器的选择

二度以上有相关症状的慢性房室传导阻滞,包括长时间不能恢复的急性房室传导阻滞,应选择安置永久性心脏起搏器,窦房结功能正常的可选择 DDD 或 VDD 型,窦房结功能不良者应首选 DDDR 型,频发房性快速性心律失常者可选择有起搏模式转换功能的 DDD 型或 VVIR、VVI 型起搏器,合并有持续性心房颤动、房扑的患者应植入 VVI 型。

(三)室内传导阻滞

心室内传导阻滞又称为束支阻滞,可分为单束支阻滞、双束支阻滞和三束支阻滞 3 种类型。

1.单束支阻滞

单束支阻滞的类型包括左、右束支阻滞和左前分支、左后分支阻滞,左、右束支阻滞又可分为完全性和不完全性阻滞。老年人单支阻滞的发生率较高。右束支阻滞可发生于老年慢性阻塞性肺疾病患者或健康人。左束支阻滞多见于器质性心脏病如高血压病、冠心病及心肌病等。左前分支阻滞多发生于老年冠心病、心肌患者,也常见于健康老年人。

单支传导阻滞的临床意义比较复杂,除了观察其是否与器质性心脏病有关,还应观察单支阻滞的动态变化情况,如传导阻滞是否从无到有,阻滞程度是否逐渐加重等。

2.双束支和三束支阻滞

(1)双束支阻滞类型:多为右束支阻滞伴左前分支阻滞,较少见的是右束支阻滞伴左后分支阻滞,以及左前分支和左后分支交替阻滞。后者如发生二分支的完全性阻滞,则与左束支主干的完全性阻滞难于鉴别。

(2)三束支阻滞类型:三束支阻滞是指右束支、左前分支及左后分支均出现传导阻滞,可有多种组合方式,如三束支均发生完全性传导阻滞,则与三度房室传导阻滞不易鉴别。不完全三束支阻滞的常见形式是左、右束支传导阻滞交替出现,或双支阻滞伴不同程度(一度或二度)房室传导阻滞等。

(3)老年人双束支和三束支阻滞的病因:老年人双束支或三束支阻滞常提示患者有较大面积或弥漫性心肌损害,后者可以出现与缓慢性心律失常相关的严重症状。有些患者可能合并较严重的心功能不全,预后较差。

老年人发生束支传导阻滞,特别是单束支和双束支阻滞,多无心动过缓及心脏停搏表现。如未合并其他原因导致的心动过缓,患者可无症状,临床意义仅取决于患者是否存在心脏器质性疾病。但在持续性或间歇性三束支阻滞的老年患者中,则可能出现与心动过缓及心脏停搏相关的严重症状,其临床意义同完全性房室传导阻滞,必须立即安置心脏起搏器。

(四)缓慢性心律失常的药物治疗

暂未能安装心脏起搏器治疗的患者,需临时改善症状可使用药物治疗。

1.阿托品口服或静脉滴住

对老年青光眼及男性前列腺肥大患者禁用。对于缓慢性心律失常患者不建议长时间使用,因大剂量使用可出现口干、排尿困难、便秘,甚至呼吸加速、烦躁不安、谵妄、幻觉等中枢中毒症状。

2.异丙肾上腺素静脉滴注或泵入

但老年人容易诱发快速性心律失常,应特别谨慎。

3.氨茶碱口服或静脉滴注

口服以缓释剂型较理想。

(五)老年人缓慢性心律失常的起搏器置入治疗

心脏起搏器是治疗缓慢性心律失常的有效方法。老年人缓慢性心律失常除了典型的二度以上房室传导阻滞及病窦综合征外,还有些表现为心房颤动伴缓慢心室率等。因此,心脏起搏器置入术是老年患者中最常施行的心脏介入性手术之一。老年及高龄均不是心脏起搏器置入术的禁忌证。相反,由于老年人心脏老龄化改变,常有心功能(包括收缩功能和舒张功能)下降,心脏的自律性降低和传导能力减弱,心功能代偿能力较差,发生缓慢性心律失常的机会增加,缓慢性心律失常时出现的症状较重。老年患者如有安置心脏起搏器适应证,应当及早积极地安置心脏起搏器,以防止心脏意外事件的发生。患者安置心脏起搏器后,还可以改善症状,提高老年人的生活质量。同时有于老年人其自身的特点,其起搏器植入有其特殊性。

(1)老年人起搏器的安装尽量选用生理性起搏,心脏生理性起搏可以减少心血管事件的发病率和死亡率。很多研究提示,生理性起搏器与心室起搏相比,慢性心房颤动、脑卒中、心力衰竭和心血管事件的发生率明显减少。

(2)老年人容易发生起搏器综合征。起搏器综合征是非生理性心室按需起搏器(VVI)的常见并发症,老年人容易发生起搏器综合征。

(3)老年人心功能代偿能力低,心室舒张期顺应性下降,心室的充盈需更多地依赖于心房的活动,房室协调活动能提高心排血量、改善运动耐量。房室同步起搏更有利于老年患者。

(4)单腔心房按需起搏(AAI)是最简单的生理性起搏器,应注意的是房室传导阻滞。有研究提示,对年龄≤70岁,PR间期≤0.22秒,或年龄>70岁,PR间期≤0.26秒的病窦患者,以100次/分起搏心房,房室传导仍为1:1时,安置AAI起搏器应是安全的。

(5)VDD起搏器为单电极双腔起搏器,手术方式简便、快捷,较适合老年患者。然而对有潜在窦房结功能不全,或心功能不全,需提高心率以改善心功能的老年患者,则不适合选用VDD起搏器。

(6)频率应答型起搏器的起搏频率可随活动量自动改变,以适合生理需要。老年人安置心室频率应答型起搏器后,活动能力、临床症状、运动耐力均比固定起搏频率的心室起搏器提高。

(7)对于起搏器置入患者要重视起搏器的随访和程控。置入DDD型起搏患者,发生心房颤动后,就会出现较快的心室起搏,严重者导致血流动力学紊乱,此时可将起搏模式调整为VVI模式,对于带有心房颤动模式转换的功能的起搏器,可将此功能打开。对于心功能不全特别是合并有血压下降的患者,提高下限频率对患者的心功能有着明显的改善。

(六)心脏起搏器置入术常见并发症

(1)出血和感染,如皮下或囊袋内出血,出血合并感染。

(2)糖尿病患者术后创面不易愈合。

(3)起搏器囊袋穿孔,无菌性囊袋穿孔多见于老年女性。

(4)心肌穿孔,特别是老年女性患者,右心室壁较薄弱,容易发生心室壁穿孔。心肌穿孔多见于临时起搏器术后,也可发生在永久起搏器术中。

(5)术后发生起搏和感知失灵多见于电极脱位,老年人心肌萎缩,电极头部不易固定,电极导管置入后容易发生脱位。老年人心肌应激性较差,起搏电压阈值较高,容易导致起搏失灵和感知障碍。

四、老年性快速性心律失常

(一)心房颤动

在美国大约有 230 万人口患有心房颤动,心房颤动患者的平均年龄为 75 岁,其中 84% 以上大于 65 岁。

心房颤动对患者的发病率和死亡率有重大影响。心房颤动是卒中的独立危险因素。心房颤动也使患者全因死亡率上升 2 倍以上。尽管心房颤动经常与其他疾病共存,尤其是心血管病和肺部疾病,排除这些因素后,心房颤动患者的死亡率仍然较高。

1.病因

老年人心房颤动多见于高血压病、冠心病、心肌病、甲状腺功能亢进、瓣膜病及肺心病。

2.心房颤动的分类

由于导管消融治疗心房颤动技术的发展,2010 年 ESC 指南推出的新分类法。

(1)首诊心房颤动:第一次被确诊的心房颤动,与心房颤动持续时间及相关症状无关。

(2)阵发性心房颤动:能在 7 天内自行转复为窦性心律者,一般持续时间<48 小时。

(3)持续性心房颤动:常指持续 7 天以上,需要药物或电复律才能转复为窦性心律者。

(4)长期持续性心房颤动:心房颤动持续时间≥1 年并决定进行节律转复治疗的心房颤动。

(5)永久性心房颤动:不再考虑节律控制策略的患者,一旦再决定进行节律转复治疗时,则永久性心房颤动患者将被重新诊断为"长期持续性心房颤动"。

3.心房颤动患者的卒中预防

心房颤动是卒中的独立危险因素,对于初发卒中或再次卒中的患者进行抗凝治疗比任何其他药干预更重要。心房颤动患者卒中的危险因素包括新近发生的脑血管意外、高血压病史、糖尿病病史、心力衰竭和高龄。

国际权威指南推荐 CHA2DS2-VASc 积分(表 9-3)对非瓣膜心房颤动进行初始卒中风险评估:主要危险因素(年龄≥75 岁、脑卒中病史,积分 2 分)和临床相关的非主要卒中危险因素(女性、年龄 65～74 岁、高血压病、心力衰竭、糖尿病、血管病变,积分 1 分)。

表 9-3　CHA2DS2-VASc 评分

	危险因素	评分		危险因素	评分
C	充血性心力衰竭	1	S_2	卒中/TIA/血栓栓塞	2
H	高血压病	1	V	血管疾病	1

续表

	危险因素	评分		危险因素	评分
A₂	年龄≥75 岁	2	A	年龄 65～74 岁	1
D	糖尿病	1	Sc	女性	1

CHA2DS2-VASc 积分≥2 分者需服用口服抗凝药物;CHA2DS2-VASc 积分为 1 分者,服口服抗凝药物或阿司匹林均可,但优先推荐口服抗凝药物;无危险因素,即孤立性心房颤动、年龄<65 岁,可服用阿司匹林或不进行抗栓治疗。但对于老年心房颤动患者来说,抗栓同时也增加出血风险,老年人心房颤动患者的抗栓治疗是一个十分棘手的问题。

指南同时还推荐了 HAS-BLED 出血风险积分(表 9-4),当积分≥3 分时提示"高危",出血高危患者无论接受华法林还是阿司匹林治疗,均应谨慎,并在开始抗栓治疗之后定期复查 INR。

表 9-4 HAS-BLED 评分

	危险因素	评分		危险因素	评分
H	高血压病	1	L	INR 值波动	1
A	肝、肾功能异常(各 1 分)	1 或 2	E	老年(如年龄>65 岁)	1
S	卒中史	1	D	药物或嗜酒(各 1 分)	1 或 2
B	出血史	1			最高 9 分

虽然心房颤动抗凝治疗 INR 目标值 INR 为 2.0～3.0,靶目标为 2.5,2011 年 ACCF/AHA/HRS 心房颤动指南中规定大于 75 岁老年人 INR 目标值 1.6～2.5,2011 年老年心房颤动诊治中国专家建议大于 75 岁老年人 INR 目标值 1.6～2.5。

对于 CHA2DS2-VASc≥2 患者服用口服抗凝药,可以选择的药物有:华法林 达比加群、利伐沙班、阿哌沙班。

华法林的治疗窗非常狭窄,大多数老年患者由于高龄引起的生理改变及并存多种疾病而需服用多种药物等特点,都可影响华法林的代谢,使出血倾向增加。在老年人群中,因摔倒而停用华法林也是影响治疗的原因。华法林抗凝治疗,初始时每周监测 INR 值,稳定后每月监测一次。

无法维持治疗 INR 时推荐直接凝血酶抑制剂或Ⅹa 抑制剂。达比加群等是新近研发的一种抗凝药。RELY 试验对比了达比加群和华法林治疗脑卒中高危因素的心房颤动患者,达比加群不易受食物和药物影响,无须抗凝监测或剂量调整,可能逐渐用于心房颤动卒中的预防和治疗。

4.心房颤动的复律

长期有效且安全的维持窦律能够改善和消除症状,延缓病程进展,逆转解剖和电重构改变。应当指出,维持窦律不是要完全消除心房颤动发作,有效药物治疗时可能引发严重不良反应,因此应强调与注重药物治疗的安全性。

重视窦律维持治疗的临床化和个体化,即指伴不同临床心血管病、心功能不全的心房颤动患者应选用电复律或药物。初次发作的心房颤动在 24～48 小时内可自动转复为窦性心律。心房颤动持续 7 天以内,尤其是持续时间<48 小时的患者,药物复律非常有效,>7 天患者电复律治疗优于药物复律。心房颤动持续时间越长,复律成功率越低。

无禁忌的条件下,氟卡尼、多非利特、普罗帕酮和静脉用伊布利特可用于心房颤动或心房扑动复律。胺碘酮也可用于心房颤动药物复律。但老年人往往合并有许多基础疾病,药物复律需要充分评估,之前要反复评价心脏功能及电解质情况。

心功能不全患者禁有Ⅰ类抗心律失常药物,在低钾低镁的情况下使用Ⅲ类抗心律失常药物容易诱发尖端扭转性室速。另外对于药物复律无反应的心房颤动或心房扑动合并快速心室反应患者,推荐直流电复律。心房颤动或心房扑动合并预激且血流动力学不稳定情况下推荐直流电复律。电复律前需要使用镇静剂或麻醉剂,之前需要评价患者肺功能。

心房颤动或心房扑动≥48小时或持续时间不明确,复律前华法林抗凝3周,复律后继续抗凝4周。心房颤动或心房扑动≥48小时或持续时间不明确且需要紧急复律,尽快启动抗凝治疗并至少持续4周。对于心房颤动或心房扑动<48小时且高危卒中患者,复律前或复律后立即静脉用肝素或低分子肝素或Ⅹa因子抑制剂或直接凝血酶抑制剂,随后长期抗凝治疗。心房颤动复律后,根据血栓栓塞风险决定是否长期抗凝。

心房颤动或心房扑动≥48小时或持续时间不明确或复律前3周未行抗凝治疗,在复律前行经食道超声检查(TEE),若左心房无血栓则行复律,另外,抗凝治疗在TEE前开始,并且至少持续至复律后4周。

心房颤动或心房扑动≥48小时或持续时间不明确,复律前3周和复律后4周可以使用达比加群、利伐沙班和阿哌沙班抗凝治疗。对于心房颤动或心房扑动<48小时且低危血栓栓塞风险患者,复律前可以静脉用肝素、低分子肝素,一种新型口服抗凝药或不抗栓治疗。

心房颤动是一种慢性疾病,无论是阵发性还是持续性,无论以何种方式转复为窦性心律,大多数患者都可能复发,因此通常需要服用抗心律失常药物来维持窦性心律。胺碘酮是维持窦性心律最有效的药物,但胺碘酮需要定期监测甲状腺功能及肺部情况,对于老年患者还需要注意肝肾功能的影响。胺碘酮延长QT间期,在低钾低镁的情况下有导致尖端扭转室速的风险,需监测心电图QTc。决奈达隆是不含碘的胺碘酮样药物,在降低心房颤动复发方面,胺碘酮优于决奈达隆,但是决奈达隆的耐受性更好,但不宜应用于左室功能受损,近期心力衰竭失代偿或者心功能Ⅳ级(NYHA分级)的患者。

5.心房颤动的频率控制

老年心房颤动患者往往有基础心脏疾病,并且维持时间较长,不管是以何种方式转复为窦性心律的可能性较小。即使能够转复,也往往复发。在持续性心房颤动的心室率控制与电复律对比研究和心房颤动治疗策略研究也发现心室率控制在预防死亡和心血管死亡上并不比节律控制差。比较持续性心房颤动节律控制、心室率控制及电复律疗效的随访调查研究,心房颤动治疗策略研究,以及心房颤动的节律控制与心室率控制——药物治疗心房颤动的研究结果显示,心室率控制和长期抗凝治疗更适用于无症状或症状轻微的持续性心房颤动患者。

心房颤动治疗目标是减慢快速心室率,单用或联合β受体阻滞剂、洋地黄或钙通道阻滞剂,甚至胺碘酮。对于运动状态下出现心房颤动相关症状患者,评估运动时心率控制水平,必要时调整药物剂量,控制心率在生理水平。有症状心房颤动,静息心率控制在80次/分以下。

永久性心房颤动,药物治疗不合适或心律控制不理想可以采用房室结消融术。有症状心房颤动且左室射血分数保留的患者心率控制可以适当放宽(平静心率<110次/分)。但对于心力衰竭合并快心室率心房颤动的患者,洋地黄类药物是最佳选择。其他治疗无效或存在禁忌的情况下,可以口服胺碘酮控制心室率。决奈达隆不能用于控制永久性心房颤动心室率治疗。心房颤动合并预激不能使用地高辛、非二氢吡啶类钙通道阻滞剂。

(二)心房扑动

心房扑动较心房颤动少见,往往由大折返环引起。心房扑动可分为峡部依赖性和非峡部依赖性。峡部依赖性心房扑动为Ⅰ型心房扑动,或称之为典型心房扑动,其频率往往为250～350次/分,这类心房扑动的折返环通常占领了心房大部分区域。下腔静脉至三尖瓣之间的峡部常常为典型心房扑动折返环的关键部位。其折返环在心房内的激动顺序为逆钟向,体表心电图心房扑动波在Ⅱ、Ⅲ、aVF导联为负向,V1导联为正向,V6导联为负向。非峡部依赖性心房扑动也称为Ⅱ型心房扑动或不典型心房扑动,其体表心动表现为心房扑动波在Ⅱ、Ⅲ、aVF导联为正向,V1导联为负向,V6导联为正向。往往与心房颤动互相转换。多数非峡部依赖性心房扑动与心房瘢痕有关。非峡部依赖性心房扑动的频率往往较快,较峡部依赖性心房扑动难以转复。

心房扑动的治疗与心房颤动一样,同样为抗凝、频率控制与节律控制。但心房扑动的心室率控制较心房颤动有为微小的差别,针对房室结的药物会使心房扑动的心室率成比例下降,故使用过程中需要严密监护,避免降得过低。同时在使用Ⅰc类抗心律失常药物治疗心房扑动时需要与钙通道阻滞剂与β受体阻滞剂联合应用,原因是Ⅰc类药物可减慢心房扑动频率,并引起1:1房室传导。如果患者合并心力衰竭或者冠心病时可导致严重的临床后果,需要警惕。

(三)室上性心动过速

室上性心动过速(SVT)是指异位快速激动的形成和/或折返环路位于希氏束分叉以上的心动过时。狭义的室上性心动过速是指与房室交界区相关的折返性心动过速,其中最常见的是房室结折返性心动过速(局限于房室结区域)和房室折返性心动过速(旁道作用)。阵发性室上性心动过速呈突发突止,持续时间长短不一。症状包括心悸、胸闷、头晕,少见晕厥、心绞痛、心力衰竭与休克。此类疾病首次发作时患者往往年轻,多已行射频消融术。随年龄的增长往往发作越来越频繁,持续时间越来越长,老年人往往因年轻时发作较少或其他未行手术治疗而带入老年。

急性发作时应根据患者基础的心脏状况,既往发作的情况及对心动过速的耐受程度作出适当处理。非二氢吡啶类钙通道阻滞剂和β受体阻滞剂可作用于房室结可有效终止折返的形成,多选用静脉给药。普罗帕酮作用于旁路也可以有效终止室上速。

在使用药物中止室上速前,对于老年人一定要注意评价心功能,上述的抗心律失常药物都有负性肌力的作用,往往可导致急性左心衰的发作。对于心功能不全的患者,可试用洋地黄类药物,但剂量不宜过大。

食道调搏常常可以有效中止发作。

当患者出现严重心绞痛、低血压、充血性力衰竭表现,应立即电复律,急性发作时当药物治疗无效时也可以实施电复律。但已经使用洋地黄患者应慎重。

(四)室性心律失常

随着年龄增加,患有明显心脏疾病或无明显心脏病的患者,室性期前收缩的发病率逐渐增加。这一趋势与未被发现的心脏疾病,左室质量的增加,血清儿茶酚胺水平升高,与年龄相关的心肌细胞和细胞外基质改变等因素相关。

老年患者室性心律失常的治疗与普通人群相似。无症状性非持续性室性心动过速的患者,需要仔细评估是否存在心脏疾病,包括隐匿性冠心病,结构性心脏病,左室功能不全。无任何重要心脏病的室性期前收缩和非持续性室性心动过速的患者预后良好。不管是缺血性心脏病还是非缺血性心脏病,左室射血分数下降的患者心源性猝死(SCD)的风险增加。预防心源性猝死需要对隐匿疾病的优化治疗及需要选择合适患者植入埋藏式心脏节律转复除颤器(ICD)。尽管埋藏式心脏节律转复除颤器的适应证未排除或提出对老年患者的特别建议,但考虑到老年人群的合并疾病及预期寿命较短,因此应进行个体评估再制订治疗方案。

五、老年人心律失常药物的合理应用

许多抗心律失常药物有致心律失常作用,如何安全地使用抗心律失常药物是一个难题。首先要做好心律失常的评估,这又包括两方面第一是心律失常的识别,不同的心律失常的机制各不一样,处理原则也各不相同。第二心律失常该不该药物治疗,对于既无直接相关的临床症状,也无直接或潜在的预后意义的心律失常,不必盲目使用抗心律失常药物。临床上导致明确与之相关的症状和/或具有潜在或直接影响血流动力学的心律失常(恶性心律失常)才需要干预。在心律失常治疗中应强调病因治疗。改善导致心律失常产生的基质如重在改善心肌供血、纠正心脏功能,改善血流动力学异常等,比治疗心律失常本身更重要。另外,还应积极纠正或改善抗心律失常药物的应用环境,如电解质紊乱等。

对危及生命的心律失常,药物选择主要考虑有效性;对改善症状的心律失常治疗,主要考虑药物的安全性。近些年来,临床医师开始探索抗心律失常药物的联合应用,进而达到合理用药的目。联合药物疗法是根据抗心律失常药物的电生理作用具有相加性或协同性这一假设,针对心律失常的发生机制采用联合方案可能获得治疗成功而提出。其原则:①如在抗心律失常治疗中应用某一药物尚有疗效,则应尽量避免。②联合用药避免同一类药物同时应用。③避免作用或不良反应相似的药物同时应用。④联合用药是时应减少各药的剂量。β受体阻滞剂的主要作用是拮抗儿茶酚胺,从而增强稳定因子的作用,其与Ⅰ类药物联用治疗室性快速心律失常疗效较好。目前胺碘酮加美西律治疗快速室性心律失常已在临床广泛应用。胺碘酮与β受体阻滞剂或钙通道阻滞剂合用可用于心室颤动风暴的患者,但有引起缓慢性心律失常的危险。

虽然所有抗心律失常药物均具有负性肌力作用,但在心功能正常情况下抗心律失常药物引起心功能障碍的机会很少。宜从小剂量开始,逐渐增加剂量。联合使用时应扬长避短、趋利避弊、合理配伍,同时应做好密切的临床观察。

六、心脏再同步化治疗(CRT)与埋藏式心律转复除颤器

尽管心功能持续在Ⅲ、Ⅳ级水平的心力衰竭患者已经得到最佳的药物治疗,CRT 仍可以提高其心脏功能与生活质量,并且有证据表明在一些患者中 CRT 可以逆转心肌重构。CARE-HF 试验表明 CRT 明显降低了全因死亡率,进一步支持 CRT 可以获益。然而,必须认识到在高龄人群中,有关使用这些器械设备治疗的资料非常有限。因此,在高龄人群中推荐使用 CRT 和 ICD 治疗,必须个体化,还要考虑他们的预期寿命、伴随的疾病及治疗的目标。

(王 勇)

第三节 周围动脉疾病

周围动脉疾病包括主动脉和肢体供血动脉的狭窄和阻塞性病变。这些病变主要与动脉粥样硬化有关,炎症性、遗传性发不良和创伤性周围动脉疾病仅占所有周围动脉疾病病例的 5%～

10%。有症状的动脉粥样硬化对上肢和手的血供影响较下肢少,所以周围动脉疾病的症状主要发生在下肢,以间歇性跛行、肢体活动后疼痛和无力为主要特征,严重可导致下肢功能丧失而致残,在老年人尤其常见。周围动脉疾病诊断、治疗不及时或处理不恰当,其预后不良的风险很高。

一、流行病学和高危因素

周围动脉疾病发病隐匿,非侵袭性检查手段显示无症状的周围动脉疾病发病率比有症状者高3倍。有症状的周围动脉疾病患者占55～74岁年龄段人群的4.5%,大约20%的老年人患有有症状或无症状的周围动脉疾病。

动脉粥样硬化相关的周围动脉疾病的发展与性别(男性)、年龄、糖尿病、吸烟、高血压病、高胆固醇血症、高纤维蛋白原血症和高半胱氨酸血症呈正相关。其中,吸烟为最重要的单一高危因素,吸烟者发生周围动脉疾病的概率较非吸烟者高3倍,多个危险因素并存会增加周围动脉疾病的发病率。

周围动脉疾病患者的5年累计死亡率介于5%～17%,较同年龄非周围动脉疾病对照组明显升高,男性周围动脉疾病患者的预期寿命与正常比要短10年。主要死亡原因是冠心病(周围动脉疾病患者发生率55%,非周围动脉疾病患者发生率36%)、脑血管事件(11%和4%)和其他引起死亡的血管事件(10%)。因此,周围动脉疾病可作为判断患者是否具有全身性动脉粥样硬化损害的标志性疾病。

二、发病机制

周围动脉疾病的主要发病机制是由动脉粥样硬化所致的动脉狭窄造成的,动脉狭窄导致血流受阻,从而导致远端供血不足。动脉狭窄对老年人的影响更明显,因为其本身就存在氧合能力下降、肌肉萎缩和毛细血管床的减少等因素进一步加重供血不足。当肢体活动时,机体通过增加心排血量、组织血管扩张来增加肢体血流量。在周围动脉疾病间歇性跛行的患者,静息时其血流尚能满足肌肉对血供的需求,而活动时其血流不能相应的增加,达不到肌肉对血供需求的增加,从而导致跛行。

从心脏到肢体远端(如踝部),平均血压下降并不明显。这是因为虽然血流压力在流向肢体远端过程中逐渐降低,但肢体远端小血管的阻力逐渐增高,从而维持收缩压的下降不明显。所以,健康人脚踝处的血压读数高于手臂的血压读数,而且在运动时踝部的血压不会有明显变化。而周围动脉疾病患者,由于下肢动脉存在一处或多处狭窄,血流经过这些狭窄时压力下降加快,导致其踝部血压比健康人低,而且在肢体活动时这种差异更明显。这也就是踝臂指数用于诊断周围动脉疾病的基本原理。

三、临床表现

周围动脉疾病的早期表现仅有活动后的肌肉疲劳、不适及疼痛。大约有50%的周围动脉疾病患者是无症状的,而30%～40%的患者有不典型的腿痛或静息痛。不典型的腿痛在老年人常见,表现为沉重、麻木或酸痛。5%的周围动脉疾病表现为缺血性溃疡或坏疽。缺血性溃疡患者的病因常常未被诊断,从而导致治疗延误甚至被错误地使用弹力绷带加压治疗而导致医源性损害。

当评估老年患者时,回顾病史必须要包括肢体的症状。一旦有间歇性跛行的病史,就必须评估多大的运动量诱发疼痛。可以按步行街区数量来进行评估,这种评估有利于建立基线资料从而用于评价治疗效果。疼痛是否在同一组肌群重复发作及疼痛是否在休息 2～5 分钟内缓解有利于鉴别血管源性跛行和神经源性跛行(如椎管狭窄),椎管狭窄所致的症状需要更长时间才能缓解。疼痛的部位可以帮助动脉狭窄处的定位。周围动脉疾病的血管狭窄常发生在远端的股浅动脉,导致腓肠肌群疼痛;而腹主动脉和髂动脉的狭窄则引起大腿和臀部肌肉群的疼痛。就像患者出现胸痛和短暂性脑缺血发作会考虑到血管疾病一样,如患者出现跛行也要考虑血管疾病的可能。这些患者的心血管危险因素需要更严格的管理。

四、分期

由 Fontaine 提出的临床分期对确立治疗方案有重要意义:Ⅰ期,缺乏症状但可客观上诊断的周围动脉疾病;Ⅱ期,间歇性跛行;Ⅲ期,静息痛;Ⅳ期,坏疽。

Ⅱ期常常被划分为Ⅱa期(绝对跛行距离＞200 m)和Ⅱb期(绝对跛行距离≤200 m)。与临床更为相关的区别是"跛行距离主观满意/耐受性较好"和"跛行距离主观不满意/耐受性较差"。由于损伤(压疮、手足病治疗等)和/或伴随的疾病(如慢性静脉功能不全),坏疽和溃疡也会出现在Ⅰ期和Ⅱ期。但是,鉴于这些情况的预后良好,必须将这些损伤与Ⅳ期坏疽相区分,可以相应地称为"复杂性Ⅰ期"和"复杂性Ⅱ期"。

真正的Ⅲ期和Ⅳ期("严重肢体缺血")是以静息痛持续至少两周和/或出现自发性坏疽为特征,伴随有收缩期外周动脉压＜6.7 kPa(50 mmHg)。

五、诊断

临床上根据病史和体格检查可以在很大程度上对绝大部分的周围动脉疾病患者进行诊断或者排除。如果临床上周围动脉疾病可以明确排除,则不需要进一步的血管学检查。如果可以确诊是周围动脉疾病,则需要进一步的检查:确定周围动脉疾病的准确范围和严重程度;确定高危因素;确定其他部位的动脉硬化情况,特别是冠状动脉、颈动脉和腹主动脉。少数通过病史和体格检查未能明确诊断的周围动脉疾病,基本上可以通过特殊的非侵袭性器械检查获得诊断。

(一)病史

1.周围动脉疾病

(1)间歇性跛行,静息时疼痛及出现或以往曾出现过坏疽。

(2)动脉硬化高危因素(主要有吸烟、糖尿病、高血压病、高脂血症)。

2.动脉硬化的其他表现

心绞痛、间歇性或永久性神经功能丧失、腹痛。

(二)体格检查

体格检查不应该仅仅局限于肢体动脉检查,还应包括全身心血管系统的检查。除了检查动脉硬化的其他临床表现,还有一般全身检查,包括伴随的全身性非血管性疾病所致的相关损害,因为这些表现将对制定总体治疗方案有重要的意义。肢体动脉的灌注 必须触摸脉搏,听诊有无血管杂音,以及检查是否营养性改变和其他周围动脉疾病的皮肤病学改变,特殊问题则需要额外的临床功能性检查。通常来说,体格检查结果已足够对动脉低灌注的程度和潜在性动脉血管改变的部位做出重要的判断。

1.脉搏

标准的脉搏触诊步骤包括双侧连续地比较桡尺动脉、股动脉、腘动脉、内踝后方胫后动脉及足背动脉搏动。如果发现不清楚或有异常,或者对腋、臂动脉及腓动脉区域有疑问,则进行腋、臂动脉及腓动脉远端分支触诊。正常的脉搏并不能排除周围动脉疾病;单独累及属支(髂内动脉、股深动脉)时脉搏可维持正常,甚至在主要动脉(主要是髂部、偶尔也发生于腹股沟部)狭窄并已出现临床症状时,脉搏仍可清楚地触及。对于典型的跛行病例,病史加上正常脉搏,血管狭窄杂音可以提供重要线索。有怀疑的病例必须通过运动试验或影像检查以获得结论性证据。

2.听诊

动脉杂音提示动脉狭窄,应该在主动脉、锁骨下、颈、腹、髂、股总、股浅和腘动脉听诊动脉杂音。血管杂音并不意味着动脉狭窄,因为动脉血管杂音也可发生于属支血管阻塞,在高血循环量(如甲亢)、贫血和动静脉瘘患者中,杂音从心脏传导而来。年轻人的血管杂音也可能为生理性的。当狭窄的程度较轻(直径减少小于 50%)或过于严重(直径减少大于 90%)时,听诊检测动脉狭窄的敏感性达到了极限,这时候,往往听不到杂音。

3.皮肤病学改变和营养性损伤

应特别注意静脉充盈、皮肤色泽和温度、肢体部位汗毛脱落、足底皮肤过度角质化、趾甲霉菌病、压疮、皮肤病学缺损、坏疽和局部炎症情况。检查不应局限于肢体易于观察的部位,还必须包括指趾间部位。

4.跛行试验/踏车试验

当具体行走距离不清楚,或者怀疑有伴随疾病使运动受限时,应进行跛行试验以客观了解行走距离受限的情况。此试验的标准步骤应该在踏车上设定 3.0 km/h 或 3.2 km/h 的速度,梯度 12%。如果没有可使用的踏车,或者患者不能够进行踏车试验,可让患者在平地上以每秒两步的速度行走(相当于 5 km/h)。记录最初一次和绝对跛行距离、疼痛部位、停止行走的原因和其他在行走试验中出现的症状。周围动脉疾病并不总引起行走时的疼痛,偶尔仅仅主诉为肢体同等的疲乏(特别在胸带型或腹主动脉-髂型患者)。

5.Ratschow 试验/握拳激发试验

当诊断周围动脉疾病时,当远端周围血管损伤(小腿型或前臂型)时,脉搏、踝和/或手、腕动脉血压可表现为正常或者仅仅轻微变化,甚至在某些严重血液循环障碍的病例中也是如此,容易误导。因此,在遇到相应的临床可疑病例时,必须进行 Ratschow 试验或握拳激发试验。

6.其他心血管系统

周围动脉疾病通常是阻塞性动脉粥样硬化的一个临床表现,也是其他血管系统动脉硬化性改变的指示性疾病。因此,对于一个动脉循环障碍的患者,询问病史和体格检查时还应注意针对冠心病和对脑部供血的颅外动脉的狭窄病变,此外还应注意动脉硬化其他重要临床表现,如内脏动脉狭窄和动脉瘤。

7.其他身体检查

(1)血管高危因素迹象(例如:血压升高、年轻患者出现黄褐瘤或弯曲型脂质斑)。

(2)Ⅱ期患者合并有限制行走能力并会影响血管再通治疗疗效的疾病(例如:呼吸功能不全、心功能不全、关节所致行走能力受限)。

(3)合并有影响缺血性损伤愈合的疾病(例如:代谢障碍、水肿、低氧血症)。

(三)特殊器械检查

对于每一个周围动脉疾病患者都应进行多普勒超声检查,测量踝部压力并评价其疾病严重程度。因为周围动脉疾病患者在其他血管处发生动脉硬化改变的概率增加,因此即使处于无症状期也需要预防性治疗,需要多普勒或双重超声检查脑供血动脉有无狭窄及腹部超声检查是否存在腹主动脉瘤。

下列情况需要进一步的特殊检查:①如果踝动脉血压未能测量(溃疡)或者有疑问(介质硬化病、软组织坚硬;诊断选择:多普勒超声检查踇趾血压,方向性多普勒超声检查,波形图检查,静脉阻塞体积描记仪,肢体末端照相体积描记仪);②尽管有典型的跛行病史,静息血压仍保持正常(诊断选择:测量运动后血压);③如果考虑进行血管重建(诊断选择:影像学检查如双重超声检查,血管造影,MR 血管造影);④如果存在溃疡/坏疽,不适宜血管重建,同时保守治疗效果不肯定,或者准备截肢(诊断选择经皮氧分压测定,激光层流测定,核医学分析)。

1.多普勒超声扫描血压检测

应作为临床怀疑周围动脉疾病患者的首选检查。其操作快捷、方便而且相对廉价,可在门诊迅速完成。休息 15 分钟后患者平卧位,测量并比较双侧上臂(直接将血压测量仪夹络于手腕处)、双侧胫后动脉、双侧足背动脉收缩压。

踝、肱动脉压比值即踝臂指数(ABI):1.0～1.29 为正常值,0.91～0.99 为临界异常,0.41～0.90 提示轻、中度周围动脉疾病,当 ABI≤0.4 提示重度周围动脉疾病。ABI 对周围动脉疾病诊断和预后均有意义。与 Framingham 风险评分评估心血管事件整体风险比较,ABI≤0.90 几乎成倍增加患者的 10 年全因死亡率,心血管死亡率和主要冠脉事件,ABI 越低其预后越差。ABI 的降低较性别(男性)、年龄、糖尿病、吸烟和高血压病等因素能更准确地预计总死亡率。

ABI 作为周围动脉疾病的诊断方法,其敏感性 79%～95%,特异性达 96%～100%。

ABI 的敏感性还可以通过加做运动激发试验得到提高。在检测静息状态下的 ABI 后,让患者在 10°～12°倾斜的活动平板上按每小时 3.2 km 的速度行走 5 分钟或直至诱发跛行性疼痛,然后再次检测其 ABI。运动试验的禁忌包括严重的心衰、严重的慢性阻塞性肺病、未控制的高血压病、严重的主动脉狭窄,以及静息性胸痛和气促。

如患者无法耐受运动平板,可采用踏车或平地的跛行试验、屈膝、足尖站立,或者通过血压测量仪夹给大腿于大于收缩压的压力产生 3～5 分钟的缺血等运动方法。在运动结束后 30～60 秒,患者平卧位接受测量。在患者进行了足够的运动后,静息时未能发现的主要动脉狭窄,可因运动后血压降低而被发现。

两侧肢体差别大于 1.3 kPa(10 mmHg)也提示存在周围动脉疾病。介质硬化、软组织变化、血压短时间波动、心律不齐、肢体周径和血压测量仪夹宽度比例不一致、自发性肌肉紧张或血压测量仪夹过于松弛以至于不匹配等情况都可使测量结果出现误差。部分误差可通过改正错误原因或取多次测量结果平均值来纠正,否则,则需要改用其他检测方法。正常收缩压并不能临床排除周围动脉疾病。如果有典型的跛行病史但静息血压正常,则需要测量运动后血压。

对于上肢缺血的患者,可以采用与测量踝部血压类似的方法,将血压测量仪夹置于前臂远侧,测量桡尺动脉血压。

2.方向性多普勒超声扫描

分析多普勒流速波形图(血流描记图)可以判定血流近端及远端一定程度的狭窄。然而,这种方法并不能很可靠地记录轻度到中、重度的改变(低敏感性)。如果测量的血流正好直接通过狭窄处,其程度则能够得到相当准确的评估。

3.双向多普勒超声扫描

双向多普勒超声能够准确地定位,并对臂从、盆腔和肢体的血管阻塞定性,检查过程没有特殊困难,但非常耗时,因此并不作为周围动脉疾病的常规检查方法,而应作为血管重建前的常规项目。

如果考虑做选择性的血管重建(临床Ⅱ期),因为能够发现哪些需要做血管重建,并且不适宜即时进行的情况(例如:股浅动脉长距离的阻塞),双向多普勒超声可能节省不必要的血管造影。对于这种病例,血管造影便成为不必要的,因为没有什么结果。在进行介入治疗前,双向多普勒超声能够为制订最佳方案提供指导,如在股总动脉狭窄时更适宜采用 cross-over 技术。

4.血管造影、MR 血管造影

血管造影不应该在首次诊断周围动脉疾病时使用,而是在计划血管重建之前。甚至在进行血管重建前,也常常可通过双向多普勒超声来减少血管造影的指征。血管造影可以采用传统方法或数字减影血管造影(DSA)进行。后者应在常规动脉注射造影剂后进行,因为大部分经静脉DSA 对远端下肢的分辨率不够,同时血管重建前需要得到整个血管系统包括流出道的成像记录。如果动脉入路存在特殊困难,在临床决定不需要依靠远端血管系统成像时仍可使用经静脉DSA,但必须在心功能足够满意地排出造影剂,肾脏能够承担造影剂负荷时进行。

对于严重不能耐受造影剂的病例,可以通过二氧化碳动脉造影的办法解决。但选择二氧化碳造影剂会降低 DSA 的诊断价值。

5.其他特殊器械检查方法

在个别病例,可考虑采用特殊器械和血管学检查手段,例如:波形图检查、静脉阻塞体积描记仪、肢体末端照相体积描记仪、经皮氧分压测定、激光层流测定和核医学检查方法来诊断周围动脉疾病。

(四)实验室检查

在首次诊断周围动脉疾病时,应常规安排适当的实验室检查,以发现可以治疗的高危因素(糖尿病、高脂血症),及对治疗周围动脉疾病有重要意义的相关动脉硬化所致器官损害(肾功能)。

(1)血细胞计数(血红蛋白浓度、血红蛋白增多症、红细胞增多症、血小板增多症)。

(2)饥饿和餐后血糖,糖化血红蛋白。

(3)尿液检测。

(4)血清肌酐。

(5)脂质(总胆固醇、HDL 胆固醇、LDL 胆固醇,甘油三酯)。

只有在异常症状(发病年龄轻、缺乏动脉硬化高危因素、患者本身多次发生血栓性事件,或者家族史,阻塞部位异常、治疗后不应发生的复发)出现时才需要进一步的周围动脉疾病实验室检查。对于这些病例,需要考虑非动脉硬化的可能性,通常是炎症原因,以及高凝状态或代谢缺陷(心磷脂抗体综合征、胆固醇栓塞、高半胱氨酸血症等)原因。

六、鉴别诊断

Fontaine Ⅱ、Ⅲ、Ⅳ 期的动脉循环疾病有典型但非特异性症状。周围动脉疾病诊断明确时,行走和静息时的疼痛可来源于此。但是,疼痛也可来源于神经系统疾病(例如:神经根部刺激或椎管狭窄症所致神经根疼痛、多发性神经病、神经系统疾病),骨关节疾病(例如:膝关节病、髋关节病、不正确腿部姿势、脊柱病变)和一般内科临床疾病。

因为 65％的周围动脉疾病确诊患者同时合并有神经系统和骨关节系统疾病,这些疾病的症状可以掩盖周围动脉疾病或激发无症状期的周围动脉疾病出现症状,所以,在下列情况应该行神经系统和骨关节系统检查。

(1)周围动脉疾病已经通过特殊器械检查排除,但存在类似跛行的症状。

(2)周围动脉疾病已经确诊,但临床表现与客观血流动力学检查不符。这种情况适用于疼痛强度大于与检查结果所匹配的强度,以及在站立和行走初期马上出现疼痛。如果症状类似于跛行,但停止行走并不能使疼痛快速缓解,疼痛持续存在或者行走时疼痛位于动脉阻塞近端时,应考虑非周围动脉疾病的原因所致。这也适用于由近端向动脉阻塞部位发展的一般的行走疼痛,或者虽诊断为周围动脉疾病,但行走时疼痛出现于髋、膝、踝关节,且不向缺血的肌肉放射。多发性神经病所引起的累及脚和小腿的袜套型疼痛,以及腰椎变性伴随的神经根性和节段性疼痛可以掩盖周围动脉疾病的症状。

(3)坏疽引起的疼痛,仅仅局限于伤口周围,与无缺血时的静息痛类似。

七、治疗

周围动脉疾病的主要治疗目标是解除缺血症状,控制下肢动脉硬化闭塞的病情进展,特别是降低其高并发症发病率和死亡率。有跛行症状的患者,除了行走能力受限,进一步的问题是致命的心血管并发症高发率。周围动脉疾病患者通常并不是死于周围循环疾病,而是心肌梗死或脑卒中。原发性动脉硬化症是一种全身性疾病,通常会同时影响多个动脉血管部位。因此,早期处理存在的高危因素是非常重要的。

(一)药物

1.抗血小板药物

除了控制存在的高危因素,早期使用抗血小板药物对周围动脉疾病患者,包括间歇性跛行和严重肢体缺血患者,都有相当重要的意义。根据目前的资料,对无症状期的周围动脉疾病患者应该如何使用抗血小板药物还不清楚。

抗血小板试验协作组对 174 个随机试验进行 Meta 分析发现,周围动脉疾病患者每天服用75～325 mg 阿司匹林可防止其他部位的血管病变。

(1)减少 32％的心肌梗死、脑卒中或动脉栓塞并发症所致的死亡。

(2)减少 32％的非致死性心肌梗死和 46％的非致死性脑卒中。

(3)减少 20％的总血管性死亡率。

如果没有禁忌证,每个有症状的周围动脉疾病患者都应该进行抗血小板药物治疗。抗血小板药物不但可以减少动脉栓塞的危险性和保持动脉内膜切除术后动脉和旁路动脉的通畅,更重要的是,它可以降低有潜在动脉硬化疾病患者的发病率和死亡率。抗血小板药物现在使用得还非常局限,主要是周围动脉疾病对患者整个预后的影响受到了低估。

2.抗凝药物

周围动脉疾病患者可进行抗凝治疗,以防止溶栓过程中出现心脏栓子复发,动脉阻塞栓子含有大量血栓成分时,也可使用抗凝药物。为了防止旁路手术后的血管栓塞,可同时使用抗血小板药物和抗凝药物,没有资料显示哪一个的效果更好。肝素主要运用于紧急情况、短期使用和不能服用口服抗凝药的患者。

(二)Fontaine Ⅱ期的治疗

1.Fontaine Ⅱ期的保守治疗

控制高危因素和抗血小板治疗是 Fontaine Ⅱ期保守治疗一般处理的一部分。此外,进行行走训练可延长患者的首次和绝对跛行距离。只要动脉阻塞和狭窄是在盆腔或下肢,患者没有心肺功能不全、没有伴随的关节病、没有严重的神经系统临床表现,行走训练的治疗意义可以即刻得到证实。大约有 1/3 的间歇性跛行患者由于上述疾病而不能进行行走训练,另外 1/3 不愿意进行训练,只有剩下的 1/3 能够参与到训练之中。因此,鉴于行走训练参与率比预计低,对于很多间歇性跛行患者行走训练并不能作为基础治疗。

到目前为止,只有萘呋胺这一种血管活性药物经过双盲、安慰剂对照试验研究,证明可以作为紧急情况下针对性的运动替代疗法或辅助治疗,疗效确凿。根据新的试验指南和 GCP 标准,已酮可可碱和丁咯地尔的口服或静脉制剂的疗效仍有待观察,但可能导致对治疗范围的新的评价。

对 Fontaine Ⅱ期患者,如果生活质量严重受损、首次跛行距离小于 200 m,间歇性跛行确实是由周围动脉疾病引起,未能施行其他治疗手段(扩张术、外科手术、溶栓疗法),足背动脉和胫后动脉压＞8.0 kPa(60 mmHg)的患者,使用血管活性药物应较为谨慎,没有心功能不全患者使用的证据,但是,尚没有相关的对照试验证实长期口服血管活性药物的作用。

有研究显示静脉注射前列腺素 E1,无论有无进行行走训练,都可以明显延长严重行走受限患者的行走距离。加强训练治疗时,效果更为显著。

2.Fontaine Ⅱ期的支架置入和手术治疗

间歇性跛行是 Fontaine Ⅱ期周围动脉疾病患者就诊的主要原因。尽管在初期都推荐行走训练和保守治疗,但如果跛行已严重影响了患者的生活质量,阻塞血管有重建的指征,可进行手术,因为手术的远期效果好,同时对患者的限制也较少。对于单个的、短距离的髂股段狭窄可考虑血管成形术,有困难的、多发的狭窄和阻塞则可选择加长的介入治疗和血管外科手术。伴有近端大量血栓形成的末端动脉狭窄是局部溶栓的适应证,可同时进行血栓取出术及经皮动脉内成形术(percutaneous transluminal angioplasty,PTA)。目前的数据显示激光血管成形术和动脉粥样硬化切除术与传统的 PTA 比较并没有优越性。

(1)盆腔段:传统的 PTA 能够成功地进行主-髂动脉区域狭窄的血管成形术,当然最合适的病例仍然是独立的少于 3 cm 的狭窄。对于症状严重的患者,盆腔血管系统有长段或多发的狭窄和阻塞,也可采用介入治疗。必要时,PTA 必须与溶栓和支架置入相结合。下列情况为盆腔动脉支架置入的指征:PTA 后由于弹性塌陷所致的血流动力不足,切开术后严重管腔狭窄,慢性阻塞的治疗,首次 PTA 后再狭窄和复杂的病变。

(2)股-腘区:虽然对腹股沟韧带以下股动脉区域的狭窄和阻塞也可采用导管技术进行再通,但再狭窄率要比髂动脉高。因此,在考虑指征时应较盆腔区域小心。股腘区的狭窄及短的阻塞都可首先采用 PTA,尽管没有得到研究的证实,通常认为介入手术的长度限制是 10 cm 以上的病变。PTA 可与溶栓和血栓-栓子切除术结合,支架可用于选择性的病例。股腘区支架的再塞率比盆腔区高得多。支架技术正得到进一步的研究和发展,如 PTFE 包裹支架正在试验中。鉴于病因学的不同,应该区分单独的腘动脉狭窄和阻塞。特别要注意挤压综合征、囊性动脉外膜变性和动脉瘤等情况,这些疾病的治疗需要单独切口(普通外科手术)。当情况不适于进行导管手术时,则考虑股腘区外科手术。

(3)小腿动脉:随着材料技术的不断发展,如亲水性的导丝和导管,小腿区的动脉狭窄和阻塞也可以运用介入手段治疗。然而,这部分区域的介入手术指征应该比股腘区更需要严格的筛选。特殊的血管内镜治疗指征包括吻合口狭窄和股腘旁路阻塞的再通,结合溶栓治疗和栓子切除术。

(4)术后药物治疗:由于缺乏清楚的临床资料,动脉扩张后是否置入支架的处理有所不同。最可靠的术后防止再狭窄治疗是使用抗血小板药物阿司匹林(100~300 mg)。扩张加支架置入术可考虑额外每天 75 mg 氯吡格雷,治疗 4 周。氯吡格雷也可以作为阿司匹林的替代治疗。肝素和口服抗凝药对防止再狭窄的疗效还未得到证实。近距离放疗和 GPⅡb/Ⅲa 抑制剂在介入手术围术期的作用带来了新的希望,但需要进一步的试验研究。

(三)Fontaine Ⅲ、Ⅳ期的治疗

1.保守治疗

(1)一般处理:对于Ⅲ、Ⅳ期患者有必要采取下列措施。相对卧床、肢体足够的位置、躺在床上时轻微的脚低位、足跟部铺棉花垫、踝部周围采用泡沫橡胶圈防止压力引起的溃疡、足够的止痛、必要时行硬膜外麻醉和水肿的治疗。

(2)局部伤口处理:Ⅳ期患者的局部缺血损伤处理是极为重要的。应该清除坏死组织,敞开腐烂部位,切口并放置永久性引流以达到永久引流目的。局部药物的使用不能影响全身治疗。

(3)全身抗生素的使用:所有存在感染性溃疡或湿性坏疽的患者都是运用全身性抗生素的指征。

(4)抗血小板药物治疗:Ⅲ、Ⅳ期病例使用抗血小板药物的指征与Ⅱ期类似,目的是降低其他血管部位发生动脉栓塞的可能,同时减少周围血管循环疾病的进展。

(5)抗凝剂治疗:伴有静息痛或坏疽的周围循环疾病本身并不是使用抗凝剂的指征。但是,对于制动的Ⅲ、Ⅳ期患者需要使用肝素预防血栓形成。

(6)血液稀释:Ⅲ、Ⅳ期患者在补足液体后仍出现血球容积升高时,可考虑给予辅助性血液稀释疗法。

(7)降低纤维蛋白原治疗:间断、低剂量地给予溶栓药(如尿激酶)可降低纤维蛋白原,但还未经对照试验评价。

(8)前列腺素类:前列腺素类药物的治疗指征包括无法实施血管重建,或者血管重建后仍不能提供满意血流灌注,不准备行截肢术但不得不进行截肢的患者。在德国,前列腺素 E1 已被批准用于Ⅲ、Ⅳ期周围动脉疾病的治疗,但前列环素类似物伊洛前列素仅被批准用于血栓闭塞性脉管炎的治疗。根据近期的研究结果,严格的治疗方案可明显使溃疡愈合,减少静息痛,降低截肢率。最初前列腺素 E1 都是动脉给药,但目前通常是大剂量静脉给药。伊洛前列素只能静脉给药。在 14 项前列腺素 E1、伊洛前列素和安慰剂的对照研究中,大部分结果都显示前列腺素 E1和伊洛前列素能够明显减少静息痛,缩小溃疡面积,具有统计学差异。

(9)基因治疗:使用血管基因生长因子的血管基因治疗对严重肢体缺血患者的作用还在试验的初期。因为除了单例的病例研究,到目前为止还没有安慰剂对照、双盲、大样本病例的研究报道。

(10)脊髓刺激和交感神经阻滞:脊髓刺激能够减少患者的麻醉药用量,但不影响截肢率和死亡率。同样,对Ⅳ期患者行 CT 引导下的腰交感神经阻滞也没有确实的疗效。

(11)其他:有许多特别针对Ⅳ期患者的选择性治疗。但任何一种方法(例如:用蛆对伤口进行清理、高压氧治疗、生长因子的外部应用等)都没有得到对照试验的证实。

2.介入和手术治疗

与Ⅱ期的选择性血管重建不同,对Ⅲ、Ⅳ期应该尽最大努力争取血管重建的机会。即使并发症和死亡率增加、远期疗效较差,进行广泛范围的处理也是合理的。治疗的复杂性引发了不同的问题,必须将患者作为一个整体来看待,除了保守治疗的经验,还需具有血管介入和血管外科手术技能。治疗上常常需要结合血管介入与血管外科手术,例如:盆腔区的PTA,加或不加支架植入,接着是小腿远端或足部的旁路手术。对于这种病例,更长的损伤,包括从小腿到足部的介入手术也是合适的。同样,外科手术方面,也需行范围更大的重建(例如:小腿-足旁路)。

(王 勇)

第十章

心血管常见病的中医治疗

第一节 胸 痹

胸痹是指以胸部闷痛,甚则胸痛彻背,短气喘息不得卧为主要临床表现的一种病证。

胸痹临床表现或轻或重,轻者仅偶感胸闷如窒或隐痛,呼吸欠畅,病发短暂轻微;重者则有胸痛,呈压榨样绞痛,严重者心痛彻背,背痛彻心,疼痛剧烈。常伴有心悸、气短、呼吸不畅,甚至喘促、悸恐不安等。多由劳累、饱餐、寒冷及情绪激动而诱发,亦可无明显诱因或安静时发病。

胸痹的临床表现最早见于《内经》。《灵枢·五邪篇》指出:"邪在心,则病心痛"。《素问·藏气法时论》亦说:"心病者,胸中痛,胁支满,胁下痛,膺背肩胛间痛,两臂内痛。"《素问·缪刺论》又有"卒心痛""厥心痛"之称。《素问·厥论篇》还说:"真心痛,手足青至节,心痛甚,旦发夕死,夕发旦死"。把心痛严重,并迅速造成死亡者,称为"真心痛,"亦即胸痹的重证。汉·张仲景在《金匮要略·胸痹心痛短气病脉证治》篇说:"胸痹之病,喘息咳唾,胸背痛,短气,寸口脉沉而迟,关上小紧数,瓜蒌薤白白酒汤主之。""胸痹不得卧,心痛彻背者,瓜蒌薤白半夏汤主之。"正式提出了"胸痹"的名称,并进行专门的论述,把病因病机归纳为"阳微阴弦",即上焦阳气不足,下焦阴寒气盛,认为乃本虚标实之证。宋金元时期,有关胸痹的论述更多。如《圣济总录·胸痹门》有"胸痹者,胸痹痛之类也……胸脊两乳间刺痛,甚则引背胛,或彻背膂"的症状记载。《太平圣惠方》将心痛、胸痹并列,在"治卒心痛诸方""治久心痛诸方""治胸痹诸方"等篇中,收集治疗本病的方剂较多,组方当中,芳香、辛散、温通之品,常与益气、养血、滋阴、温阳之品相互为用,标本兼顾,丰富了胸痹的治疗内容。到了明清时期,对胸痹的认识有了进一步提高。如《症因脉治·胸痛论》:"歧骨之上作痛,乃为胸痛"。"内伤胸痛之因,七情六欲,动其心火,刑及肺金;或怫郁气逆,伤其肺道,则痰凝气结;或过饮辛热,伤其上焦,则血积于内,而闷闷胸痛矣。"又如《玉机微义·心痛》中揭示胸痹不仅有实证,亦有虚证,尤其是对心痛与胃脘痛进行了明确的鉴别。

在治疗方面,《内经》提出了针刺治疗的穴位和方法,《灵枢·五味》篇还有"心病宜食薤"的记载;《金匮要略》强调以宣痹通阳为主;《世医得效方·心痛门》提出了用苏合香丸芳香温通的方法"治卒暴心痛"。后世医家总结前人的经验,又提出了活血化瘀的治疗方法,如《证治准绳·诸痛门》提出用大剂桃仁、红花、降香、失笑散等治疗死血心痛;《时方歌括》用丹参饮治心腹诸痛;《医林改错》用血府逐瘀汤治疗胸痹心痛等。这些方法为治疗胸痹开辟了广阔的途径。

现代医学的冠状动脉粥样硬化性心脏病(心绞痛、心肌梗死)、心包炎、二尖瓣脱垂综合征、病毒性心肌炎、心肌病、慢性阻塞性肺气肿等疾病,出现胸痹的临床表现时,可参考本节进行辨证论治。

一、病因病机

胸痹发生多与寒邪内侵、饮食失调、情志失节、劳倦内伤、年迈体虚等因素有关。其病机分虚实两端,实为气滞、寒凝、血瘀、痰浊,痹阻胸阳,阻滞心脉;虚为气虚、阴伤、阳衰,脾、肝、肾亏虚,心脉失养。

(一)寒邪内侵

素体阳虚,胸阳不振,阴寒之邪乘虚而入,寒主收引,寒凝气滞,抑遏阳气,胸阳不展,血行瘀滞不畅,而发本病。如《诸病源候论》曰:"寒气客于五脏六腑,因虚而发,上冲胸间,则胸痹。"《类证治裁·胸痹》曰:"胸痹,胸中阳微不运,久则阴乘阳位,而为痹结也。"阐述了本病由阳虚感寒而发作。

(二)情志失节

郁怒伤肝,肝失疏泄,肝郁气滞,甚则气郁化火,灼津成痰;忧思伤脾,脾失健运,津液不布,遂聚成痰。气滞、痰郁交阻,既可使血行失畅,脉络不利,而致气血瘀滞,又可导致胸中气机不畅,胸阳不运,心脉痹阻,心失所养,不通则痛,而发胸痹。《杂病源流犀烛·心病源流》曰:"总之七情之由作心痛,七情失调可致气血耗逆,心脉失畅,痹阻不通而发心痛。"

(三)饮食失调

饮食不节,嗜酒或过食肥甘生冷,以致脾胃损伤,运化失健,聚湿成痰,上犯心胸,痰阻脉络,胸阳失展,气机不畅,心脉闭阻,而成胸痹。

(四)劳倦内伤

思虑过度,心血暗耗,或肾阴亏虚,不能滋养五脏之阴,水不涵木,不能上济于心,心肝火旺,使心阴内耗,阴液不足,心火燔炽,下汲肾水,脉道失润;或劳倦伤脾,脾虚转输失职,气血生化乏源,无以濡养心脉,拘急而痛;或积劳伤阳,心肾阳微,阴寒痰饮乘于阳位,鼓动无力,胸阳失展,血行涩滞,而发胸痹。

(五)年迈体虚

久病体虚,暴病伤正;或中老年人,肾气不足,精血渐衰,以致心气不足,心阳不振,肾阳虚衰,不能鼓舞五脏之阳,血脉失于温煦,痹阻不畅,心胸失养而酿成本病。

胸痹的病位在心,然其发病多与肝、脾、肾三脏功能失调有关,如肾虚、肝郁、脾失健运等。

胸痹的主要病机为心脉痹阻,病理变化主要表现为本虚标实,虚实夹杂。本虚有气虚、血虚、阳虚、阴虚,又可阴损及阳,阳损及阴,而表现出气阴两虚,气血双亏,阴阳两虚,甚至阳微阴竭,心阳外越;标实为气滞、血瘀、寒凝、痰阻,且又可相兼为病,如气滞血瘀,寒凝气滞,痰瘀交阻等。本病多在中年以后发生,发作期以标实表现为主,并以血瘀为突出特点,缓解期主要见心、脾、肾气血阴阳之亏虚,其中又以心气虚最为常见。

二、诊断要点

(一)症状

(1)以胸部闷痛为主症,多见膻中或心前区憋闷疼痛,甚则痛彻左肩背、咽喉、胃脘部、左上臂内侧等部位;呈反复发作性或持续不解,常伴有心悸、气短、自汗,甚则喘息不得卧。

(2)胸闷胸痛一般持续几秒到几十分钟,休息或服药后大多可迅速缓解;严重者可见突然发病,心跳加快,疼痛剧烈,持续不解,汗出肢冷,面色苍白,唇甲青紫,或心律失常等证候,并可发生猝死。

(3)多见于中年以上,常因情志抑郁恼怒,操劳过度,多饮暴食,气候变化等而诱发。亦有无明显诱因或安静时发病者。

(二)检查

心电图检查可见 ST 段改变等阳性改变,必要时可做动态心电图、心功能测定、运动试验心电图等。周围血象白细胞总数、血沉、血清酶学检查,有助于进一步明确诊断。

三、鉴别诊断

(一)胃脘痛

心在脘上,脘在心下,故有胃脘当心而痛之称,以其部位相近。尤胸痹之不典型者,其疼痛可在胃脘部,极易混淆。但胸痹以闷痛为主,为时极短,虽与饮食有关,休息、服药常可缓解;胃痛发病部位在上腹部,局部可有压痛,以胀痛为主,持续时间较长,常伴有食少纳呆、恶心呕吐、泛酸嘈杂等消化系统症状。做 B 超、胃肠造影、胃镜、淀粉酶检查,可以鉴别。

(二)悬饮

悬饮、胸痹均有胸痛。但胸痹为当胸闷痛,可向左肩或左臂内侧等部位放射,常因受寒饱餐、情绪激动、劳累而突然发作,持续时间短暂;悬饮为胸胁胀痛,持续不解,多伴有咳唾,肋间饱满,转侧不能平卧,呼吸时疼痛加重,或有咳嗽、咳痰等肺系证候。

(三)胁痛

疼痛部位在两胁部,以右胁部为主,肋缘下或有压痛点。疼痛特点或刺痛不移,或胀痛不休,或隐隐作痛,很少短暂即逝,可合并厌油腻、发热、黄疸等症。肝胆 B 超、胃镜、肝功能、淀粉酶检查有助区分。

(四)真心痛

真心痛乃胸痹的进一步发展。症见心痛剧烈,甚则持续不解,伴有肢冷汗出,面色苍白,喘促唇紫,手足青至节,脉微欲绝或结代等危重急症。

四、辨证

胸痹首先辨别虚实,分清标本。发作期以标实为主,缓解期以本虚为主。

标实应区别气滞、血瘀、寒凝、痰浊的不同。闷重而痛轻,兼见胸胁胀满,憋气,善太息,苔薄白,脉弦者,多属气滞;胸部窒闷而痛,伴唾吐痰涎,苔腻,脉弦滑或弦数者,多属痰浊;胸痛如绞,遇寒则发,或得冷加剧,伴畏寒肢冷,舌淡苔白,脉细,为寒凝心脉;刺痛固定不移,痛有定处,夜间多发,舌紫暗或有瘀斑,脉结代或涩,由心脉瘀滞所致。

本虚又应区别阴阳气血亏虚的不同。心胸隐痛而闷,因劳累而发,伴心慌、气短、乏力,舌淡胖嫩,边有齿痕,脉沉细或结代者,多属心气不足;若绞痛兼见胸闷气短,四肢厥冷,神倦自汗,脉沉细,则为心阳不振;隐痛时作时止,缠绵不休,动则多发,伴口干,舌淡红而少苔,脉细而数,则属气阴两虚表现。

胸痹的疼痛程度与发作频率及持续时间与病情轻重程度密切相关。疼痛持续时间短暂,瞬息即逝者多轻;持续时间长,反复发作者多重;若持续数小时甚至数天不休者常为重症或危候。

一般疼痛发作次数多少与病情轻重程度呈正比。若疼痛遇劳发作,休息或服药后能缓解者为顺症;服药后难以缓解者常为危候。

(一)寒凝心脉

证候:卒然心痛如绞,心痛彻背,背痛彻心,心悸气短,喘不得卧,形寒肢冷,面色苍白,冷汗自出,多因气候骤冷或骤感风寒而发病或加重,苔薄白,脉沉紧或沉细。

分析:寒邪侵袭,阳气不运,气机阻痹,故见卒然心痛如绞,或心痛彻背,背痛彻心,感寒则痛甚;阳气不足,故形寒肢冷,面色苍白;胸阳不振,气机受阻,故见喘不得卧,心悸气短;苔薄白,脉沉紧或沉细,均为阴寒凝滞,阳气不运之候。

(二)气滞心胸

证候:心胸满闷,隐痛阵发,痛无定处,时欲太息,情绪波动时容易诱发或加重,或兼有脘痞胀满,得嗳气或矢气则舒,苔薄或薄腻,脉细弦。

分析:郁怒伤肝,肝失疏泄,气滞上焦,胸阳失展,心脉不和,故心胸满闷,隐痛阵发,痛无定处;情志不遂则气机郁结加重,故心痛加重,而太息则气机稍畅,心痛稍减;肝郁气结,木失条达,横逆犯脾,脾失健运则脘痞胀满;苔薄或薄腻,脉细弦为肝气郁结之象。

(三)心血瘀阻

证候:心胸剧痛,如刺如绞,痛有定处,甚则心痛彻背,背痛彻心,或痛引肩背,伴有胸闷心悸,日久不愈,可因暴怒、劳累而加重,面色晦暗,舌质暗红或紫暗,或有瘀斑,苔薄脉弦涩或促、结、代。

分析:气机阻滞,瘀血内停,络脉不通,不通则痛,故见心胸剧痛,如刺如绞,痛有定处,甚则心痛彻背,背痛彻心,或痛引肩背,伴有胸闷,日久不愈;瘀血阻塞,心失所养,故心悸不宁,面色晦暗;暴怒伤肝,气机逆乱,气滞血瘀更重,故可因暴怒而加重;舌质暗红或紫暗,或有瘀斑,苔薄,脉弦涩或促、结、代均为瘀血内阻之候。

(四)痰浊闭阻

证候:胸闷重而心痛,痰多气短,倦怠肢重,遇阴雨天易发作或加重,伴有纳呆便溏,口黏恶心,咯吐痰涎,舌体胖大且边有齿痕,苔白腻或白滑,脉滑。

分析:痰浊内阻,胸阳失展,气机痹阻,故胸闷重而疼痛,痰多气短;阴雨天湿气更甚,故遇之易发作或加重;痰浊困脾,脾气不运,故倦怠肢重,纳呆便溏,口黏恶心;咯吐痰涎,舌体胖大,有齿痕,苔白腻或滑,脉滑,均为痰浊闭阻之象。

(五)心肾阴虚

证候:心痛憋闷,灼痛心悸,五心烦热,潮热盗汗,或头晕耳鸣,腰膝酸软,口干便秘,舌红少津,苔薄或剥,脉细数或促代。

分析:心肾不交,虚热内灼,气机不利,血脉不畅,故心痛时作,灼痛或憋闷;久病或热病伤阴,暗耗心血,血虚不足以养心,则心悸;阴虚生内热,则五心烦热,潮热盗汗;肾阴虚,则见头晕耳鸣,腰膝酸软;口干便秘,舌红少苔,脉细数或促代,均为阴虚有热之象。

(六)心肾阳虚

证候:心悸而痛,胸闷气短,自汗,动则更甚,神倦怯寒,面色㿠白,四肢不温或肿胀,舌质淡胖,苔白或腻,脉沉细迟。

分析:阳气虚衰,胸阳不振,气机痹阻,血行瘀滞,血脉失于温煦,故见胸闷心痛,心悸气短,自汗,动则耗气更甚;阳虚不足以温运四肢百骸,则神倦怯寒,面色㿠白,四肢不温;肾阳虚,不能制水,故四肢肿胀;舌质淡胖,苔白或腻,脉沉细迟均为阳气虚衰之候。

(七)气阴两虚

证候:心胸隐痛,时作时休,胸闷气促,心悸自汗,动则喘息益甚,倦怠懒言,面色少华,舌质淡红,苔薄白,脉虚细缓或结代。

分析:思虑伤神,劳心过度,损伤心气,阴血亏耗,血瘀心脉,故见胸闷隐痛,时作时休,心悸气促,倦怠懒言等;心气虚,则自汗;气血不荣于上,则面色少华;淡红舌,脉虚细缓,均为气阴两虚之征。

五、治疗

本病的治疗原则应先治其标,后治其本,先从祛邪入手,然后再予扶正,必要时可根据虚实标本的主次,兼顾同治。标实当泻,针对气滞、血瘀、寒凝、痰浊而疏理气机,活血化瘀,辛温通阳,泄浊豁痰,尤重活血通脉治法;本虚宜补,权衡心脏阴阳气血之不足,有无兼见肺、肝、脾、肾等脏之亏虚,补气温阳,滋阴益肾。

(一)中药治疗

1.寒凝心脉

治法:辛温散寒,宣通心阳。

方药:枳实薤白桂枝汤合当归四逆汤加减。两方皆能辛温散寒,助阳通脉。前方重在通阳理气,用于胸痹阴寒证,心中痞满,胸闷气短者;后方则以温经散寒为主,用于血虚寒厥证,见胸痛如绞,手足不温,冷汗自出,脉沉细者。方中桂枝、细辛温散寒邪,通阳止痛;薤白、瓜蒌化痰通阳,行气止痛;当归、芍药养血活血;芍药与甘草相配,缓急止痛;枳实、厚朴、理气通脉;大枣养脾和营。共成辛温散寒,通阳止痛之功。

若阴寒极盛之胸痹重症,胸痛剧烈,心痛彻背,背痛彻心,痛无休止,当用温通散寒之法,予乌头赤石脂丸加荜茇、高良姜、细辛等治疗。方中以乌头雄烈刚燥,散寒通络止痛;附子、干姜温阳逐寒;蜀椒温经下气开郁;为防药物过于辛散,配赤石脂入心经,而固摄收涩阳气。若痛剧而四肢不温,冷汗自出,可含化苏合香丸或麝香保心丸,以芳香化浊,温通开窍,每获即速止痛效果。

另外,可选用苏冰滴丸,每次2~4粒,每天3次。

2.气滞心胸

治法:疏调气机,活血通络。

方药:柴胡疏肝散加减。本方疏肝理气,适用于肝气郁结、气滞上焦、胸阳失展、血脉失和之胸胁疼痛。方用四逆散去枳实,加香附、枳壳、川芎、陈皮行气疏肝,和血止痛。其中柴胡与枳壳相配可升降气机;白芍与甘草同用可缓急止痛;香附、陈皮以增强理气解郁之功;川芎为血中之气药,既可活血又能调畅气机。全方共奏疏调气机、和血通脉之功效。根据需要,还可选用木香、沉香、降香、檀香、延胡索、砂仁、厚朴等芳香理气及破气之品,但不可久用,以免耗散正气。

若气郁日久化热,出现心烦易怒,口干便秘,舌红苔黄,脉弦数等证者,用丹栀逍遥散疏肝清热;便秘严重者,用当归龙荟丸以泻郁火;如胸闷、心痛明显,为气滞血瘀之象,可合用失笑散,以增强活血行瘀,散结止痛之作用。

另外,可选用冠心苏合丸,每次3g,每天2次。

3.心血瘀阻

治法:活血化瘀,通脉止痛。

方药:血府逐瘀汤加减。本方祛瘀通脉,行气止痛,用于胸中瘀阻,血行不畅,心胸疼痛,痛有定处,胸闷、心悸之胸痹。方中当归、川芎、桃仁、红花、赤芍活血化瘀,疏通血脉;柴胡、桔梗与枳壳、牛膝配伍,升降结合,调畅气机,开胸通阳,行气活血;生地养阴而调血燥。诸药共成祛瘀通脉、行气止痛之剂。

若瘀血痹阻重症,胸痛剧烈,可加乳香、没药、丹参、郁金、降香等加强活血理气之力;若血瘀、气滞并重,胸闷痛甚者,加沉香、檀香、荜茇等辛香理气止痛药物;若寒凝血瘀或阳虚血瘀者,症见畏寒肢冷,脉沉细或沉迟者,加肉桂、细辛、高良姜、薤白等温通散寒之品,或人参、附子等温阳益气之品;若伴有气短乏力、自汗、脉细缓或结代,乃气虚血瘀之象,当益气活血,用人参养营汤合桃红四物汤加减,重用人参、黄芪等益气祛瘀之品。

还可选用三七、苏木、泽兰、鸡血藤、益母草、水蛭、王不留行、牡丹皮等活血化瘀药物,加强祛瘀疗效。但破血之品应慎用,且不可久用、多用,以免耗伤正气。在应用活血、破血类药物时,必须注意有无出血倾向或征象,一旦发现,立即停用,并予以相应处理。

另外,可选用活心丸,每次含服或吞服,1～2丸。

4.痰浊阻闭

治法:通阳化浊,豁痰宣痹。

方药:瓜蒌薤白半夏汤合涤痰汤加减。两方均能温通豁痰,前方通阳行气,用于痰阻气滞,胸阳痹阻者;后方健脾益气,豁痰开窍,用于脾虚失运,痰迷心窍者。方中瓜蒌、薤白化痰通阳,行气止痛;半夏、胆南星、竹茹清热化痰;人参、茯苓、甘草健脾益气;石菖蒲、陈皮、枳实理气宽胸。全方共奏通阳化饮、泄浊化痰、散结止痛之功。

若痰浊郁而化热,证见咳痰黄稠,便干,苔黄腻者,可用黄连温胆汤加郁金清化痰热而理气活血;痰热兼有郁火者,加海浮石、海蛤壳、黑山栀、天竺黄、竹沥化痰火之胶结;大便干结,加生大黄通腑逐痰;痰瘀交阻,症见胸闷如室,心胸隐痛或绞痛阵发,苔白腻,舌暗紫或有瘀斑,当通阳化痰散结,加血府逐瘀汤;若痰浊闭塞心脉,猝然剧痛,可用苏合香丸。

5.心肾阴虚

治法:滋阴清热,养心和络。

方药:天王补心丹合炙甘草汤。两方均为滋阴养心之剂;前方以养心安神为主,治疗心肾两虚,阴虚血少者;后方以养阴复脉见长,用于气阴两虚,心动悸,脉结代之症。方中以生地、玄参、天冬、麦冬滋水养阴以降虚火;人参、炙甘草、茯苓以助心气;桂枝、大枣补气通阳,寓从阳引阴之意;柏子仁、酸枣仁、五味子、远志交通心肾,养心安神,化阴敛汗;丹参、当归身、芍药、阿胶滋养心血而通心脉;桔梗、辰砂为引使之品。本方能使心阴复,虚火平,血脉利,则心胸灼痛得解。

若阴不敛阳,虚火内扰心神,心烦不寐,舌尖红少津者,可用酸枣仁汤清热除烦安神;若不效者,再予黄连阿胶汤,滋阴清火,宁心安神。若兼见风阳上扰,用珍珠母、灵磁石、石决明、琥珀等重镇潜阳之品,或用羚羊钩藤汤加减;心肾阴虚者,兼见头晕耳鸣,腰膝酸软,遗精盗汗,口燥咽干,用左归饮补益肾阴,填精益髓,或河车大造丸滋肾养阴清热。若心肾真阴欲竭,当用大剂西洋参、鲜生地、石斛、麦冬、山萸肉等急救真阴,并佐用生牡蛎、乌梅肉、五味子、甘草等酸甘化阴,且敛其阴。

另外,可选滋心阴口服液,每次10 mL,每天2次。

6.心肾阳虚

治法:温振心阳,补益阳气。

方药:参附汤合右归饮加减。两方均能补益阳气,前方大补元气,温补心阳;后方温肾助阳,补益精气。方中人参、姜、枣、炙甘草大补元气,以益心气复脉;附子辛热,温补真阳;肉桂振奋心阳;熟地、山萸肉、枸杞子、杜仲、山药为温肾助阳、补益精气之要药。

若兼肾阳虚,可合金匮肾气丸,或用六味地黄丸滋阴固本,从阴引阳,共为温补肾阳之剂;心肾阳衰,不能化气行水,水饮上凌心肺,加用真武汤;若阳虚欲脱厥逆者,用四逆加人参汤,温阳益气,回阳救逆;若阳虚寒凝而兼气滞血瘀者,可选用薤白、沉香、降香、檀香、香附、鸡血藤、泽兰、川芎、桃仁、红花、延胡索、乳香、没药等偏于温性的理气活血药物。

另外,可选用麝香保心丸,每次含服或吞服 1~2 粒。

7.气阴两虚

治法:益气养阴,活血通脉。

方药:生脉散合人参养营汤加减。上方皆能补益心气。生脉散长于益心气,敛心阴,适用于心气不足,心阴亏耗者;人参养营汤补气养血,安神宁心,适用于胸闷气短,头昏神疲。方中人参、黄芪、炙甘草大补元气,通经利脉;肉桂通心阳,散寒气,疗心痛,纳气归肾;麦冬、五味子滋养心阴,收敛心气;熟地、当归、白芍养血活血。配茯苓、白术、陈皮、远志,补后天之本,滋气血生化之源,以宁心定志。

若兼见神疲乏力,纳呆,失眠多梦等,可用养心汤加半夏曲、茯苓以健脾和胃,补益心脾,养心安神;若气阴两虚,兼见口燥咽干,心烦失眠,舌红,用生脉散合归脾汤加减;兼有气滞血瘀者,可加川芎、郁金以行气活血;兼见痰浊之象者,可用茯苓、白术、白蔻仁以健脾化痰。

另外,可选用补心气口服液,每天 10 mL,每天 2 次;或滋心阴口服液,每次 10 mL,每天 2 次。

(二)针灸治疗

1.基本处方

心俞、巨阙、膻中、内关、郄门。

心俞、巨阙属俞募相配,膻中、心俞前后相配,通调心气;内关、郄门同经相配,宽胸理气,缓急止痛。

2.加减运用

(1)寒凝心脉证:加厥阴俞、通里、气海以温经散寒、宣通心阳。背俞穴、气海可加灸,余穴针用平补平泻法。

(2)气滞心胸证:加阳陵泉、太冲以疏肝理气、调畅气机,针用泻法。余穴针用平补平泻法。若脘痞胀满甚者,加中脘以健脾和中、疏导中州气机,针用平补平泻法。

(3)心血瘀阻证:加膈俞、血海、阴郄以活血化瘀、通脉止痛。诸穴针用平补平泻法。

(4)痰浊阻闭证:加太渊、丰隆、足三里、阴陵泉以通阳化浊、豁痰宣痹。诸穴针用平补平泻法。

(5)心肾阴虚证:加肾俞、太溪、三阴交、少海以滋阴清热、养心和络,针用补法。余穴针用平补平泻法。

(6)心肾阳虚证:加肾俞、气海、关元、百会、命门以振奋心肾之阳。诸穴针用补法,关元、气海、命门、背俞穴可加灸。

(7)气阴两虚证:加足三里、气海、阴郄、少海以益气养阴、活血通脉。诸穴针用补法。

3.其他

(1)耳针疗法:取胸、神门、心、肺、交感、皮质下,每次选 3~5 穴,用捻转手法强刺激,一般每穴捻 1~2 分钟,留针 15~20 分钟,可以每隔 5 分钟捻转 1 次。

(2)电针疗法:取内关、神门、胸上段夹脊穴,通电刺激 5~15 分钟,采用密波,达到有麻、电放射感即可。

(3)穴位注射疗法:取内关、郄门、间使、少海、心俞、足三里、三阴交,用复方当归(10%葡萄糖稀释)、维生素 B_{12} 0.25 mg、复方丹参注射液等,每次选 2~3 穴,每穴注射 0.5~1.0 mL,隔天 1 次。

(4)皮内针疗法:取内关、心俞、厥阴俞、膈俞,每次选 1 对,埋针 1~3 天,冬天可延长到 5~7 天。

(董占领)

第二节 真 心 痛

真心痛是指以突然发作的剧烈而持久的胸骨下部后方或心前区压榨性、闷胀性或窒息性疼痛为临床表现特点的一种严重病症,是胸痹的进一步发展。疼痛可放射到左肩、左上肢前内侧及无名指和小指,一般持续时间较长,常伴有心悸、水肿、肢冷、喘促、面色苍白、汗出、焦虑和恐惧感等症状,甚至危及生命。多因劳累、情绪激动、饱食、受寒等因素诱发。《灵枢·厥病篇》描述了真心痛的发作和预后,称:"真心痛,手足青至节,心痛甚,旦发夕死,夕发旦死。"

现代医学的冠状动脉粥样硬化性心脏病、心肌梗死、心律失常、心源性休克等,出现真心痛的临床表现时,可参考本节进行辨证论治。

一、病因病机

真心痛病因病机和"胸痹"类同,与年老体衰,阳气不足,七情内伤,气滞血瘀,痰浊化生,寒邪侵袭,血脉凝滞等因素有关。如寒凝气滞,血瘀痰浊,闭阻心脉,心脉不通,可出现心胸疼痛(胸痹),严重者部分心脉突然闭塞,气血运行中断,可见心胸猝然大痛,而发为真心痛。

真心痛之病位在心,其本在肾。总的病机是本虚标实,本虚是发病基础,标实是发病条件,急性发作时以标实为主,总由心之气血失调、心脉痹阻不畅而致。

二、诊断要点

(一)症状
突然发作胸骨后感心前区剧痛,呈压榨性或窒息性疼痛。疼痛常可放射至左肩背和前臂,持续时间可长达数小时或数天,可兼心悸、恶心、呕吐等。

(二)检查
1.心电图检查
根据 ST 段或 T 波的异常变化来判断心肌缺血的部位及程度,同时根据相应导联所出现病理性 Q 波及 ST 段抬高的表现,来确定心肌梗死的部位。

2.胸部 X 线片
胸部 X 线片以及冠状动脉造影有助于诊断。

三、辨证

本病病位在心,其本在肾,本虚标实是其发病的主要机制,而在急性期则以标实为主。

若心气不足,运血无力,心脉瘀阻,或心血亏虚,气血运行不利,可见心动悸,脉结代(心律失常);若心肾阳虚,水邪泛滥,水饮凌心射肺,可出现心悸、水肿、喘促(心力衰竭),或亡阳厥脱,亡阴厥脱(心源性休克),或阴阳俱脱,最后导致阴阳离决。

(一)气虚血瘀

证候:心胸刺痛,胸部闷窒,动则加重,伴短气乏力,汗出心悸,舌体胖大,边有齿痕,舌质黯淡或瘀点瘀斑,舌苔薄白,脉弦细无力。

分析:元气素虚,无力推动血液运行,血行缓慢而滞涩,闭阻心脉,心脉不通,则心胸刺痛,胸部闷窒;动则耗气更甚,故短气乏力,汗出;气虚心搏加快,故心悸;舌体胖大,边有齿痕,苔薄白为气虚之象;舌质黯淡,有瘀点瘀斑为血瘀之征。

(二)寒凝心脉

证候:胸痛彻背,胸闷气短,心悸不宁,神疲乏力,形寒肢冷,舌质淡黯,苔白腻,脉沉迟,迟缓或结代。

分析:寒邪内侵,阳气不运,气机阻痹,故见胸痛彻背;胸阳不振,气机不利,故见胸闷气短,心悸不宁;阳气不足,上不荣头面,外不达四肢,故面色苍白,形寒肢冷;舌淡黯,苔白腻,脉沉迟缓或结代,均为寒凝心脉、阳气不运之候。

(三)正虚阳脱

证候:心胸绞痛,胸中憋闷或有窒息感,喘促不宁,心慌,面色苍白,大汗淋漓,烦躁不安或表情淡漠;重则神识昏迷,四肢厥冷,口开目合,手撒尿遗,脉疾数无力或脉微欲绝。

分析:阳气虚衰,胸阳不运,痹阻气机,血行瘀滞,故见胸憋闷、绞痛或有窒息感;少气不续,不能维持正常心搏,故心慌,喘促不宁;大汗淋漓,烦躁不安或表情淡漠,乃为阳脱阴竭;阳气消乏,清阳不升,或失血过多,血虚不能上承,故见神识昏迷;气血不能达四末,则四肢厥冷;营阴内衰,正气不固,故口开目合,手撒遗尿;脉疾数无力或脉微欲绝,乃亡阳伤阴之征。

四、治疗

本病在发作期必须选用有速效止痛作用之药物,以迅速缓解心痛症状。疼痛缓解后予以辨证施治,常以补气活血、温阳通脉为法。

(一)中药治疗

1.气虚血瘀

治法:益气活血,通脉止痛。

处方:保元汤合血府逐瘀汤加减。

方中人参、黄芪补气益心;桃仁、红花、川芎活血祛瘀;赤芍、当归、牛膝养血活血;柴胡、枳壳、桔梗行气豁痰宽胸;生地黄、肉桂敛汗温阳定悸;甘草调和诸药。

另外,可选用速效救心丸,每天 3 次,每天 4～6 粒,急性发作时每次 10～15 粒。

2.寒凝心脉

治法:温补心阳,散寒通脉。

处方:当归四逆汤加减。

方中当归补血活血;芍药养血和营;桂枝温经散寒;细辛祛寒除痹止痛;炙甘草、大枣益气健脾,通行血脉。

本证寒象明显,可加干姜、蜀椒、荜芨、高良姜;气滞加白檀香;痛剧急予苏合香丸,每服1~4丸。

3.正虚阳脱

治法:回阳救逆,益气固脱。

处方:四味回阳饮加减。

方中以红参大补元气;附子、炮姜回阳;可加肉桂、山萸肉、龙骨、牡蛎温助心阳,敛汗固脱;加玉竹配炙甘草养阴益气。阴竭亡阳,合生脉散。

另外,可选用丹参滴丸,10~15粒,每天3次。或用参附注射液100 mL加5%葡萄糖注射液250 mL,静脉滴注。

(二)针灸治疗

1.基本处方

内关、郄门、阴郄、膻中。

内关、郄门同经相配,郄门、阴郄二郄相配,更和心包之募膻中,远近相配,共调心气。

2.加减运用

(1)气虚血瘀证:加脾俞、足三里、气海以益气通络。诸穴针用补法。

(2)寒凝心脉证:加心俞、厥阴俞、命门以温经祛寒、通络止痛。诸穴针用补法,或加灸法。

(3)正虚阳脱证:重灸神阙、关元以回阳救逆固脱。余穴针用补法。

3.其他

(1)耳针疗法:取心、神门、交感、皮质下、内分泌,每次选3~4穴,强刺激,留针30~60分钟。

(2)电针疗法:取膻中、巨阙、郄门、阴郄,用连续波,快频率刺激20~30分钟。

(3)穴位注射疗法:取心俞、厥阴俞、郄门、足三里,每次选2穴,用复方丹参注射液或川芎嗪注射液,每穴注射2 mL,每天1次。

(4)头针疗法:取额旁1线,平刺激,持续捻转2~3分钟,留针20~30分钟。

(董占领)

第十一章
心血管常见病的护理

第一节 高 血 压

一、疾病概述

(一)概念和特点

高血压是一种常见病、多发病,是心、脑血管病的重要病因和危险因素。根据病因常分为原发性高血压和继续发性高血压,95%以上的高血压患者属于原发性高血压,通常将原发性高血压简称为高血压。原发性高血压是以血压升高为主要临床表现伴或不伴有多种心血管危险因素的综合征。

高血压的标准是根据临床及流行病学资料界定的,目前我国高血压定义为收缩压≥18.7 kPa(140 mmHg)和/或舒张压≥12.0 kPa(90 mmHg),根据血压升高水平,又进一步将高血压分为1~3级。

高血压在世界各国都是常见病,其患病率与工业化程度、地区和种族有关。根据我国4次大规模高血压患病率的人群抽样调查结果显示我国人群50年以来高血压患病率明显上升。2002年我国18岁以上成人高血压患病率为18.8%,按我国人口的数量和结构估算,目前我国约有2亿高血压患者,即每10个成年人中就有2个患高血压,约占全球高血压总人数的1/5。然而,我国高血压的总体情况是患病率高,知晓率、治疗率和控制率较低,其流行病学有两个显著特点,即从南方到北方高血压患病率递增,不同民族之间高血压患病率存在一些差异。

(二)相关病理生理

高血压的发病机制目前尚未形成统一认识,但其血流动力学特征主要是总外周血管阻力相对或绝对增高,从这一点考虑,高血压的发病机制主要存在于五个环节,即交感神经系统活性亢进、肾性水钠潴留、肾素-血管紧张素-醛固酮系统(RAAS)激活、细胞膜离子转运异常以及胰岛素抵抗。相关病理改变主要集中在对心、脑、肾、视网膜的变化。

1.心

左心室肥厚和扩张。

2.脑

脑血管缺血与变性、粥样硬化,形成微动脉瘤或闭塞性病变,从而引发脑出血、脑血栓、腔隙性脑梗死。

3.肾

肾小球纤维化、萎缩、肾动脉硬化,引起肾实质缺血和肾单位不断减少,导致肾衰竭。

4.视网膜

视网膜小动脉痉挛、硬化,甚至可能引起视网膜渗血和出血。

(三)主要病因与诱因

高血压的病因为多因素,主要包括遗传和环境因素两个方面,两者互为结果。

1.遗传因素

高血压具有明显的家庭聚集性,基因对血压的控制是肯定的,这些与高血压产生有关的基因被称为原发性高血压相关基因。在遗传表型上,不仅血压升高发生率体现遗传性,在血压高度、并发症发生以及其他相关因素方面,如肥胖等也具有遗传性。

2.环境因素

(1)饮食:血压水平和高血压的患病率与钠盐平均摄入量显著相关,摄盐越多,血压水平和患病率越高。摄盐过多导致血压升高主要见于对盐敏感的人群。另外,膳食中充足的钾、钙、镁和优质蛋白可防止血压升高,素食为主者血压常低于肉食者。长期饮咖啡、大量饮酒、饮食中缺钙、饱和脂肪酸过多,不饱和脂肪酸与饱和脂肪酸比值降低等均可引起血压升高。

(2)精神心理:社会因素包括职业、经济、劳动种类、文化程度、人际关系等,对血压的影响主要是通过精神和心理因素起作用。因此脑力劳动者高血压发病率高于体力劳动者,从事精神紧张度高的职业和长期生活在噪音环境者高血压也较多。

3.其他因素

肥胖者高血压患病率是体重正常者2～3倍,超重是血压升高的重要独立危险因素。一般采用体重指数(BMI)来衡量肥胖程度,腰围反映向心性肥胖程度,血压与BMI呈显著正相关,腹型肥胖者容易发生高血压。服用避孕药的妇女血压升高发生率及程度与服用药物时间长短有关,但这种高血压一般较轻主,且停药后可逆转。睡眠呼吸暂停低通气综合征的患者50%有高血压,且血压的高度与睡眠呼吸暂停低通气综合征的病程有关。

(四)临床表现

大多数起病缓慢、渐进,缺乏特殊的临床表现。血压随着季节、昼夜、情绪等因素有较大波动。

1.一般表现

(1)症状:头痛是最常见的症状,较常见的还有头晕、头胀、耳鸣眼花、疲劳、注意力不集中、失眠等。这些症状在紧张或劳累后加重,典型的高血压头痛在血压下降后即可消失。

(2)体征:高血压的体征较少,血压升高时可闻及主动脉瓣区第二心音亢进及收缩期杂音。皮肤黏膜、四肢血压、周围血管搏动、血管杂音检查有助于继续性高血压的病因判断。

2.高血压急症和亚急症

高血压急症是指高血压患者在某些诱因作用下,血压急剧升高[一般＞24.0/16.0 kPa(180/120 mmHg)],同时伴有进行性心、脑、肾等重要靶器官功能不全的表现。高血压急症的患者如不能及时降低血压,预后很差,常死于肾衰竭、脑卒中或心力衰竭。高血压亚急症是指血压显著升高但不伴靶器官损害,患者常有血压升高引起的症状。

(五)辅助检查

1.常规检查

尿常规、血糖、血脂、肾功能、血清电解质、心电图和 X 线胸片等检查,有助于发现相关危险因素和靶器官损害。必要时行超声心动图、眼底检查等。

2.特殊检查

为进一步了解患者血压节律和靶器官损害情况,可有选择地进行一些特殊检查。如 24 小时动态血压监测(ABPM),踝/臂血压比值,心率变异,颈动脉内膜中层厚度(IMT),动脉弹性功能测定,血浆肾素活性(PRA)等。

(六)治疗原则

1.治疗目标

高血压是一种以动脉血压持续升高为特征的进行性"心血管综合征",常伴有其他危险因素、靶器官损害或临床疾病,需要进行综合干预。常常采用药物治疗与非药物治疗,以及防治各种心血管病危险因素等相结合。因此,高血压的治疗目标是尽可能地降低心血管事件的发生率和病死率。

2.非药物治疗

(1)合理膳食:低盐饮食,限制钠盐摄入;限制乙醇摄入量。

(2)控制体重:体重指数如>24 则需要限制热量摄入和增加体力活动。

(3)适宜运动:增加有氧运动。

(4)其他:定期测量血压,规范治疗,改善治疗依从性,尽可能实现降压达标,坚持长期平稳有效地控制血压。保持健康心态,减少精神压力,戒烟等。

治疗时根据年龄、病程、血压水平、心血管病危险因素、靶器官损害程度、血流动力学状态以及并发症等来选择合适药物。

3.药物治疗

降压药物的选择一般应从一线药物、单一药物开始,疗效不佳时,才联合用药。若非血压较高,或高血压急症,降压时用药以小剂量开始,逐渐加量,使血压逐渐下降,老年患者更需如此。

(1)利尿剂:通过利钠排水、降低细胞外高血容量、减轻外周血管阻力发挥降压作用。作用较平稳、缓慢,持续时间相对较长,作用持久服药 2~3 周后作用达高峰,能增强其他降压的疗效,适用于轻、中度高血压。有噻嗪类、袢利尿剂和保钾利尿剂三类,以噻嗪类使用最多。

(2)β受体阻滞剂:通过抑制过度激活的交感神经活性、抑制心肌收缩力、减轻心率发挥降压作用。降压作用较迅速、强力,适用于不同严重程度的高血压,尤其是心率较快的中、青年患者或合并心绞痛的患者,对老年高血压疗效相对较差。二度、三度心脏传导阻滞和哮喘患者禁用,慢性阻塞性肺疾病、运动员、周围血管病或糖耐量异常者慎用。有选择性(β_1)、非选择性(β_1 和 β_2)和兼有 α 受体阻滞三类,常用的有美托洛尔、阿替洛尔、比索洛尔、普萘洛尔等。

(3)钙通道阻滞剂:通过阻断血管平滑肌细胞上的钙离子通道,扩张血管降低血压。降压效果起效迅速,降压幅度相对较强,剂量和疗效呈正相关,除心力衰竭患者外较少有治疗禁忌证。分为二氢吡啶类和非三氢吡啶类,前者以硝苯地平为代表,后者有维拉帕米和地尔硫䓬。

(4)血管紧张素转换酶抑制剂:通过抑制血管紧张素转换酶阻断肾素血管紧张素系统,从而达到降压作用。降压起效缓慢,逐渐增强,在 3~4 周时达最大作用,限制摄入或联合使用利尿剂可使起效迅速和作用增强。常用的有卡托普利、依那普利、贝那普利等。

（5）血管紧张素Ⅱ受体阻滞剂：通过阻断血管紧张素Ⅱ受体发挥降压作用。起效缓慢，但持久而平稳，一般在6～8周达到最大作用，持续时间达24小时以上。常用的药物有氯沙坦、缬沙坦、厄贝沙坦、替米沙坦等。

（6）α受体阻滞剂：不作为一般高血压的首选药，适用于高血压伴前列腺增生患者，也用于难治性高血压的治疗。如哌唑嗪。

二、护理评估

（一）一般评估

1.生命体征

体温、脉搏、呼吸可正常，但血压测量值升高。必要时可测量立、卧位血压和四肢血压，监测24小时血压以判断血压节律变化情况。高血压诊断的主要依据是患者在静息状态下，坐位时上臂肱动脉部位血压的测量值。但必须是在未服用降压药的情况下，非同日3次测量血压，若收缩压≥18.7 kPa(140 mmHg)和/或舒张压≥12.0 kPa(90 mmHg)则诊断为高血压。患者既往有高血压史，目前正在使用降压药，血压虽然＜18.7/12.0 kPa(140/90 mmHg)，也诊断为高血压。

2.病史和病程

询问患者有无高血压、糖尿病、血脂异常、冠心病、脑卒中或肾脏病的家庭史；患高血压的时间，血压最高水平，是否接受过降压治疗及其疗效与不良反应；有无合并其他相关疾病；是否服用引起血压升高的药物，如口服避孕药、甘珀酸、麻黄碱滴鼻药、可卡因、类固醇等。

3.生活方式

膳食脂肪、盐、酒摄入量，吸烟支数，体力活动量以及体重变化等情况。

4.患者的主诉

约1/5患者无症状，常见的主诉有头痛、头晕、疲劳、心悸、耳鸣等症状，疲劳、激动或紧张、失眠时可加剧，休息后多可缓解。也可出现视力模糊、鼻出血等较重症状，患者主诉症状严重程度与血压水平有一定关联。有脏器受累的患者还会有胸闷、气短、心绞痛、多尿等主诉。

5.相关记录

身高、体重、腰围、臀围、饮食（摄盐量和饮酒量）、活动量、血压等记录结果。评估超重和肥胖最简便和常用的指标是体重指数(BMI)和腰围。BMI反映全身肥胖程度，腰围反映中心型肥胖的程度。BMI的计算公式为：BMI＝体重(kg)/身高的平方(m²)，成年人正常BMI为18.5～23.9 kg/m²，超重者BMI为24.0～27.9 kg/m²，肥胖者BMI≥28 kg/m²。成年人正常腰围＜90/84 cm(男/女)，如腰围≥90/85 cm(男/女)，提示需要控制体重。

（二）身体评估

1.头颈部

部分患者有甲亢突眼征，颈部可听诊到血管杂音提示颈部血管狭窄、不完全性阻塞或代偿性血流量增多、加快。

2.胸背部

结合X线结果综合考虑心界有无扩大，心脏听诊可在主动脉瓣区闻及第二心音亢进、收缩期杂音或收缩早期喀喇音。

3.腹部和腰背部

背部两侧肋脊角、上腹部脐两侧、腰部肋脊处有血管杂音,提示存在血管狭窄。肾动脉狭窄的血管杂音常向腹两侧传导,大多具有舒张期成分。

4.四肢和其他

观察有无神经纤维瘤性皮肤斑,库欣综合征时可有向心性肥胖、紫纹与多毛的现象,下肢可见凹陷性水肿,观察四肢动脉搏动情况。

(三)心理-社会评估

评估患者家庭情况、工作环境、文化程度及有无精神创伤史;患者在疾病治疗过程中的心理反应与需求,家庭及社会支持情况,引导患者正确配合疾病的治疗与护理。

(四)辅助检查结果评估

1.常规检查

有无血液生化(钾、空腹血糖、总胆固醇、甘油三酯、高密度脂蛋白胆固醇、低密度脂蛋白胆固醇和尿酸、肌酐)、全血细胞计数、血红蛋白和血细胞比容、尿蛋白、尿糖的异常;心电图检查有无异常;24 小时动脉血压监测检查 24 小时血压情况及其节律变化。

2.推荐检查

超声心动图和颈动脉超声、餐后血糖、尿蛋白定量、眼底、胸部 X 线检查、脉搏波传导速度以及踝臂血压指数等可帮助判断是否存在脏器受累。

3.选择检查项目

对怀疑继续性高血压患者可根据需要选择进行相应的脑功能、心功能和肾功能检查。

(五)血压水平分类和心血管风险分层评估

1.按血压水平分类

据血压升高水平,可将血压分为正常血压、正常高值、高血压(分为 1 级、2 级和 3 级)和单纯收缩期高血压(表 11-1)。

表 11-1　血压水平分类和定义

分类	收缩压(mmHg)		舒张压(mmHg)
正常血压	<120	和	<90
正常高值	120~139	和/或	89~90
高血压	≥140	和/或	≥90
1 级高血压(轻度)	140~159	和/或	90~99
2 级高血压(中度)	160~179	和/或	100~109
3 级高血压(重度)	≥180	和/或	≥110
单纯收缩期高血压	≥140	和	<90

2.心血管风险分层评估

虽然高血压及血压水平是影响心血管事件发生和预后的独立危险因素,但是并非唯一决定因素。大部分高血压患者还有血压升高以外的心血管危险因素。因此要准确确定降压治疗的时机和方案,实施危险因素的综合管理就应当对患者进行心血管风险的评估并分层。根据 2010 版中国高血压防治指南的分层方法,根据血压水平、心血管危险因素、靶器官损害、伴临床疾病,高血压患者的心血管风险分为低危、中危、高危和很高危 4 个层次(表 11-2)。

表 11-2　高血压患者心血管风险水平分层

其他危险因素和病史	1 级高血压	2 级高血压	3 级高血压
无	低危	中危	高危
1～2 个其他危险因素	中危	中危	很高危
≥3 个其他危险因素或靶器官损害	高危	高危	很高危
临床并发症或合并糖尿病	很高危	很高危	很高危

(六)常用药物疗效的评估

1.利尿剂

(1)准确记录患者出入量(尤其是 24 小时尿量):大量利尿可引起血容量过度降低,心排血量下降,血尿素氮增高。患者皮肤弹性减低,出现直立性低血压和少尿。

(2)血生化检查的结果:长期使用噻嗪类利尿剂有可能导致水、电解质紊乱,出现低钠、低氯和低钾血症。

2.β 受体阻滞剂

(1)患者自觉症状:疲乏、肢体冷感、激动不安、胃肠不适等症状。

(2)心动过缓或传导阻滞:因药物可抑制心肌收缩力、减慢心率,引起心动过缓或传导阻滞。

(3)反跳现象:长期服用该药患者突然停药可发生反跳现象,即原有的症状加重或出现新的表现,较常见的有血压反跳性升高,伴头痛、焦虑等,称之为撤药综合征。

(4)液体潴留:可表现为体重增加、凹陷性水肿。

3.钙通道阻滞剂

(1)监测心率和心律的变化:二氢吡啶类钙通道阻滞剂可反射性激活交感神经,导致心率增加,发生心动过速。而非二氢吡啶类钙通道阻滞剂具有抑制心脏收缩功能和传导功能,有导致传导阻滞的不良反应。

(2)其他体征:可引起面部潮红、脚踝部水肿、牙龈增生等。

4.血管紧张素转化酶抑制剂

(1)患者自觉症状:持续性干咳、头晕、皮疹、味觉障碍及血管神经性水肿等情况。

(2)高血钾:长期应用该类药物可能导致血钾升高,应定期监测血钾和血肌酐的水平。

(3)肾功能的损害:定期监测肾功能。

5.血管紧张素Ⅱ受体阻滞剂

(1)患者自觉症状:有无腹泻等症状。

(2)高血钾:长期应用该类药物可能导致血钾升高,应定期监测血钾和血肌酐的水平。

(3)肾功能的损害:定期监测肾功能。

6.α 受体阻滞剂

直立性低血压:服用该类药物的患者可出现直立性晕厥现象,测量坐、立位血压是否差异过大。

三、主要护理诊断/问题

(一)疼痛

头痛:与血压升高有关。

(二)有受伤的危险

有受伤的危险与头晕、视力模糊、意识改变或发生直立性低血压有关。

(三)营养失调

高于机体需要量：与摄入过多，缺少运动有关。

(四)焦虑

焦虑与血压控制不满意、已发生并发症有关。

(五)知识缺乏

缺乏疾病预防、保健知识和高血压用药知识。

(六)潜在并发症

1.高血压急症

高血压急症与血压突然/显著升高并伴有靶器官损害有关。

2.电解质紊乱

电解质紊乱与长期应用降压药有关。

四、护理措施

(一)控制体重

超重和肥胖是导致血压升高的重要原因之一，而以腹部脂肪堆积为典型特征的中心性肥胖还会进一步增加高血压等心血管与代谢性疾病的风险，适当控制体重，减少脂肪含量，可显著降低血压。最有效的减重措施是控制能量摄入和增加运动。减重的速度因人而异，通常以每周减重 0.5～1.0 kg 为宜。

(二)合理饮食

合理饮食是控制体重的重要手段。高血压患者饮食需遵循平衡膳食的原则，控制高热量食物的摄入，如高脂肪食物、含糖饮料和酒类等；适当控制碳水化合物的摄入；减少钠盐的摄入。

钠盐可显著升高血压，增加高血压发病的风险，而钾盐可对抗钠盐升高血压的作用。世界卫生组织推荐每天钠盐摄入量应<5 g。高血压患者应尽可能减少钠盐的摄入，增加食物中钾盐的含量。烹调高血压患者的食物尽可能减少用盐、味精和酱油等调味品，可使用定量的盐勺；少食或不食含钠盐高的各类加工食品，如咸菜、火腿和各类炒货等；增加蔬菜、水果的摄入量；肾功能良好者可使用含钾的烹调用盐。

(三)制订康复运动计划

合理的运动计划不但能控制体重，降低血压，还能改善糖代谢。在运动方面应采用有规律的、中等强度的有氧运动。建议每天体力活动 30 分钟左右，每周至少进行 3 次有氧锻炼，如步行、慢跑、骑车、游泳、跳舞和非比赛性划船等。运动强度指标为运动时最大心率达到(170－年龄)，运动的强度、时间和频度以不出现不适反应为度。

典型的运动计划包括 3 个阶段：5～10 分钟的轻度热身活动；20～30 分钟的耐力活动或有氧运动；放松运动 5 分钟，逐渐减少用力，使心脑血管系统的反应和身体产热功能逐渐稳定下来。运动的形式和运动量均应根据个人的兴趣和身体状况而定。

(四)监测血压的变化

血压测量是评估血压水平、诊断高血压和观察降压疗效的主要手段。在临床工作中主要采用诊室血压和动态血压测量，家庭血压测量因为可以测量长期血压变异，避免白大衣效应等作用越来越受到大家的重视。

1.诊室血压监测

由医护人员在诊室按统一规范进行测量,是目前评估血压水平和临床诊断高血压并进行分级的标准方法和主要依据。具体方法和要求如下:①选择符合计量标准的水银柱血压计,或经过验证的电子血压计。②使用大小合适的气囊袖带。③测压前患者至少安静休息 5 分钟,30 分钟内禁止吸烟、饮咖啡、茶,并排空膀胱。④测量时最好裸露上臂,上臂与心脏处于同一水平。怀疑有外周血管病者可测量四肢血压,老年人、糖尿病患者及有直立性低血压情况的应加测立、卧位血压。⑤袖带下缘在肘弯上 2.5 cm,听诊器听件置于肱动脉搏动处。⑥使用水银柱血压计时,应快速充气,当桡动脉搏动消失后将气囊压力再升高 4.0 kPa(30 mmHg),以 0.3~0.8 kPa/s(2~6 mmHg/s)的速度缓慢放气,获得舒张压后快速放气至零。⑦应间隔 1~2 分钟重复测量,取 2 次读数的平均值记录。如果 2 次读数相差 0.7 kPa(5 mmHg)以上,应再次测量,取 3 次读数的平均值。

2.动态血压监测

通过自动的血压测量仪器完成,测量次数较多,无测量者误差,可避免"白大衣效应",并可监测夜间睡眠期间的血压。因此,可评估血压短时变异和昼夜节律。

3.家庭血压监测

家庭血压监测又称自测血压或家庭自测血压,是由患者本人或家庭成员协助完成测量,可避免白大衣效应。家庭血压监测还可用于评估数天、数周甚至数月、数年血压的长期变异或降压治疗效应,而且有助于增强患者的参与意识,改善治疗依从性,但不适用于精神高度焦虑的患者。

(五)降压目标的确立

帮助患者确立降压目标。在患者能耐受的情况下,逐步降压达标。一般高血压患者血压控制目标值至少<18.7/12.0 kPa(140/90 mmHg);如合并稳定性冠心病、糖尿病或慢性肾病的患者宜确立个体化降压目标,一般可将血压降至 17.3/10.7 kPa(130/80 mmHg)以下,脑卒中后高血压患者一般血压目标<18.7 kPa(140 mmHg);老年高血压降压目标收缩压<20.0 kPa(150 mmHg);对舒张压<8.0 kPa(60 mmHg)的冠心病患者,应在密切监测血压的前提下逐渐实现收缩压达标。

(六)用药护理

需要使用降压药物的患者包括:高血压 2 级或以上患者;高血压合并糖尿病,或已有心、脑、肾靶器官损害和并发症患者;凡血压持续升高,改善生活行为后血压仍未获得有效控制者。从心血管危险分层的角度,高危和极高危患者必须使用降压药物强化治疗。

应严格按医嘱用药,并注意观察常用药的毒副作用,发现问题及时处理,控制输液速度等。

(七)高血压急症的护理

1.避免诱因

安抚患者,避免情绪激动,保持轻松、稳定心态,必要时使用镇静剂。指导其按医嘱服用降压药,不可擅自减量或停服,以免血压急剧升高。另外,避免过度劳累和寒冷刺激。

2.病情监测

监测血压变化,一旦发现有高血压急症的表现,如血压急剧升高、剧烈头痛、呕吐、大汗、视力模糊、面色及神志改变、肢体运动障碍等,应立即通知医师。

3.高血压急症的护理

绝对卧床,抬高床头,避免一切不良刺激和不必要活动,协助生活护理。保持呼吸道通畅,吸氧。进行心电、血压和呼吸监测,建立静脉通道并遵医嘱用药,用药过程中监测血压变化,避免血压骤降。应用硝普钠、硝酸甘油时采用静脉泵入方式,密切观察药物不良反应。

(八)心理护理

长期、过度的心理应激会显著增加心血管风险。应向患者阐述不良情绪可诱发血压升高,帮助患者预防和缓解精神压力以及纠正和治疗病态心理,必要时可寻求专业心理辅导或治疗。

(九)健康教育

1.疾病知识指导

让患者了解自身病情,包括血压水平、危险因素及合并疾病等。告知患者高血压的风险和有效治疗的益处。对患者及家属进行高血压相关知识指导,提高护患配合度。

2.饮食指导

宜清淡饮食,控制能量摄入。营养均衡,减少脂肪摄入,少吃或不吃肥肉和动物内脏。控制钠盐的摄入,增加钾盐的摄入,学会正确烹调食物的要领,并选用定量盐勺。

3.戒烟限酒

吸烟是心血管病的主要危险因素之一,可导致血管内皮损害,显著增加高血压患者发生动脉粥样硬化性疾病的风险。应强烈建议并督促高血压患者戒烟,并指导患者寻求药物辅助戒烟。长期大量饮酒可导致血压升,限制饮酒量可显著降低高血压的发病风险。所有高血压患者均应控制饮酒量,每天饮酒量白酒、葡萄酒、啤酒的量分别应少于 50 mL、100 mL 和 300 mL。

4.适当运动计划

学会制订适当的运动计划,并能自我监测最大运动心率,控制运动强度,按运动计划的 3 个阶段实施运动。

5.用药原则

按时、正确服用相关药物,让患者了解常用药物不良反应及自我观察要点。

6.家庭血压监测

教会患者出院后进行血压的自我监测,提倡进行家庭血压监测,每次就诊携带监测记录。家庭血压监测适用于:一般高血压患者的血压监测,"白大衣"高血压识别,难治性高血压的鉴别,评价长期血压变异,辅助降压疗效评价,以及预测心血管风险及评估预后等。

对患者进行家庭血压监测的相关知识和技能培训:①使用经过验证的上臂式全自动或半自动电子血压计。②测量方案:每天早晚各测 1 次,每次 2~3 遍,取平均值;血压控制平稳者可每周只测 1 天,初诊高血压或血压不稳定的高血压患者,建立连续测血压 7 天,取后 6 天血压平均值作为参考值。③详细记录每次测量血压的日期、时间及所有血压读数,尽可能向医师提供完整的血压记录。

7.及时就诊的指标

(1)血压过高或过低。

(2)出现弥漫性严重头痛、呕吐、意识障碍、精神错乱,甚至昏迷、局灶性或全身性抽搐。

(3)高血压急症和亚急症。

(4)出现脑血管病、心力衰竭、肾衰竭的表现。

(5)突发剧烈而持续且不能耐受的胸痛,两侧肢体血压及脉搏明显不对称,严重怀疑主动脉夹层动脉瘤。

(6)随访时间:依据心血管风险分层,低危或仅服 1 种药物治疗者每 1~3 个月随诊 1 次;新发现的高危或较复杂病例、高危者至少每 2 周随诊 1 次;血压达标且稳定者每个月随诊 1 次。

五、护理效果评估

(1)患者头痛减轻或消失,食欲增加。

(2)患者情绪稳定,了解自身疾病,并能积极配合治疗。服药依从性好,血压控制在降压目标范围内。

(3)患者能主动养成良好生活方式。

(4)患者掌握家庭血压监测的方法,有效记录监测数据并提供给医护人员。

(5)患者未受伤。

(6)患者未发生相关并发症,或并发症发生后能得到及时治疗与护理。

(魏　琰)

第二节　心包疾病

一、疾病概述

(一)概念和特点

心包疾病种类繁多,大部分是继发性心包炎,按病因可分为特发性感染、结缔组织病、全身性疾病、代谢性疾病、肿瘤、药物反应、射线照射、外伤和医源性等。按病程进展可分为急性心包炎(伴或不伴心包积液)、慢性心包积液、粘连性心包炎、亚急性渗出性缩窄性心包炎、慢性缩窄性心包炎等。临床上以急性心包炎和慢性缩窄性心包炎最为常见。

急性心包炎是由心包脏层和壁层急性炎症,可由细菌、病毒、自身免疫、物理、化学等因素引起。心包炎是某种疾病表现的一部分或为其并发症,故常被原发病所掩盖,但也可单独存在。心包炎的尸解诊断发病率为 2%~6%,而临床统计占住院病例构成为 1%,说明急性心包炎极易漏诊。心包炎发病率男性多于女性,约为 3∶2。

慢性缩窄性心包炎是指心脏被致密厚实的纤维化或钙化心包所包围,使心室舒张期充盈受限而产生一系列循环障碍的病征。缩窄性心包炎发病率较低,发病年龄以 20~30 岁最多,男与女比为 2∶1。

(二)相关病理生理

1.急性心包炎

心包急性炎症反应时,心包脏层和壁层出现炎性渗出,若无明显液体积聚,为纤维蛋白性心包炎。急性纤维蛋白性心包炎或少量积液不致引起心包压力升高,不影响血流动力学。但如液体迅速增多,心包无法伸展以适应其容量的变化,使心包内压力急骤上升,即可引起心脏受压,导致心室舒张期充盈受阻,并使周围静脉压升高,最终使心排血量降低,血压下降,构成急性心脏压塞的临床表现。

2.慢性缩窄性心包炎

急性心包炎后,渗出液逐渐吸收可有纤维组织增生、心包增厚粘连、壁层与脏层融合钙化,使心脏和大血管根部受限。心包缩窄使心室舒张期扩张受阻,心室舒张期充盈减少,使心搏量下降。为维持心排血量,心率增快,同时由于上、下腔静脉回流受阻,出现静脉压升高。长期缩窄,心肌可萎缩。

(三)病因

1.急性心包炎

过去常见病因为风湿热、结核和细菌感染性,近年来病毒感染、肿瘤、尿毒症性及心肌梗死性心包炎发病率明显增多。

(1)感染性:由病毒、细菌、真菌、寄生虫、立克次体等感染引起。

(2)非感染性:常见有急性非特异性心包炎、肿瘤、自身免疫(风湿热及其他结缔组织疾病、心肌梗死后综合征、心包切开后综合征及药物性)、代谢疾病、外伤或放射性等物理因素、邻近器官疾病。

2.缩窄性心包炎

缩窄性心包炎继续于急性心包炎,以结构性最为常见,其次为急性非特异性心包炎、化脓性或创伤性心包炎后演变而来。放射性心包炎和心脏直视手术后引起者逐渐增多,少数与心包肿瘤有关,也有部分患者病因不明。

(四)临床表现

1.急性心包炎

(1)纤维蛋白性心包炎:心前区疼痛为主要症状。疼痛性质可尖锐,与呼吸运动有关,常因咳嗽、深呼吸、变换体位或吞咽而加重。疼痛部位在心前区,可放射到颈部、左肩、左臂及左肩胛骨,也可达上腹部。疼痛也可呈压榨样,位于胸骨后。

心包摩擦音是其典型体征,呈抓刮样粗糙音,与心音的发生无相关性。多位于心前区,以胸骨左缘第3肋、第4肋间最为明显;坐位时身体前倾、深吸气或将听诊器胸件加压更容易听到。心包摩擦单可持续数小时或数天、数周,当积液增多时摩擦音消失,但如有部分心包粘连则仍可闻及。

(2)渗出性心包炎:临床表现取决于积液对心脏的压塞程度,轻者可维持正常的血流动力学,重者出现循环障碍或衰竭。

呼吸困难是心包积液最突出的症状,严重时患者呈端坐呼吸,身体前倾、呼吸浅速、面色苍白,可在发绀。也可因压迫气管和食管产生干咳、声音嘶哑和吞咽困难。此外还可有发冷、发热、心前区或上腹部闷胀、乏力、烦躁等症状。

心尖冲动弱或消失,心脏叩诊心浊音界扩大,心音低而遥远。大量积液时可在左肩胛骨下出现浊音及左肺受压迫所引起的支气管呼吸音,称为心包积液征(Ewart征)。大量渗液可使收缩压降低,舒张压变化不大,故脉压变小。可累及静脉回流,出现颈静脉怒张、肝大、腹水及下肢水肿等。

(3)心脏压塞:快速心包积液可引起急性心脏压塞,表现为明显心动过速、血压下降、脉压变小和静脉压明显上升,可产生急性循环衰竭、休克等。如积液较慢可出现亚急性或慢性心脏压塞,表现为体循环静脉淤血、颈静脉怒张、静脉压升高、奇脉等。

2.缩窄性心包炎

缩窄性心包炎多见于急性心包炎后1年内形成。常常表现为劳力性呼吸困难、疲乏、食欲不振、上腹胀满或疼痛。体检可见颈静脉怒张、肝大、腹水、下肢水肿、心率增快,可见 Kussmaul

征;心尖冲动不明显,心浊音界不增大,心音减低,可闻及心包叩击音。心律一般为窦性,有时可有心房颤动。脉搏细弱无力,动脉收缩压降低,脉压变小。

(五)辅助检查

1.化验室检查

取决于原发病,感染性者常有白细胞计数增加、血沉增快等炎症反应。

2.X线检查

对渗出性心包炎有一定价值,可见心脏阴影向两侧增大,心脏搏动减弱或消失。成人液体量<250 mL、儿童<150 mL 时,X线难以检出。缩窄性心包炎 X 线检查示心影偏小、正常或轻度增大,左右心缘变直,主动脉弓小或难以辨识,上腔静脉常扩张,有时可见心包钙化。

3.心电图

急性心包炎时心电图可出现的异常现象包括:除 aVR 导联以外 ST 段抬高,呈弓背向下型,aVR 导联中 ST 段压低;数天后 ST 段回基线,出现 T 波低平及倒置,持续数周至数月后 T 波恢复正常;除 aVR 和 V_1 导联外 P-R 段压低,无病理性 Q 波,常常有窦性心动过速。心包积液时有 QRS 波低电压和电交替。缩窄性心包炎心电图中有 QRS 低电压,T 波低平或倒置。

4.超声心动图

超声心动图对诊断心包积液简单易行,迅速可靠。对缩窄性心包炎的诊断价值较低,均为非特异表现。心脏压塞的特征:右心房及右心室舒张期塌陷,吸气时右心室内径增大,左心室内径减少,室间隔左移等。

5.磁共振显像

磁共振显像能清晰显示心包积液的容量和分布情况,并可分辨积液的性质,但费用高,少用。

6.心包穿刺

心包穿刺可证实心包积液的存在并对抽取液体做常规涂片、细菌培养和找肿瘤细胞等检查。心包穿刺的主要指征是心脏压塞和未能明确病因的渗出性心包炎。

7.心包镜及心包活检

心包镜及心包活检有助于明确病因。

8.右心导管检查

右心导管检查对缩窄性心包炎可检查出血流动力学的改变。

(六)治疗原则

1.病因治疗

针对病因,应用抗生素、抗结核药物、化疗药物等。

2.对症治疗

呼吸困难者给予半卧位、吸氧;疼痛者应用镇痛剂,首选非类固醇类抗炎药(NSAID)。

3.心包穿刺

心包穿刺可解除心脏压塞和减轻大量渗液引起的压迫症状,必要时可经穿刺在心包腔内注入抗菌药物或化疗药物等。

4.心包切开引流及心包切除术等

心包切除术是缩窄性心包炎的唯一治疗措施,切开指征由临床症状、超声心动图、心脏导管等决定。

二、护理评估

(一)一般评估

1.生命体征

体温可正常,急性非特异性心包炎和化脓性心包炎可出现高热。根据心包内渗液对心脏压塞的程度不同,可出现心率增快,血压低、脉压变小、脉搏细弱或奇脉等。

2.患者主诉

有心脏压塞时有无心前区疼痛、疲乏、劳力性呼吸困难、干咳、声音嘶哑及吞咽困难等症状,缩窄性心包炎心搏量降低时患者有厌食、上腹胀满或疼痛感。

3.相关记录

体位、心前区疼痛情况(部位、性状和持续时间、影响因素等)、皮肤、液体出入量等记录结果。

(二)身体评估

1.头颈部

大量渗液累及静脉回流,可出现颈静脉怒张现象。

2.胸部

心前区视诊示心尖冲动不明显。纤维蛋白性心包炎时心前区可扪及心包摩擦感;当渗出液增多时心尖冲动弱,位于心浊音界左缘的内侧或不能扪及。急性渗出性心包炎时心脏叩浊音界向两侧增大,皆为绝对浊音区。缩窄性心包炎患者心浊音界不增大。心包摩擦音是纤维蛋白性心包炎的典型表现,随着心包内渗液增多心音低而遥远,大量积液时可在左肩胛骨下出现浊音及支气管呼吸音,缩窄性心包炎患者在胸骨左缘第 3 肋、第 4 肋间可闻及心包叩击音,发生于第二心音后 0.09～0.12 秒,呈拍击性质,是舒张期充盈血流因心包的缩窄而突然受阻并引起心室壁的振动所致。

3.腹部

大量心包渗液患者可有肝大、腹水或下肢水肿等(腹水较皮下水肿出现的要早而明显)。

4.其他

呼吸困难时可出现端坐呼吸、面色苍白,可有发绀。

(三)心理-社会评估

患者在疾病治疗过程中的心理反应与需求,家庭及社会支持情况,引导患者正确配合疾病的治疗与护理。

(四)辅助检查结果评估

1.心电图

心率(律)是否有改变。

2.X 线检查

肺部无明显充血现象而心影显著增大是心包积液的有力证据,可与心力衰竭相区别。

三、主要护理诊断/问题

(一)气体交换受阻

气体交换受阻与肺淤血、肺或支气和受压有关。

(二)疼痛:胸痛

胸痛与心包炎症有关。

(三)体液过多

体液过多与渗出性、缩窄性心包炎有关。

(四)体温过高

体温过高与心包炎症有关。

(五)活动无耐力

活动无耐力与心排血量减少有关。

四、护理措施

(一)一般护理

协助患者取舒适卧位,出现心脏压塞的患者往往被迫采用前倾端坐位。保持环境安静,注意病室的温度和湿度,避免受凉。观察患者呼吸状况、监测血压气分析结果,患者出现胸闷气急时应给予氧气吸入。控制输液速度,防止加重心脏负荷。

(二)疼痛的护理

评估疼痛情况:疼痛的部位、性质及其变化情况,是否可闻及心包摩擦音。指导患者避免用力咳嗽、深呼吸或突然改变体位等,以免引起疼痛。使用非甾体类解热镇痛剂时应观察药物疗效以及患者有无胃肠道反应、出血等不良反应。若疼痛加重,可应用吗啡类药物。

(三)用药护理

使用抗菌、抗结核、抗肿瘤、镇痛等药物时监测疗效、观察不良反应是否发生。

(四)心理护理

多关心体贴患者,使患者保持良好的情绪,积极配合治疗护理。

(五)皮肤护理

有心脏压塞症状的患者常被迫采取端坐卧位,应加强骶尾部骨隆突处皮肤的护理,可协助患者定时更换前倾角度、决不按摩、防止皮肤擦伤,预防压疮。

(六)心包穿刺术的配合和护理

1.术前护理

术前常规行心脏超声检查,以确定积液量和穿刺部位,并标记好最佳穿刺点。备齐用物,向患者说明手术的意义和必要性,解除顾虑,必要时可使用少量镇静剂;如有咳嗽,可给予镇咳药物;建立静脉通道,备好抢救药品如阿托品等;进行心电、血压监测。

2.术中配合

嘱患者避免剧烈咳嗽或深呼吸,穿刺过程中如有不适应立即告知医护人员。严格无菌操作,抽液时随时夹闭胶管,防止空气进入心包腔;抽液要缓慢,第一次抽液量不超过 100 mL,以后每次抽液量不超过 300 mL,以防急性右室扩张。若抽出新鲜血液应立即停止抽吸,密切观察有无心脏压塞症状。记录抽液量、性状,并采集好标本送检。抽液过程中均应密切观察患者的反应和主诉,如有异常,及时处理。

3.术后护理

拔除穿刺针后,于穿刺部位处覆盖无菌纱布并固定。嘱患者休息,穿刺后 2 小时内继续心电、血压监测,密切观察生命体征。心包引流者需做好引流管护理,待每天引流量<25 mL 时可

拔除引流管。

(七)健康教育

1.疾病知识指导

嘱患者注意休息,防寒保暖,防止呼吸道感染。加强营养,进食高热量、高蛋白、高维生素的易消化食物,限制钠盐摄入。对缩窄性心包炎患者讲明行心包切除术的重要性,解除思想顾虑,配合好治疗,以利心功能恢复。术后仍应休息半年左右。

2.用药指导与病情监测

鼓励患者坚持足够疗程药物治疗(如抗结核治疗)的重要性,不可擅自停药,防止复发。注意药物的不良反应,定期检查肝肾功能,定期随访。

五、护理效果评估

(1)患者自觉症状好转,包括呼吸困难、疼痛减轻、食欲增加、活动耐力增强等。

(2)患者心排血量能满足机体需要,心排血量减少症状和肺淤血症状减轻或消失。

(3)患者体温降至正常范围。

(4)患者焦虑感减轻,情绪稳定,能复述疾病相关知识及配合治疗护理的方法。

(5)患者能配合并顺利完成心包穿刺术。

(6)患者及早发现心脏压塞征兆,预防休克发生。

(魏　琰)

第三节　心　律　失　常

一、疾病概述

(一)概念和特点

心律失常是指心脏冲动频率、节律、起源部位、传导速度或激动次序的异常。按其发生原理可分为冲动形成异常和冲动传导异常两大类。按照心律失常发生时心率的快慢,可分为快速性与缓慢性心律失常两大类。

心律失常可发生在没有明确心脏病或其他原因的患者。心律失常的后果取决于其对血流动力学的影响,可从心律失常对心、脑、肾灌注的影响来判断。轻者患者可无症状,一般表现为心悸,但也可出现心绞痛、气短、晕厥等症状。心律失常持续时间不一,有时仅持续数秒、数分,有时可持续数天以上,如慢性心房颤动。

(二)相关病理生理

正常生理状态下,促成心搏的冲动起源于窦房结,并以一定的顺序传导于心房与心室,使心脏在一定频率范围内发生有规律的搏动。如果心脏内冲动的形成异常和/或传导异常,使整个心脏或其一部分的活动变为过快、过慢、不规则,或者各部分活动的程序发生紊乱,即形成心律失常。心律失常有多种不同的发生机制,如折返、自律性改变、触发活动和平行收缩等。然而,由于条件限制,目前能直接对人在体内心脏研究的仅限于折返机制,临床检查尚不能判断大多数心律失常的电生理机制。产生心律失常的电生理机制主要包括冲动发生异常、冲动传导异常以及触发活动。

(三)主要病因与诱因

1.器质性心脏病

心律失常可见于各种器质性心脏病,其中以冠心病、心肌病、心肌炎和风湿性心脏病为多见,尤其在发生心力衰竭或急性心肌梗死时。

2.非心源性疾病

几乎其他系统疾病均可引发心律失常,常见的有内分泌失调、麻醉、低温、胸腔或心脏手术、中枢神经系统疾病及自主神经功能失调等。

3.酸碱失衡和电解质紊乱

各种酸碱代谢紊乱、钾代谢紊乱可使传导系统或心肌细胞的兴奋性、传导性异常而引起心律失常。

4.理化因素和中毒

电击可直接引起心律失常甚至死亡,中暑、低温也可导致心律失常。某些药物可引起心律失常,其机制各不相同,洋地黄、奎尼丁、氨茶碱等直接作用于心肌,洋地黄、夹竹桃、蟾蜍等通过兴奋迷走神经,拟肾上腺素药、三环类抗抑郁药等通过兴奋交感神经,可溶性钡盐、棉酚、排钾性利尿剂等引起低钾血症,窒息性毒物则引起缺氧诱发心律失常。

5.其他

发生在健康者的心律失常也不少见,部分病因不明。

(四)临床表现

心律失常的诊断大多数要靠心电图,但相当一部分患者可根据病史和体征做出初步诊断。详细询问发作时的心率快慢,节律是否规整,发作起止与持续时间,发作时是否伴有低血压、昏厥、心绞痛或心力衰竭等表现,及既往发作的诱因、频率和治疗经过,有助于心律失常的诊断,同时要对患者全身情况、既往治疗情况等进行全面的了解。

(五)辅助检查

1.心电图检查

心电图检查是诊断心律失常最重要的一项无创性检查技术。应记录12导联心电图,并记录清楚显示P波导联的心电图长条以备分析,通常选择 V_1 导联或Ⅱ导联。必要时采用动态心电图,连续记录患者24小时的心电图。

2.运动试验

患者在运动时出现心悸、可做运动试验协助诊断。运动试验诊断心律失常的敏感性不如动态心电图。

3.食管心电图

解剖上左心房后壁毗邻食管,因此,插入食管电极导管并置于心房水平时,能记录到清晰的心房电位,并能进行心房快速起搏或程序电刺激。

4.心腔内电生理检查

心腔内电生理检查是将几根多电极导管经静脉和/或动脉插入,放置在心腔内的不同部位辅以 8~12 通道以上多导生理仪,同步记录各部位电活动,包括右心房、右心室、希氏束、冠状静脉窦(反映左心房、左心室电活动)。其适应证包括:①窦房结功能测定;②房室与室内传导阻滞;

③心动过速;④不明原因晕厥。

5.三维心脏电生理标测及导航系统

三维心脏电生理标测及导航系统(三维标测系统)是近年来出现的新的标测技术,能够减少X线曝光时间,提高消融成功率,加深对心律失常机制的理解。

(六)窦性心律失常治疗原则

(1)若患者无心动过缓有关的症状,不必治疗,仅定期随诊观察。对于有症状的病窦综合征患者,应接受起搏器治疗。

(2)心动过缓-心动过速综合征患者发作心动过速,单独应用抗心律失常药物治疗可能加重心动过缓。应用起搏治疗后,患者仍有心动过速发作,可同时应用抗心律失常药物。

(七)房性心律失常治疗原则

1.房性期前收缩

房性期前收缩无需治疗。当有明显症状或因房性期前收缩触发室上行心动过速时,应给予治疗。治疗药物包括普罗帕酮、莫雷西嗪或β受体阻滞剂。

2.房性心动过速

(1)积极寻找病因,针对病因治疗。

(2)抗凝治疗。

(3)控制心室率。

(4)转复窦性心律。

3.心房扑动

(1)药物治疗:减慢心室率的药物包括β受体阻滞剂、钙通道阻滞剂(维拉帕米、地尔硫䓬)或洋地黄制剂(地高辛、毛花苷 C)。转复心房扑动的药物包括ⅠA(如奎尼丁)或ⅠC(如普罗帕酮)类抗心律失常药,如心房扑动患者合并冠心病、充血性心力衰竭等时,不用ⅠA或ⅠC类药物,应选用胺碘酮。

(2)非药物治疗:直流电复律是终止心房扑动最有效的方法。其次食管调搏也是转复心房扑动的有效方法。射频消融可根治心房扑动。

(3)抗凝治疗:持续性心房扑动的患者,发生血栓栓塞的风险明显增高,应给予抗凝治疗。

4.心房颤动

应积极寻找心房颤动的原发疾病和诱发因素,进行相应处理。

治疗包括:①抗凝治疗;②转复并维持窦性心律;③控制心室率。

(八)房室交界区性心律失常治疗原则

1.房室交界区性期前收缩

房室交界区性期前收缩通常无需治疗。

2.房室交界区性逸搏心律

房室交界区性逸搏心律一般无需治疗,必要时可起搏治疗。

3.非阵发性房室交界区性心动过速

非阵发性房室交界区性心动过速主要针对病因治疗。洋地黄中毒引起者可停用洋地黄,可给予钾盐、利多卡因或β受体阻滞剂治疗。

4.与房室交界区相关的折返性心动过速

急性发作期应根据患者的基础心脏状况,既往发作的情况以及对心动过速的耐受程度做出适当处理。

主要药物治疗如下述。

(1)腺苷与钙通道阻滞剂:首选。起效迅速,不良反应为胸部压迫感、呼吸困难、面部潮红、窦性心动过缓、房室传导阻滞等。

(2)洋地黄与β受体阻滞剂:静脉注射洋地黄可终止发作。对伴有心功能不全患者仍作为首选。β受体阻滞剂也能有效终止心动过速,选用短效β受体阻滞剂较合适如艾司洛尔。

(3)普罗帕酮1~2 mg/kg 静脉注射。

(4)其他:食管心房调搏术、直流电复率等。

预防复发:是否需要给予患者长期药物预防,取决于发作的频繁程度以及发作的严重性。药物的选择可依据临床经验或心内电生理试验结果。

5.预激综合征

对于无心动过速发作或偶有发作但症状轻微的预激综合征患者的治疗,目前仍存有争议。如心动过速发作频繁伴有明显症状,应给予治疗。治疗方法包括药物和导管消融。

(九)室性心律失常治疗原则

1.室性期前收缩

首先应对患者室性期前收缩的类型、症状及其原有心脏病变做全面的了解;然后,根据不同的临床状况决定是否给予治疗,采取何种方法治疗以及确定治疗的终点。

2.室性心动过速

一般遵循的原则:有器质性心脏病或有明确诱因应首先给以针对性治疗;无器质性心脏病患者发生非持续性短暂室速,如无症状或无血流动力学影响,处理的原则与室性期前收缩相同;持续性室性发作,无论有无器质性心脏病,应给予治疗。

3.心室扑动与颤动

快速识别心搏骤停、高声呼救、进行心肺复苏,包括:胸外按压、开放气道、人工呼吸、除颤、气管插管、吸氧、药物治疗等。

(十)心脏传导阻滞治疗原则

1.房室传导阻滞

应针对不同病因进行治疗。一度与二度Ⅰ型房室阻止心室率不太慢者,无需特殊治疗。二度Ⅱ型与三度房室阻滞如心室率显著缓慢,伴有明显症状或血流动力学障碍,甚至阿-斯综合征发作者,应给予起搏治疗。

2.室内传导阻滞

慢性单侧束支阻滞的患者如无症状,无需接受治疗。双分支与不完全性三分支阻滞有可能进展为完全性房室传导阻滞,但是否一定发生及何时发生均难以预料,不必常规预防性起搏器治疗。急性前壁心肌梗死发生双分支、三分支阻滞、慢性双分支、三分支阻滞,伴有晕厥或阿-斯综合征发作者,则应及早考虑心脏起搏器治疗。

二、护理评估

(一)一般评估

心律失常患者的生命体征,发作间歇期无异常表现。发作期则出现心悸、气短、不敢活动,心电图显示心率过快、过慢、不规则或暂时消失而形成窦性停搏。

(二)身体评估

发作时体格检查应着重于判断心律失常的性质及心律失常对血流动力学状态的影响。听诊心音了解心室搏动率的快、慢和规则与否,结合颈静脉搏动所反映的心房活动情况,有助于做出心律失常的初步鉴别诊断。缓慢(<60 次/分)而规则的心率为窦性心动过缓,快速(>100 次/分)而规则的心率常为窦性心动过速。窦性心动过速较少超过 160 次/分,心房扑动伴 2∶1 房室传导时心室率常固定在 150 次/分左右。不规则的心律中以期前收缩为最常见,快而不规则者以心房颤动或心房扑动、房速伴不规则房室传导阻滞为多。心律规则而第一心音强弱不等(大炮音),尤其是伴颈静脉搏动间断不规则增强(大炮波),提示房室分离,多见于完全性或室速。

(三)心理-社会评估

心律失常患者常有焦虑、恐惧等负性情绪,护理人员应做好以下几点:①帮助患者认识到自己的情绪反应,承认自己的感觉,指导患者使用放松术。②安慰患者,告诉患者较轻的心律失常通常不会威胁生命。有条件时安排单人房间,避免与其他焦虑患者接触。③经常巡视病房,了解患者的需要,帮助其解决问题,如主动给患者介绍环境,耐心解答有关疾病的问题等。

(四)辅助检查结果的评估

1.心电图(ECG)检查

心律失常发作时的心电图记录是确诊心律失常的重要依据。应记录 12 导联心电图,包括较长的 II 或 V_1 导联记录。注意 P 和 QRS 波形态、P-QRS 关系、P-P、P-R 与 R-R 间期,判断基本心律是窦性还是异位。通过逐个分析提早或延迟心搏的性质和来源,最后判断心律失常的性质。

2.动态心电图

对心律失常的检出率明显高于常规心电图,尤其是对易引起猝死的恶性心律失常的检出尤为有意义。对心律失常的诊断优于普通心电图。

3.运动试验

运动试验可增加心律失常的诊断率和敏感性,是对 ECG 很好的补充,但运动试验有一定的危险性,需严格掌握禁忌证。

4.食管心电图

食管心电图是食管心房调搏最佳起搏点判定的可靠依据,更能在心律失常的诊断与鉴别诊断方面起到特殊而独到的作用。食管心电图与心内电生理检查具有高度的一致性,为导管射频消融术根治阵发性室上性心动过速(PSVT)提供可靠的分型及定位诊断。亦有助于不典型的预激综合征患者确立诊断。

5.心腔内电生理检查

心腔内电生理检查为有创性电生理检查,除能确诊缓慢性和快速性心律失常的性质外,还能在心律失常发作间隙应用程序电刺激方法判断窦房结和房室传导系统功能,诱发室上性和室性快速性心律失常,确定心律失常起源部位,评价药物与非药物治疗效果,以及为手术、起搏或消融治疗提供必要的信息。

(五)常用药物治疗效果的评估

(1)治疗缓慢性心律失常:一般选用增强心肌自律性和/或加速传导的药物,如拟交感神经药、迷走神经抑制药或碱化剂。护理评估:①服药后心悸、乏力、头晕、胸闷等临床症状有无改善。②有无不良反应发生。

(2)治疗快速性心律失常:选用减慢传导和延长不应期的药物,如迷走神经兴奋剂,拟交感神经药间接兴奋迷走神经或抗心律失常药物。护理评估：①用药后的疗效,有无严重不良反应发生。②药物疗效不佳时,考虑电转复或射频消融术治疗,并做好术前准备。

（3）临床上抗心律失常药物繁多,药物的分类主要基于其对心肌的电生理学作用。治疗缓慢性心律失常的药物,主要提高心脏起搏和传导功能,如肾上腺素类药物（肾上腺素、异丙肾上腺素）,拟交感神经药如阿托品、山莨菪碱,β受体兴奋剂如多巴胺类、沙丁胺醇等。

（4）及时就诊的指标：①心动过速发作频繁伴有明显症状如低血压、休克、心绞痛、心力衰竭或晕厥等。②出现洋地黄中毒症状。

三、主要护理诊断/问题

（一）活动无耐力
活动无耐力与心律失常导致心悸或心排血量减少有关。

（二）焦虑
焦虑与心律失常反复发作,对治疗缺乏信心有关。

（三）有受伤的危险
有受伤的危险与心律失常引起的头晕、晕厥有关。

（四）潜在并发症
心力衰竭、脑栓塞、猝死。

四、护理措施

（一）体位与休息
当心律失常发作导致胸闷、心悸、头晕等不适时采取高枕卧位、半卧位或其他舒适体位,尽量避免左侧卧位,以防左侧卧位时感觉到心脏搏动而加重不适。有头晕、晕厥发作或曾有跌倒病史者应卧床休息。保证患者充分的休息与睡眠,必要时遵医嘱给予镇静剂。

（二）给氧
伴呼吸困难、发绀等缺氧表现时,给予氧气吸入,2～4 L/min。

（三）饮食
控制膳食总热量,以维持正常体重为度,40 岁以上者尤应预防发胖。一般以体重指数（BMI）20～24 为正常体重。或以腰围为标准,一般以女性≥80 cm,男性≥85 cm 为超标。超重或肥胖者应减少每天进食的总热量,以低脂、低胆固醇（200 mg/d）膳食,并限制酒及糖类食物的摄入。严禁暴饮暴食。以免诱发心绞痛或心肌梗死。合并高血压或心力衰竭者,应同时限制钠盐。避免摄入刺激性食物如咖啡、浓茶等,保持大便通畅。

（四）病情观察
严密进行心电监测,出现异常心律变化,如 3～5 次/分的室性期前收缩或阵发性室性心动过速,窦性停搏、二度Ⅱ型或三度房室传导阻滞等,立即通知医师。应将急救药物备好,需争分夺秒地迅速给药。有无心悸、胸闷、胸痛、头晕、晕厥等。检测电解质变化,尤其是血钾。

（五）用药指导
接受各种抗心律失常药物治疗的患者,应在心电监测下用药,以便掌握心律的变化情况和观察药物疗效。密切观察用药反应,严密观察穿刺局部情况,谨防药物外渗。皮下注射给予抗凝溶栓及抗血小板药时,注意更换注射部位,避免按摩,应持续按压 2～3 分钟。严格按医嘱给药,避免食用影响药物疗效的食物。用药前、中、后注意心率、心律、PR 间期、QT 间期等的变化,以判断疗效和有无不良反应。

(六)除颤的护理

持续性室性心动过速患者,应用药物效果不明显时,护士应密切配合医师将除颤器电源接好,检查仪器性能是否完好,备好电极板,以便及时顺利除颤。对于缓慢型心律失常患者,应用药物治疗后仍不能增加心率,且病情有所发展或反复发作阿斯综合征时,应随时做好安装人工心脏起搏器的准备。

(七)心理护理

向患者说明心律失常的治疗原则,介绍介入治疗如心导管射频消融术或心脏起搏器安置术的目的及方法,以消除患者的紧张心理,使患者主动配合治疗。

(八)健康教育

1.疾病知识指导

向患者及家属讲解心律失常的病因、诱因及防治知识。

2.生活指导

指导患者劳逸结合,生活规律,保证充足的休息与睡眠。无器质性心脏病者应积极参加体育锻炼。保持情绪稳定,避免精神紧张、激动。改变不良饮食习惯,戒烟、酒、避免浓茶、咖啡、可乐等刺激性食物。保持大便通畅,避免排便用力而加重心律失常。

3.用药指导

嘱患者严格按医嘱按时按量服药,说明所用药物的名称、剂量、用法、作用及不良反应,不可随意增减药物的剂量或种类。

4.制订活动计划

评估患者心律失常的类型及临床表现,与患者及家属共同制订活动计划。对无器质性心脏病的良性心律失常患者,鼓励其正常工作和生活,保持心情舒畅,避免过度劳累。窦性停搏、二度Ⅱ型或三度房室传导阻滞、持续性室速等严重心律失常患者或快速心室率引起血压下降者,应卧床休息,以减少心肌耗氧量。卧床期间加强生活护理。

5.自我监测指导

教会患者及家属测量脉搏的方法,心律失常发作时的应对措施及心肺复苏术,以便于自我检测病情和自救。对安置心脏起搏器的患者,讲解自我监测与家庭护理方法。

6.及时就诊的指标

(1)当出现头晕、气促、胸闷、胸痛等不适症状。

(2)复查心电图发现异常时。

五、护理效果评估

(1)患者及家属掌握自我监测脉搏的方法,能复述疾病发作时的应对措施及心肺复苏术。

(2)患者掌握发生疾病的诱因,能采取相应措施尽可能避免诱因的发生。

(3)患者心理状态稳定,养成正确的生活方式。

(4)患者未发生猝死或发生致命性心律失常时能得到及时发现和处理。

(魏　琰)

第四节 心 绞 痛

一、稳定型心绞痛

(一)概念和特点

稳定型心绞痛也称劳力性心绞痛,是在冠状动脉固定性严重狭窄基础上,由于心肌负荷的增加引起心肌急剧的、暂时的缺血缺氧的临床综合征。其特点为阵发性的前胸压榨性疼痛或憋闷感觉,主要位于胸骨后部,可放射至心前区和左上肢尺侧,常发生于劳力负荷增加时,持续数分钟,休息或用硝酸酯制剂后疼痛消失。疼痛发作的程度、频度、性质及诱发因素在数周至数月内无明显变化。

(二)相关病理生理

患者在心绞痛发作之前,常有血压增高、心律增快、肺动脉压和肺毛细血管压增高的变化,反映心脏和肺的顺应性减低。发作时可有左心室收缩力和收缩速度降低、射血速度减慢、左心室收缩压下降、心搏量和心排血量降低、左心室舒张末期压和血容量增加等左心室收缩和舒张功能障碍的病理生理变化。左心室壁可呈收缩不协调或部分心室壁有收缩减弱的现象。

(三)主要病因及诱因

本病的基本病因是冠脉粥样硬化。正常情况下,冠脉循环血流量具有很大的储备力量,其血流量可随身体的生理情况有显著的变化,休息时无症状。当劳累、激动、心力衰竭等使心脏负荷增加,心肌耗氧量增加时,对血液的需求增加,而冠脉的供血已不能相应增加,即可引起心绞痛。

(四)临床表现

1.症状

心绞痛以发作性胸痛为主要临床表现,典型疼痛的特点如下。

(1)部位:主要在胸骨体中、上段之后,可波及心前区,界限不很清楚。常放射至左肩、左臂尺侧达无名指和小指,偶有至颈、咽或下颌部。

(2)性质:胸痛常有压迫、憋闷或紧缩感,也可有烧灼感,偶尔伴有濒死感。

(3)持续时间:疼痛出现后常逐步加重,持续 3~5 分钟,休息或含服硝酸甘油可迅速缓解,很少超过 30 分钟。可数天或数周发作 1 次,亦可一天内发作数次。

2.体征

心绞痛发作时,患者面色苍白、出冷汗、心率增快、血压升高、表情焦虑。心尖部听诊有时出现"奔马律",可有暂时性心尖部收缩期杂音,是乳头肌缺血以致功能失调引起二尖瓣关闭不全所致。

3.诱因

发作常由体力劳动、情绪激动、饱餐、寒冷、吸烟、心动过速、休克等。

(五)辅助检查

1.心电图

(1)静息时心电图:约有半数患者在正常范围,也可有陈旧性心肌梗死的改变或非特异性 ST

段和T波异常。有时出现心律失常。

(2)心绞痛发作时心电图:绝大多数患者可出现暂时性心肌缺血引起的ST段压低(≥0.1 mV),有时出现 T 波倒置,在平时有 T 波持续倒置的患者,发作时可变为直立(假性正常化)。

(3)心电图负荷试验:运动负荷试验及 24 小时动态心电图,可显著提高缺血性心电图的检出率。

2.X 线检查

心脏检查可无异常,若已伴发缺血性心肌病可见心影增大、肺充血等。

3.放射性核素

利用放射性铊心肌显像所示灌注缺损,提示心肌供血不足或血供消失,对心肌缺血诊断较有价值。

4.超声心动图

多数稳定性心绞痛患者静息时超声心动图检查无异常,有陈旧性心肌梗死者或严重心肌缺血者二维超声心动图可探测到坏死区或缺血区心室壁的运动异常,运动或药物负荷超声心动图检查可以评价心肌灌注和存活性。

5.冠状动脉造影

选择性冠状动脉造影可使左、右冠状动脉及主要分支得到清楚的显影,具有确诊价值。

(六)治疗原则

治疗原则是改善冠脉血供和降低心肌耗氧量以改善患者症状,提高生活质量,同时治疗冠脉粥样硬化,预防心肌梗死和死亡,以延长生存期。

1.发作时的治疗

(1)休息:发作时立即休息,一般患者停止活动后症状即可消失。

(2)药物治疗:宜选用作用快的硝酸酯制剂,这类药物除可扩张冠脉增加冠脉血流量外,还可扩张外周血管,减轻心脏负荷,从而缓解心绞痛。如硝酸甘油 0.3~0.6 mg 或硝酸异山梨酯 3~10 mg 舌下含化。

2.缓解期的治疗

缓解期一般不需卧床休息,应避免各种已知的诱因。

(1)药物治疗:以改善预后的药物和减轻症状、改善缺血的药物为主,如阿司匹林、氯吡格雷、β受体阻滞剂、他汀类药物、血管紧张素转换酶抑制剂、硝酸酯制剂,其他如代谢性药物、中医中药。

(2)非药物治疗:包括运动锻炼疗法、血管重建治疗、增强型体外反搏等。

二、不稳定型心绞痛

(一)概念和特点

目前已趋向将典型的稳定型劳力性心绞痛以外的缺血性胸痛统称为不稳定型心绞痛。不稳定型心绞痛根据临床表现可分为静息型心绞痛、初发型心绞痛、恶化型心绞痛 3 种类型。

(二)相关病理生理

与稳定型心绞痛的差别主要在于冠脉内不稳定的粥样斑块继发的病理改变,使局部的心肌血流量明显下降,如斑块内出血、斑块纤维帽出现裂隙、表面有血小板聚集和/或刺激冠脉痉挛,导致缺血性心绞痛,虽然也可因劳力负荷诱发,但劳力负荷终止后胸痛并不能缓解。

(三)主要病因及诱因

少部分不稳定型心绞痛患者心绞痛发作有明显的诱因。

1.增加心肌氧耗

感染、甲状腺功能亢进或心律失常。

2.冠脉血流减少

低血压。

3.血液携氧能力下降

贫血和低氧血症。

(四)临床表现

1.症状

不稳定型心绞痛患者胸部不适的性质与典型的稳定型心绞痛相似,通常程度更重,持续时间更长,可达数十分钟,胸痛在休息时也可发生。

2.体征

体检可发现一过性第三心音或第四心音,以及由于二尖瓣反流引起的一过性收缩期杂音,这些非特异性体征也可出现在稳定性心绞痛和心肌梗死患者,但详细的体格检查可发现潜在的加重心肌缺血的因素,并成为判断预后非常重要的依据。

(五)辅助检查

1.心电图

(1)大多数患者胸痛发作时有一过性 ST 段(抬高或压低)和 T 波(低平或倒置)改变,其中 ST 段的动态改变($\geqslant$0.1 mV 的抬高或压低)是严重冠脉疾病的表现,可能会发生急性心肌梗死或猝死。

(2)连续心电监护:连续 24 小时心电监测发现,85%~90%的心肌缺血,可不伴有心绞痛症状。

2.冠脉造影剂其他侵入性检查

在长期稳定型心绞痛基础上出现的不稳定型心绞痛患者,常有多支冠脉病变,而新发作静息心绞痛患者,可能只有单支冠脉病变。在所有的不稳定型心绞痛患者中,3 支血管病变占 40%,2 支血管病变占 20%,左冠脉主干病变约占 20%,单支血管病变约占 10%,没有明显血管狭窄者占 10%。

3.心脏标志物检查

心脏肌钙蛋白(cTn)T 及心肌蛋白 I 较传统的肌酸激酶(CK)和肌酸激酶同工酶(CK-MB)更为敏感、更可靠。

4.其他

胸部 X 线、心脏超声和放射性核素检查的结果,与稳定型心绞痛患者的结果相似,但阳性发现率会更高。

(六)治疗原则

不稳定型心绞痛是严重、具有潜在危险的疾病,病情发展难以预料,应使患者处于监控之下,疼痛发作频繁或持续不缓解及高危组的患者应立即住院。其治疗包括抗缺血治疗、抗血栓治疗和根据危险度分层进行优创治疗。

1.一般治疗

发作时立即卧床休息,床边 24 小时心电监护,严密观察血压、脉搏、呼吸、心率、心律变化,有呼吸困难、发绀者应给氧吸入,维持血氧饱和度在95%以上。如有必要,重测心肌坏死标志物。

2.止痛

烦躁不安、疼痛剧烈者,可考虑应用镇静剂如吗啡5~10 mg皮下注射;硝酸甘油或硝酸异山梨酯持续静脉点滴或微量泵输注,以10 μg/min开始,每3~5分钟增加10 μg/min,直至症状缓解或出现血压下降。

3.抗凝(栓)

抗血小板和抗凝治疗是不稳定型心绞痛治疗至关重要的措施,应尽早应用阿司匹林、氯吡格雷和肝素或低分子肝素,以有效防止血栓形成,阻止病情进展为心肌梗死。

4.其他

对于个别病情极严重患者,保守治疗效果不佳,心绞痛发作时ST段≥0.1 mV,持续时间>20分钟,或血肌钙蛋白升高者,在有条件的医院可行急诊冠脉造影,考虑经皮冠脉成形术。

三、护理评估

(一)一般评估

(1)患者有无面色苍白、出冷汗、心率加快、血压升高。

(2)患者主诉有无心绞痛发作症状。

(二)身体评估

(1)有无表情焦虑、皮肤湿冷、出冷汗。

(2)有无心律增快、血压升高。

(3)心尖区听诊是否闻及收缩期杂音,或听到第三心音或第四心音。

(三)心理-社会评估

患者能否控制情绪,避免激动或愤怒,以减少心悸耗氧量;家属能否做到给予患者安慰及细心的照顾,并督促定期复查。

(四)辅助检查结果的评估

(1)心电图有无ST段及T波异常改变。

(2)24小时连续心电监测有无心肌缺血的改变。

(3)冠脉造影检查结果有无显示单支或多支病变。

(4)心脏标志物肌钙蛋白(cTn)T的峰值是否超过正常对照值的百分位数。

(五)常用药物治疗效果的评估

1.硝酸酯类药物

心绞痛发作时,能及时舌下含化,迅速缓解疼痛。

2.他汀类药物

长期服用可以维持LDL-C的目标值<70 mg/dL,且不出现肝酶和肌酶升高等不良反应。

四、主要护理诊断/问题

(一)胸痛

胸痛与心肌缺血、缺氧有关。

(二)活动无耐力

活动无耐力与心肌氧的供需失调有关。

（三）知识缺乏

缺乏控制诱发因素及预防心绞痛发作的知识。

(四)潜在并发症

心肌梗死。

五、护理措施

(一)休息与活动

1.适量运动

应以有氧运动为主,运动的强度和时间因病情和个体差异而不同,必要时在监测下进行。

2.心绞痛发作时

立即停止活动,就地休息。不稳定型心绞痛患者,应卧床休息,并密切观察。

(二)用药的指导

1.心绞痛发作时

立即舌下含化硝酸甘油,用药后注意观察患者胸痛变化情况,如 3～5 分钟后仍不缓解,隔 5 分钟后可重复使用。对于心绞痛发作频繁者,静脉滴注硝酸甘油时,患者及家属不要擅自调整滴速,以防低血压发生。部分患者用药后出现面部潮红、头部胀痛、头晕、心动过速、心悸等不适,应告知患者是药物的扩血管作用所致,不必有顾虑。

2.应用他汀类药物时

应严密监测转氨酶及肌酸激酶等生化指标,及时发现药物可能引起的肝脏损害和肌病。采用强化降脂治疗时,应注意监测药物的安全性。

(三)心理护理

安慰患者,解除紧张不安情绪,改变急躁易怒性格,保持心理平衡。告知患者及家属过劳、情绪激动、饱餐、用力排便、寒冷刺激等都是心绞痛发作的诱因,应注意避免。

(四)健康教育

1.疾病知识指导

(1)合理膳食:宜摄入低热量、低脂、低胆固醇、低盐饮食,多食蔬菜、水果和粗纤维食物(如芹菜、糙米等),避免暴饮暴食,应少食多餐。

(2)戒烟、限酒。

(3)适量运动:应以有氧运动为主,运动的强度和时间因病情和个体差异而不同,必要时在监测下进行。

(4)心理调适:保持心理平衡,可采取放松技术或与他人交流的方式缓解压力,避免心绞痛发作的诱因。

2.用药指导

指导患者出院后遵医嘱用药,不擅自增减药量,自我检测药物的不良反应。外出时随身携带硝酸甘油以备急用。硝酸甘油遇光易分解,应放在棕色瓶内存放于干燥处,以免潮解失效。药瓶开封后每 6 个月更换 1 次,以确保疗效。

3.病情检测指导

教会患者及家属心绞痛发作时的缓解方法,胸痛发作时应立即停止活动或舌下含服硝酸甘油。如连续含服 3 次仍不缓解,或心绞痛发作比以往频繁、程度加重、疼痛时间延长,应及时就医,警惕心肌梗死的发生。不典型心绞痛发作时,可能表现为牙痛、肩周炎、上腹痛等,为防治误诊,应尽快到医院做相关检查。

4.及时就诊的指标

(1)心绞痛发作时,舌下含化硝酸酯类药物无效或重复用药仍未缓解。

(2)心绞痛发作比以往频繁、程度加重、疼痛时间延长。

六、护理效果评估

(1)患者能坚持长期遵医嘱用药物治疗。

(2)心绞痛发作时,能立即停止活动,并舌下含服硝酸甘油。

(3)能预防和控制缺血症状,减低心肌梗死的发生。

(4)能戒烟、控制饮食和糖尿病治疗。

(5)能坚持定期门诊复查。

(魏 琰)

第五节 心 肌 梗 死

一、疾病概述

(一)概念和特点

心肌梗死是心肌长时间缺血导致的心肌细胞死亡。为在冠状动脉病变的基础上,发生冠状动脉血供急剧减少或中断,使相应心肌严重而持久地急性缺血导致的心肌细胞死亡。急性心肌梗死临床表现有持久的胸骨后剧烈疼痛、发热、白细胞计数和血清心肌坏死标志物增高,以及心电图进行性改变;可发生心律失常、休克或心力衰竭,属急性冠脉综合征的严重类型。

(二)相关病理生理

主要出现左心室舒张和收缩功能障碍的一些血流动力学改变,其严重程度和持续时间取决于梗死的部位、程度和范围。心脏收缩力减弱、顺应性降低、心肌收缩不协调,左心室压力曲线最大上升速度(dp/dt)减低,左心室舒张末期压增高、舒张和收缩末期容量增多。射血分数减低,心搏量和心排血量下降,心率增快或有心律失常,血压下降。病情严重者,动脉血氧含量降低。急性大面积心肌梗死者,可发生泵衰竭——心源性休克或急性肺水肿。

(三)主要病因及诱因

急性心肌梗死的基本病因是冠脉粥样硬化。造成一支或多支管腔狭窄和心肌血供不足,而侧支循环未建立。在此基础上,一旦血供急剧减少或中断,使心肌严重而持久地急性缺血达20~30分钟,即可发生急性心肌梗死。

促使斑块破溃出血及血栓形成的诱因:①晨起6时至12时,交感神经活动增加,机体应激反应增强,心肌收缩力、心率、血压增高,冠状动脉张力增高。②饱餐特别是进食多量高脂饮食后。③重体力劳动、情绪过分激动、血压急剧升高或用力排便。④休克、脱水、出血、外科手术或严重心律失常。

(四)临床表现

临床表现与梗死的面积大小、部位、冠状动脉侧支循环情况密切相关。

1.先兆

50.0%～81.2%的患者在发病前数天有乏力、胸部不适、活动时心悸、气急、烦躁、心绞痛等前驱症状。以初发心绞痛或原有心绞痛加重为最突出。心绞痛发作较以往频繁、程度较剧、持续较久、硝酸甘油疗效差、诱发因素不明显。

2.症状

(1)疼痛:出现最早、最突出,多发生于清晨,尤其是晨间运动或排便时。疼痛的性质和部位与心绞痛相似,但程度更剧烈,多伴有大汗、烦躁不安、恐惧及濒死感,持续时间可达数小时或数天,休息和服用硝酸甘油不缓解。部分患者疼痛可向上腹部放射,而被误诊为急腹症或因疼痛向下颌、颈部、背部放射而误诊为其他疾病。少数患者无疼痛,一开始即表现为休克或急性心力衰竭。

(2)全身症状:一般在疼痛发生后24～48小时出现发热、心动过速、白细胞计数增高或和血沉增快等。体温可升高至38℃左右,很少超过39℃,持续约1周。

(3)胃肠道症状:疼痛剧烈时常伴恶心、呕吐、上腹胀痛。也可有肠胀气或呃逆。

(4)心律失常:75%～95%的患者在起病2天内可发生心律失常,24小时内最多见。

(5)低血压和休克:疼痛发作期间血压下降常见,但未必是休克,如疼痛缓解而收缩压仍<10.7 kPa(80 mmHg),且患者表现为烦躁不安、面色苍白、皮肤湿冷、脉细而快、大汗淋漓、少尿、神志迟钝,甚至晕厥者为休克表现。

(6)心力衰竭:发生率为32%～48%,主要为急性左心衰。表现为呼吸困难、咳嗽、发绀、烦躁等症状,重者可发生肺水肿。随后可发生颈静脉怒张、肝大、水肿等右心衰竭表现,伴血压下降。

3.体征

心率多增快,也可减慢,心律不齐。心尖部第一心音减弱,可闻及"奔马律";除急性心肌梗死早期血压可增高外,几乎所有患者都有血压下降。

4.并发症

乳头肌功能失调或断裂、心脏破裂、栓塞、心室壁瘤、心肌梗死后综合征等。

(五)辅助检查

1.心电图

(1)ST段抬高性心肌梗死心电图的特点:①ST段抬高呈弓背向上型,在面向坏死区周围心肌损伤区的导联上出现。②宽而深的Q波(病理性Q波),在面向透壁心肌坏死区的导联上出现。③T波倒置,在面向损伤区周围心肌缺血区的导联上出现。

(2)非ST段抬高性心肌梗死心电图的特点:①无病理性Q波,有普遍性ST段压低≥0.1 mV,但aVR导联ST段抬高,或有对称性T波倒置,为心内膜下心肌梗死所致。②无病理性Q波,也无ST段变化,仅有T波倒置变化。

(3)动态性改变:ST段抬高心肌梗死的心电图演变过程:①在起病数小时内可无异常或出现异常高大两支不对称的T波,为超急性期改变。②数小时后,ST段明显抬高,弓背向上,与直立的T波连接,形成单向曲线;数小时至2天内出现病理性Q波同时R波减低,为急性期改变。③如果早期不进行治疗干预,抬高的ST段可在数天至2周内逐渐回到基线水平,T波逐渐平坦或倒置,为亚急性期改变。④数周至数月后,T波呈V形倒置,两支对称,为慢性期改变。T波倒置可永久存在,也可在数月至数年内逐渐恢复。

2.超声心动图

二维和 M 型超声心动图有助于了解心室壁的运动和左心室功能,诊断室壁瘤和乳头肌功能失调等。

3.放射性核检查

放射性核检查可显示心肌梗死的部位与范围,观察左心室壁的运动和左心室射血分数,有助于判定心室的功能、诊断梗死后造成的室壁运动失调和心室壁瘤。

(六)治疗原则

尽早使心肌血液再灌注(到达医院后 30 分钟内开始溶栓或 90 分钟内行介入治疗),以挽救濒死的心肌,防止梗死面积扩大和缩小心肌缺血范围,保护和维持心脏功能,及时处理严重心律失常,泵衰竭和各种并发症,防治猝死,注重二级预防。

1.一般治疗

(1)休息:患者未行再灌注治疗前,应绝对卧床休息,保持环境安静,防止不良刺激,解除焦虑。

(2)给氧:常规给氧。

(3)监测:急性期应常规安置于心脏重症监护病房,进行心电、血压、呼吸监测 3～5 天,除颤仪处于随时备用状态。

(4)建立静脉通道:保持给药途径畅通。

2.药物治疗

(1)吗啡或哌替啶:吗啡 2～4 mg 或哌替啶 50～100 mg 肌内注射解除疼痛,必要时 5～10 分钟后重复。注意低血压和呼吸功能抑制。

(2)硝酸酯类药物:通过扩张冠状动脉增加冠状动脉血流以增加静脉容量。但下壁心肌梗死、可疑右室心肌梗死或明显低血压[收缩压<12.0 kPa(90 mmHg)]的患者,不适合使用。

(3)阿司匹林:无禁忌者立即口服水溶性阿司匹林或嚼服肠溶性阿司匹林。一般首次剂量为150～300 mg,每天 1 次,3 天后,75～150 mg 每天 1 次长期维持。

3.再灌注心肌

(1)经皮冠状动脉介入治疗(percutaneous coronary intervention,PCI):有条件的医院对具备适应证的患者应尽快实施 PCI,可获得更好的治疗效果。

(2)溶栓疗法:无条件实行介入治疗或延误再灌注时机者,无禁忌证应立即(接诊后 30 分钟之内)溶栓治疗。发病 3 小时内,心肌梗死溶栓治疗血流完全灌注率高,获益最大。年龄≥75 岁者选择溶栓应慎重,并酌情减少溶栓药物剂量。

二、护理评估

(一)一般评估

1.本次发病特点与目前病情

评估患者此次发病有无明显的诱因,胸痛发作的特征,尤其是起病的时间、疼痛剧烈程度、是否进行性加重,有无恶心、呕吐、乏力、头晕、呼吸困难等伴随症状,是否有心律失常、休克、心力衰竭的表现。

2.患病及治疗经过

评估患者有无心绞痛发作史,患病的起始时间,患病后的诊治过程,是否遵医嘱治疗,目前用药及有关的检查等。

3.危险因素评估

包括患者的年龄、性别、职业;有无家族史;了解患者有无肥胖、血脂异常、高血压、糖尿病等危险因素;有无摄入高脂饮食、吸烟等不良生活习惯,是否有充足的睡眠,有无锻炼身体的习惯;排便情况;了解工作与生活压力情况及性格特征等。

(二)身体评估

1.一般状态

观察患者的精神意识状态,尤其注意有无面色苍白、表情痛苦、大汗或神志模糊、反应迟钝甚至晕厥等表现。

2.生命体征

观察体温、脉搏、呼吸、血压有无异常及其程度。

3.心脏听诊

注意心率、心律、心音的变化,有无奔马律、心脏杂音及肺部啰音等。

(三)心理-社会评估

急性心肌梗死时患者胸痛程度异常剧烈,可有濒死感,或行紧急溶栓、介入治疗,由此产生恐惧心理。由于心肌梗死使患者活动耐力和自理能力下降,生活上需要照顾;如患者入住冠心病重症监护室(CCU),面对一系列检查和治疗,加上对预后的担心、对工作与生活的影响等,易产生焦虑。

(四)辅助检查结果的评估

1.心电图

是否有心肌梗死的特征性、动态性变化,对心肌梗死者应加做右胸导联,判断有无右心室梗死。连续心电监测有无心律失常等。

2.血液检查

定时抽血检测血清心肌标志物;评估血常规检查有无白细胞计数增高及血清电解质、血糖、血脂等异常。

(五)常用药物治疗效果的评估

1.硝酸酯类

遵医嘱给予舌下含化,动态评估患者胸疼是否缓解,注意血压及心电图的变化。

2.β受体阻滞剂

评估患者是否知晓本药不可以随意停药或漏服,否则可引起心绞痛加剧或心肌梗死。交代患者饭前服,以保证药物疗效及患者安全用药。用药过程中的心率、血压、心电图检测,是否有诱发心衰的可能性。

3.血管紧张素转换酶抑制剂(ACEI)

本药常有刺激性干咳,具有适量降低血压作用,防止心室重构,预防心力衰竭。注意是否出现肾小球滤过率降低引起尿少;评估其有效性。出现干咳时,应评估干咳的原因,可能有以下因素引起:①是ACEI本身引起;②肺内感染引起,本原因引起的干咳往往伴有气促;③心衰时也可引起干咳。

三、主要护理诊断/问题

(一)疼痛

胸痛与心肌缺血坏死有关。

(二)活动无耐力

活动无耐力与氧的供需失调有关。

(三)有便秘的危险

有便秘的危险与进食少、活动少、不习惯床上大小便有关。

(四)潜在并发症

心力衰竭、猝死。

四、护理措施

(一)休息指导

发病12小时内应绝对卧床休息,保持环境安静,限制探视,并告知患者和家属休息可以降低心肌耗氧量和交感神经兴奋性,有利于缓解疼痛,以取得合作。

(二)饮食指导

起病后4～12小时内给予流质饮食,以减轻胃扩张。随后过渡到低脂、低胆固醇清淡饮食,提倡少食多餐。

(三)给氧

鼻导管给氧,氧流量2～5 L/min,以增加心肌氧的供应,减轻缺血和疼痛。

(四)心理护理

疼痛发作时应有专人陪伴,允许患者表达内心感受,给予心理支持,鼓励患者树立战胜疾病的信心。告知患者住进CCU后病情的任何变化都在医护人员的严密监护下,并能得到及时的治疗,以缓解患者的恐惧心理。简明扼要地解释疾病过程与治疗配合,说明不良情绪会增加心肌耗氧量而不利于病情的控制。医护人员应紧张有序的工作,避免忙乱给患者带来的不安全感。监护仪器的报警声应尽量调低,以免影响患者休息,增加患者心理负担。

(五)止痛治疗的护理

遵医嘱给予吗啡或哌替啶止痛,注意有无呼吸抑制等不良反应。给予硝酸酯类药物时应随时检测血压的变化,维持收缩压在13.3 kPa(100 mmHg)及以上。

(六)溶栓治疗的护理

(1)询问患者是否有溶栓禁忌证。

(2)协助医师做好溶栓前血常规、出凝血时间和血型等检查。

(3)迅速建立静脉通路,遵医嘱正确给予溶栓药物,注意观察有无不良反应:①变态反应,表现为寒战、发热、皮疹等;②低血压;③出血,包括皮肤黏膜出血、血尿、便血、咯血、颅内出血等,一旦出现应紧急处理。

(4)溶栓疗效观察,可根据下列指标间接判断溶栓是否成功:①胸痛2小时内基本消失;②心电图ST段于2小时内回降＞50%;③2小时内出现再灌注性心律失常;④cTnI或cTnT峰值提前至发病后12小时内,血清CK-MB峰值提前出线(14小时以内)。上述4项中②和④最重要。也可根据冠脉造影直接判断溶栓是否成功。

(七)健康教育

除参见"心绞痛"的健康教育外,还应注意以下几点。

1.疾病知识指导

指导患者积极进行二级预防,防止再次梗死和其他心血管事件。急性心肌梗死恢复后的患者应调节饮食,可减少复发,即低饱和脂肪和低胆固醇饮食,要求饱和脂肪占总热量的7%以下,胆固醇＜200 mg/d。戒烟是心肌梗死后的二级预防中的重要措施,研究表明,急性心肌梗死后继续吸烟,再梗死和死亡的危险增高22%～47%,每次随诊都必须了解并登记吸烟情况,积极劝导患者戒烟,并实施戒烟计划。

2.心理指导

心肌梗死后患者焦虑情绪多来自对今后工作及生活质量的担心,应予以充分理解并指导患者保持乐观、平和的心情,正确对待自己的病情。告诉家属对患者要积极配合与支持,为其创造一个良好的身心修养环境,生活中避免对其施加压力,当患者出现紧张、焦虑或烦躁等不良情绪时,应给予理解和疏导,必要时争取患者工作单位领导和同事的支持。

3.康复指导

加强运动康复锻炼,与患者一起制订个体化运动处方,指导患者出院后的运动康复训练。个人卫生、家务劳动、娱乐活动等也对患者有益。无并发症的患者,心肌梗死后6～8周可恢复性生活,性生活以不出现心率、呼吸增快持续20～30分钟、胸痛、心悸持续时间不超过15分钟为度。经2～4个月体力活动锻炼后,酌情恢复部分或轻体力工作。但对重体力劳动、驾驶员、高空作业及其他精神紧张或工作量过大的工种,应予以更换。

4.用药指导与病情监测

心肌梗死后患者因用药多、时间久、药品贵等,往往用药依从性低。需要采取形式多样的健康教育途径,应强调药物治疗的必要性,指导患者按医嘱服药,列举不遵医行为导致严重后果的病例,让患者认识到遵医用药的重要性,告知药物的用法、作用和不良反应,并教会患者定时测脉搏、血压,发护嘱卡或个人用药手册,定期电话随访,使患者"知、信、行"统一,提高用药依从性。若胸痛发作频繁、程度较重、时间较长,服用硝酸酯制剂疗效较差时,提示急性心血管事件,应及时就医。

5.照顾者指导

心肌梗死是心脏性猝死的高危因素,应教会家属心肺复苏的基本技术以备急用。

6.及时就诊的指标

(1)胸口剧痛。

(2)剧痛放射至头、手臂、下颌。

(3)出现出汗、恶心、甚至气促。

(4)自测脉搏＜60次/分,应该暂停服药,来院就诊。

五、护理效果评估

(1)患者主诉疼痛症状消失。

(2)能叙述限制最大活动量的指征,参与制订并遵循活动计划,活动过程中无并发症,主诉活动时耐力增强。

(3)能陈述预防便秘的措施,未发生便秘。

(4)未发生猝死,或发生致命性心律失常时得到了及时发现和处理。

(5)能自觉避免心力衰竭的诱发因素,未发生心力衰竭或心力衰竭得到了及时发现和处理。

(魏 琰)

参 考 文 献

[1] 孔小轶,南勇.心血管疾病诊断与鉴别诊断手册[M].北京:北京大学医学出版社,2022.

[2] 王增武.老年心血管病多学科诊疗共识[M].北京:科学技术文献出版社,2022.

[3] 孔令东.心血管内科临床诊疗实践[M].汕头:汕头大学出版社,2021.

[4] 蔡晓倩,郭希伟,苗强,等.心血管病学基础与临床[M].青岛:中国海洋大学出版社,2021.

[5] 胡大一.心血管疾病康复指南[M].北京:人民卫生出版社,2020.

[6] 杨德业,王宏宇,曲鹏.心血管内科实践[M].北京:科学出版社,2022.

[7] 崔振双.临床常见心血管内科疾病救治精要[M].开封:河南大学出版社,2021.

[8] 王雅琴.常见心血管疾病诊断与治疗[M].天津:天津科学技术出版社,2021.

[9] 张红梅,刘娜,李翔,等.心血管疾病与心电图检查[M].哈尔滨:黑龙江科学技术出版社,2022.

[10] 李阳.心血管内科诊疗精要[M].南昌:江西科学技术出版社,2020.

[11] 成少永,张芹,朱红光,等.心血管疾病诊断与手术治疗[M].哈尔滨:黑龙江科学技术出版
社,2021.

[12] 冯伟,董印宏,杨阳.中西医结合心血管内科基础与临床[M].北京:科学技术文献出版
社,2021.

[13] 赵文静.心血管内科治疗学[M].哈尔滨:黑龙江科学技术出版社,2020.

[14] 鄢华,宋丹.心血管临床精彩病例荟萃[M].北京:科学出版社,2022.

[15] 李伟,司晓云,吴立荣,等.心血管危急重症诊疗学[M].北京:科学出版社,2021.

[16] 黄志文,林杰,方毅,等.心血管疾病临床诊断思维[M].开封:河南大学出版社,2022.

[17] 王星,黄珊,彭瑞美.现代心血管疾病诊疗与临床应用[M].沈阳:辽宁科学技术出版
社,2021.

[18] 袁鹏.常见心血管内科疾病的诊断与防治[M].开封:河南大学出版社,2021.

[19] 毕新同.临床心血管常见疾病[M].天津:天津科学技术出版社,2020.

[20] 戎靖枫,王岩,杨茂.临床心血管内科疾病诊断与治疗[M].北京:化学工业出版社,2021.

[21] 韩英.心血管疾病诊疗进展[M].沈阳:辽宁科学技术出版社,2021.

[22] 张健.心血管疾病的诊断与治疗[M].北京:北京工业大学出版社,2020.

［23］李彬.现代心血管疾病临床诊治与实用技术[M].北京:科学技术文献出版社,2021.

［24］康浩飞.心血管系统与老年疾病临床诊疗监护[M].天津:天津科学技术出版社,2021.

［25］张莹莹.实用心血管内科疾病诊疗精要[M].昆明:云南科技出版社,2021.

［26］顾磊.心血管疾病治疗实践[M].哈尔滨:黑龙江科学技术出版社,2020.

［27］刘岩.实用心血管疾病诊疗[M].北京:科学技术文献出版社,2020.

［28］董雪花,应文琪,郭希伟.心血管病基础与临床[M].青岛:中国海洋大学出版社,2020.

［29］戴若竹,陈仰纯.心血管疾病防治常识和健康教育手册[M].福州:福建科学技术出版社,2021.

［30］马术魁.心血管疾病临床诊疗[M].长春:吉林科学技术出版社,2020.

［31］姜志胜.心血管病理生理学[M].北京:人民卫生出版社,2020.

［32］刘相君.常见心血管疾病诊治与介入治疗[M].哈尔滨:黑龙江科学技术出版社,2021.

［33］刘春霞,郑萍,陈艳芳.心血管系统疾病[M].北京:人民卫生出版社,2020.

［34］宋涛.现代心血管疾病诊疗精要[M].长春:吉林科学技术出版社,2020.

［35］王建军,潘海彦,李昌,等.心血管内科诊疗精要[M].北京:科学技术文献出版社,2021.

［36］李彦慧,程慧磊,杜亚丽.急性冠脉综合征患者心电图变化与主要不良心血管事件的关系研究[J].心电与循环,2023,42(3):245-249.

［37］刘云,冯玉宝.沙库巴曲缬沙坦治疗原发性高血压的临床效果[J].临床医学研究与实践,2023,8(15):33-36.

［38］陈利,赵一奇,葛宏想,等.沙库巴曲缬沙坦治疗急性心肌梗死合并射血分数保留型心力衰竭的疗效及预后分析[J].心肺血管病杂志,2023,42(5):400-405.

［39］许小雄.美托洛尔联合替格瑞洛治疗急性心肌梗死合并心律失常的效果[J].临床合理用药,2023,16(15):43-45.

［40］赵心珠,闫春秀,吕聪敏,等.射血分数保留的心力衰竭患者室性心律失常的危险因素分析[J].中国医刊,2023,58(6):623-626.